medical treatment fee

診療報酬点数表

医学管理
の完全解説

Medical supervision and management

指導管理・適応疾患の全ディテール

2024-25 年版

柳原病院在宅診療部長　川人　明
Akira Kawahito

西会津診療所所長代理　山内常男
Tsuneo Yamauchi

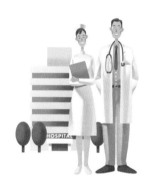

医学通信社

はじめに

　医療従事者を主な対象として，診療報酬点数表の「医学管理等」の全項目を解説しようとしているのが本書である。内容は，『月刊／保険診療』2010年3月号から2012年1月号にかけて川人明医師が連載した「医学管理等の要点解説」をもとにしている。連載内容の一部を加筆訂正し，2024年度診療報酬改定での新規項目について内容解説を追加している。

　個々の項目は事務関係者だけでなく，医師や看護師等のスタッフにとっても参考になると思われる。

　2024年は，医療・介護・障害福祉の3つの報酬が同時に改定される，6年に1度のトリプル改定の年であった。今回の診療報酬改定は，診療報酬改定の決定から4月1日の施行までが短期間であり，打開策として，開始時期は6月1日とされた。

　2024年度診療報酬改定では，「賃上げ・基本料等の引上げ」「医療DXの推進」「ポストコロナの感染症対策の推進」「同時報酬改定における対応」「外来医療の機能分化・強化等」「医療機能に応じた入院医療の評価」「質の高い訪問診療・訪問看護の確保」「重点的な分野における対応」「医療技術の適切な評価」を主なポイントとしている。

　医学管理等の項目をみると，新規項目としては，慢性腎臓病透析予防指導管理料，生活習慣病管理料（Ⅱ），プログラム医療機器等指導管理料，栄養情報連携料がある。2年前と比較すると，新規項目は減り，診療現場からの声を反映した細かな修正や他の介護分野や障害福祉分野との調整が目立つ改定であったように感じる。

　新規項目のなかで，医療機関に大きな影響を与えそうなのが，特定疾患療養管理料から脂質異常症，高血圧，糖尿病が外され，生活習慣病管理料を算定するかどうかの選択である。ガイドラインに準じた疾患管理を行う医療機関には引き続き，点数評価を行い，それに対応しない医療機関では診療報酬の減額が予想される。

　また，アプリを使った治療も禁煙に加えて，高血圧症も追加され，新しい診療のかたちが具体的になってきている。

　新型コロナウイルス感染症は，通常の感染症の一部になりつつあるが，2年毎に繰り返される診療報酬改定への対応で，医療現場は休む暇がないのが現実だと思われる。そのような医療環境のなかで，診療報酬制度は，医学的知識の上に，診療報酬制度の算定条件や施設条件，そして，加算の条件など複雑な制度の理解が欠かせない。施設基準や算定できる患者対象も以前の診療報酬と若干変更のある箇所も少なくなく，算定できる大まかな病状の理解に加えて，細かな条件の確認も必須である。

　すべての条件を頭に入れることは困難であり，適宜，情報源にあたりながら，算定の可否を判断することになる。コンピュータによる自動算定は助かるが，その背景にある算定条件を自らが知らないと間違いが生じる原因ともなりかねない。

　診療報酬制度の理解には，厚生労働省の基本政策の学習・理解が必要で，併せて『月刊／保険診療』などの情報誌での学習もお勧めしたい。

2024年4月

西会津診療所所長代理　山内常男

目　次

医学管理等

凡　例

1．本書は，医科診療報酬点数表（2024年度改定）の第2章第1部「医学管理等」に掲げられた項目すべてについて，点数表の順に解説したものです。

2．2024年度改定による新設項目には，新マークを付記しています。

3．各項目は，まず点数および注加算等の要点を挙げ，解説，保険請求上の留意点，適応疾患から構成されています。
(1)　保険請求上の留意点：併算定の可・不可や算定制限などの留意点を解説しています。
(2)　適応疾患：原則として保険適用の認められている疾患名，または適応疾患と考えられる疾患例などを掲げています。

　　ただし，周知のとおり，保険審査においては個別の症例ごとにその妥当性が判断され，適応疾患に病名として掲げられている場合でも，診療内容によっては請求が認められないこともありえます。逆に，適応疾患でない場合でも，診療の必要から行われ，きちんと症状詳記をすることにより請求が認められることもありえます。本書のご利用に当たっては，これらの点を予めお含み置きください。

医学管理等

通則〜B015

2

医学管理等一覧

診療報酬項目	頁	基準届出	情報通信機器 ※1	診療所	病院	対象医療機関 標榜診療科，病床数，診療体制等
B000 特定疾患療養管理料	11	※2	○	○	○	許可病床200床未満
B001 特定疾患治療管理料						
1 ウイルス疾患指導料	14	※2		○	○	
2 特定薬剤治療管理料	17			○	○	
3 悪性腫瘍特異物質治療管理料	21			○	○	
4 小児特定疾患カウンセリング料	23	※2	○	○	○	小児科，小児外科，心療内科
5 小児科療養指導料	24	※2	○	○	○	小児科，小児外科
6 てんかん指導料	25	※2	○	○	○	小児科，神経科，神経内科，精神科，脳神経外科，心療内科
7 難病外来指導管理料	26	※2	○	○	○	
8 皮膚科特定疾患指導管理料	31			○	○	皮膚科，皮膚泌尿器科
9 外来栄養食事指導料	32	※2	○	○	○	
10 入院栄養食事指導料	35				○	
11 集団栄養食事指導料	35				○	
12 心臓ペースメーカー指導管理料	36	※2	○	○	○	
13 在宅療養指導料	40			○	○	
14 高度難聴指導管理料	41	※4		○	○	
15 慢性維持透析患者外来医学管理料	43	※2		○	○	
16 喘息治療管理料	46	※2		○	○	
17 慢性疼痛疾患管理料	49			○	×	
18 小児悪性腫瘍患者指導管理料	50		○	○	○	小児科，小児外科
20 糖尿病合併症管理料	51	要		○	○	
21 耳鼻咽喉科特定疾患指導管理料	53			○	○	耳鼻咽喉科
22 がん性疼痛緩和指導管理料	53	要	○	○	○	
23 がん患者指導管理料	55	要	○	○	○	
24 外来緩和ケア管理料	59	要	○	○	○	
25 移植後患者指導管理料	62	要	○	○	○	
26 植込型輸液ポンプ持続注入療法指導管理料	64			○	○	
27 糖尿病透析予防指導管理料	64	要	○	○	○	
28 小児運動器疾患指導管理料	67	要		○	○	
29 乳腺炎重症化予防ケア・指導料	67	要		○	○	
30 婦人科特定疾患治療管理料	68	要		○	○	婦人科，産婦人科
31 腎代替療法指導管理料	70	要	○	○	○	
32 一般不妊治療管理料	71	要		○	○	産科，婦人科，産婦人科，泌尿器科
33 生殖補助医療管理料	73	要		○	○	産科，婦人科，産婦人科，泌尿器科
34 二次性骨折予防継続管理料	76	要		○	○	イ・ロ：病院 ハ：診療所
35 アレルギー性鼻炎免疫療法治療管理料	77			○	○	
36 下肢創傷処置管理料	78	要		○	○	整形外科，形成外科，皮膚科，外科，心臓血管外科，循環器内科
37 慢性腎臓病透析予防指導管理料	78	※2	○	○	○	
B001-2 小児科外来診療料	81	要		○	○	小児科，小児外科
B001-2-2 地域連携小児夜間・休日診療料	83	要		○	○	小児科，小児外科
B001-2-3 乳幼児育児栄養指導料	84		○	○	○	小児科，小児外科

診療報酬項目	実施者		対象患者		
	医師	その他	外来	入院	対象年齢，対象疾患・状態等
B000	医師		○	×	特定疾患の外来患者
B001					
1	医師		○	○	肝炎ウイルス疾患等の患者
2	医師		○	○	特定薬剤の使用患者
3	医師		○	○	悪性腫瘍の患者
4	（左記）担当医，公認心理師		○	×	18歳未満の気分障害，神経症性障害等の外来患者
5	専任の小児科医		○	×	15歳未満の慢性疾患患者
6	左記診療科の専任医師		○	×	てんかんの外来患者
7	医師		○	×	指定難病等の外来患者
8	（左記）担当医		○	×	皮膚科特定疾患の外来患者
9	（医師が指示）	管理栄養士	○	×	特別食対象・がん等の外来患者
10	（医師が指示）	管理栄養士	×	○	特別食対象・がん等の入院患者
11	（医師が指示）	管理栄養士	○	×	特別食対象患者
12	医師		○	○ ※3	体内植込式心臓ペースメーカー移植患者
13	（医師が指示）	看護師等	○	○	在宅療養指導管理料の対象患者等
14	耳鼻咽喉科常勤医		○	○	高度難聴の患者
15	医師		○	×	慢性維持透析の外来患者
16	医師		○	×	喘息の外来患者
17	医師		○	×	変形性膝関節症等の慢性疼痛の外来患者
18	医師		○	×	15歳未満の悪性腫瘍の外来患者
20	医師，看護師		○	×	糖尿病足病変ハイリスクの外来患者
21	耳鼻咽喉科医		○	×	15歳未満の滲出性中耳炎の外来患者
22	緩和ケア担当医		○	○	がん性疼痛の患者
23	医師，専任看護師，専任薬剤師		○	○	悪性腫瘍の患者
24	**緩和ケアチーム**（医師2名＋看護師1名＋薬剤師1名）		○	×	悪性腫瘍・後天性免疫不全症候群・末期心不全の外来患者
25	移植に係る診療科の専任医師，専任看護師薬剤師		○	×	臓器移植後・造血幹細胞移植後の外来患者
26	医師		○	×	植込型輸液ポンプを使用する外来患者
27	**透析予防診療チーム**（医師＋看護師又は保健師＋管理栄養士）		○	×	糖尿病性腎症第2期以上の外来患者（在宅療養患者，透析患者除く）
28	研修修了医師		○	×	20歳未満の運動器疾患の外来患者
29	医師（経験有），助産師（経験有）		○	×	乳腺炎で母乳育児が困難な外来患者
30	（左記）担当医		○	×	器質性月経困難症の外来患者
31	医師（経験有），専任看護師（経験有）		○	×	慢性腎臓病の外来患者，慢性腎臓病に至ると判断された外来患者
32	医師		○	×	不妊症の患者
33	医師		○	×	不妊症の患者（女性の年齢が43歳未満）
34	医師（骨粗鬆症の治療担当）	看護師，薬剤師	○	○	外来：ハ　入院：イ・ロ　大腿骨近位部骨折の手術を行った患者
35	医師（経験有）		○	×	アレルギー性鼻炎の外来患者
36	研修修了医師		○	×	下肢潰瘍を有する外来患者
37	**透析予防診療チーム**（医師＋看護師又は保健師＋管理栄養士）		○	×	慢性腎臓病の外来患者（透析状態になることを予防するための重点的指導管理を要する患者。糖尿病患者または現に透析療法を行う患者を除く）
B001-2	医師		○	×	6歳未満の外来患者
B001-2-2	医師		○	×	6歳未満の夜間・休日・深夜の外来患者
B001-2-3	小児科担当医		○	×	3歳未満の外来患者

診療報酬項目	頁	基準届出	情報通信機器 ※1	診療所	病院	標榜診療科，病床数，診療体制等
B001-2-4 地域連携夜間・休日診療料	85	要		○	○	
B001-2-5 院内トリアージ実施料	85	要		○	○	
B001-2-6 夜間休日救急搬送医学管理料	86	※4 ※2		○	○	第二次救急医療施設又は精神科救急医療施設
B001-2-7 外来リハビリテーション診療料	87	※4 ※5		○	○	
B001-2-8 外来放射線照射診療料	88	要		○	○	
B001-2-9 地域包括診療料	89	要 ※2		○	○	許可病床200床未満 ※6
B001-2-10 認知症地域包括診療料	93	※7 ※2		○	○	許可病床200床未満
B001-2-11 小児かかりつけ診療料	96	要 ※8		○	○	小児科，小児外科
B001-2-12 外来腫瘍化学療法診療料	99	要		○	○	
B001-3 生活習慣病管理料（Ⅰ）	101	※2		○	○	許可病床200床未満
B001-3-2 ニコチン依存症管理料	104	要	○	○	○	
B001-3-3 生活習慣病管理料（Ⅱ）	107	※2	○	○	○	許可病床200床未満
B001-4 手術前医学管理料	110			○	○	
B001-5 手術後医学管理料	111			○	○	※9
B001-6 肺血栓塞栓症予防管理料	112			○	○	※10
B001-7 リンパ浮腫指導管理料	113			○	○	
B001-8 臍ヘルニア圧迫指導管理料	116			○	○	
B001-9 療養・就労両立支援指導料	116	※2	○	○	○	
B002 開放型病院共同指導料（Ⅰ）	118	※11		○	○	
B003 開放型病院共同指導料（Ⅱ）	118	要		×	○	開放型病院
B004 退院時共同指導料 1	120	※2	○	○	○	在宅療養担当医療機関
B005 退院時共同指導料 2	120		○	○	○	入院医療機関
B005-1-2 介護支援等連携指導料	123			○	○	
B005-1-3 介護保険リハビリテーション移行支援料	124			○	○	
B005-4 ハイリスク妊産婦共同管理料（Ⅰ）	125	要		○	○	産科，産婦人科
B005-5 ハイリスク妊産婦共同管理料（Ⅱ）	125	要		×	○	産科・産婦人科専門病院 ※14
B005-6 がん治療連携計画策定料	127	要	○	×	○	計画策定病院 ※15
B005-6-2 がん治療連携指導料	127	要		○	○	計画策定病院の連携医療機関
B005-6-3 がん治療連携管理料	129	※4		×	○	がん診療連携拠点病院等 ※15
B005-6-4 外来がん患者在宅連携指導料	130	※4	○	○	○	外来緩和ケア管理料等の届出医療機関 ※16
B005-7 認知症専門診断管理料	131	※4		○	○	認知症疾患医療センター ※17
B005-7-2 認知症療養指導料	133			○	○	

診療報酬項目	実施者		対象患者		
	医師	その他	外来	入院	対象年齢，対象疾患・状態等
B001-2-4	医師		○	×	夜間・休日・深夜の外来患者
B001-2-5	専任医師，専任看護師（経験有）		○	×	夜間・休日・深夜の救急外来患者
B001-2-6	医師		○	×	時間外・休日・深夜の緊急搬送患者
B001-2-7	医師		○	×	疾患別リハ（H000～003）を算定する外来患者
B001-2-8	放射線治療医（経験有）		○	×	放射線治療を行う外来患者
B001-2-9	医師	（生活面の指導）看護師，管理栄養士，薬剤師	○	×	脂質異常症，高血圧症，糖尿病，慢性心不全，慢性腎臓病，認知症のうち2以上を有する外来患者
B001-2-10	医師		○	×	認知症以外に1以上の疾病（疑いは除く）を有する認知症の外来患者
B001-2-11	医師		○	×	未就学児の外来患者（当該医療機関を4回以上受診）
B001-2-12	医師（経験有）	看護師（経験有），薬剤師（経験有）	○	×	悪性腫瘍の外来患者
B001-3	医師		○	×	脂質異常症，高血圧症，糖尿病を主病とする外来患者
B001-3-2	医師		○	×	ニコチン依存症の外来患者
B001-3-3	医師		○	×	脂質異常症，高血圧症，糖尿病を主病とする外来患者
B001-4	医師		○	○	硬膜外麻酔，脊椎麻酔，閉鎖循環式全身麻酔による手術患者
B001-5	医師		×	○	閉鎖循環式全身麻酔による手術入院患者
B001-6	医師		×	○	肺血栓塞栓症の危険性が高い入院患者
B001-7	医師，看護師，理学療法士，作業療法士		○	○	リンパ節郭清を伴う悪性腫瘍手術，原発性リンパ浮腫の患者
B001-8	医師		○	○	1歳未満の臍ヘルニアの患者家族
B001-9	医師		○	×	悪性腫瘍，急性発症した脳血管疾患，肝疾患（慢性），心疾患，糖尿病，若年性認知症，指定難病の外来患者
B002	医師		○	×	開放型病院（他院）へ紹介した患者
B003	医師		×	○	他院から紹介された入院患者
B004	医師，看護師等　※12		○	×	入院医療機関（他院）の入院患者
B005	医師，看護師等　※12		×	○	入院患者
B005-1-2	医師，看護師，社会福祉士等　※13		×	○	入院患者
B005-1-3	医師，看護師，社会福祉士等		○	×	維持期リハビリの外来患者
B005-4	医師		○	×	産科・産婦人科専門病院（※14）への紹介患者
B005-5	医師		×	○	産科・産婦人科標榜医療機関からの紹介患者
B005-6	医師		○	○	悪性腫瘍の患者
B005-6-2	医師		○	×	悪性腫瘍の外来患者
B005-6-3	医師		○	×	他院から紹介された悪性腫瘍の外来患者
B005-6-4	医師		○	×	在宅緩和ケアへの移行が見込まれる進行がんの外来患者
B005-7	医師		○	×	他院から紹介された認知症の疑いのある外来患者又は他院の療養病棟入院患者
B005-7-2	医師		○	○	認知症の外来患者又は療養病棟入院患者

診療報酬項目	頁	基準届出	情報通信機器※1	対象医療機関 診療所	対象医療機関 病院	対象医療機関 標榜診療科，病床数，診療体制等
B005-7-3 認知症サポート指導料	134			○	○	
B005-8 肝炎インターフェロン治療計画料	135	要	○	○	○	
B005-9 外来排尿自立指導料	136	要		○	○	
B005-10 ハイリスク妊産婦連携指導料1	139	要		○	○	産科，産婦人科
B005-10-2 ハイリスク妊産婦連携指導料2	140	要		○	○	精神科，心療内科
B005-11 遠隔連携診療料	141	※4	○	○	○	
B005-12 こころの連携指導料（I）	142	要		○	○	
B005-13 こころの連携指導料（II）	143	要		○	○	精神科，心療内科
B005-14 プログラム医療機器等指導管理料	144	要		○	○	
B006 救急救命管理料	146			○	○	
B006-3 退院時リハビリテーション指導料	146			○	○	
B007 退院前訪問指導料	148			○	○	
B007-2 退院後訪問指導料	149			○	○	
B008 薬剤管理指導料	150	要		○	○	
B008-2 薬剤総合評価調整管理料	152		○	○	○	
B009 診療情報提供料（I）	153	※2		○	○	
B009-2 電子的診療情報評価料	157	要		○	○	
B010 診療情報提供料（II）	159			○	○	
B010-2 診療情報連携共有料	159			○	○	
B011 連携強化診療情報提供料	160	※4		○	○	
B011-3 薬剤情報提供料	162			○	○	
B011-4 医療機器安全管理料（1・2）	163	要		○	○	
B011-5 がんゲノムプロファイリング評価提供料	165			○	○	
B011-6 栄養情報連携料	165			○	○	
B012 傷病手当金意見書交付料	167			○	○	
B013 療養費同意書交付料	167			○	○	
B014 退院時薬剤情報管理指導料	168			○	○	
B015「1」精神科退院時共同指導料1	169	要		○	○	地域の外来・在宅担当医療機関（精神科，心療内科標榜）
B015「2」精神科退院時共同指導料2	169	要		×	○	入院医療機関（精神科を標榜する病院）

※1　○：情報通信機器を用いた指導が可能な医学管理等
※2　施設基準届出医療機関のみ算定できる点数・加算あり
※3　「ロ　ペースメーカー」は入院外患者に限る
※4　施設基準を満たす医療機関であること（届出は不要）
※5　疾患別リハビリテーション料（H000～003）の届出医療機関
※6　在宅療養支援診療所（A001の時間外対応加算1の届出）又は在宅療養支援病院（許可病床200床未満，A308-3地域包括ケア病棟入院料の届出）
※7　B001-2-9地域包括診療料の届出医療機関
※8　B001-2小児科外来診療料の届出医療機関（小児科又は小児外科を標榜）

診療報酬項目	実施者		対象患者		
	医師	その他	外来	入院	対象年齢，対象疾患・状態等
B005-7-3	認知症サポート医		○	×	他院から紹介された認知症の外来患者
B005-8	医師		○	○	インターフェロン治療が必要な肝炎患者
B005-9	**排尿ケアチーム**（医師＋専任の常勤看護師＋専任の常勤理学療法士・作業療法士）		○	×	尿道カテーテル抜去後に下部尿路機能障害を有する（が見込まれる）外来患者
B005-10	（左記）担当医，保健師，助産師，看護師		○	×	精神疾患を有する又は疑われる外来の妊婦，出産後2月以内の外来患者
B005-10-2	（左記）担当医		○	×	精神疾患を有する又は疑われる外来の妊婦，出産後6月以内の外来患者
B005-11	医師		○	×	難病・てんかんの疑いのある外来患者
B005-12	医師		○	×	精神疾患が増悪する恐れのある外来患者，精神科または心療内科での療養指導が必要な外来患者
B005-13	医師		○	×	精神疾患が増悪する恐れのある外来患者，精神科または心療内科での療養指導が必要な外来患者
B005-14	医師		○	○	プログラム医療機器等（特定保険医療材料のニコチン依存症治療補助アプリ，高血圧症治療補助アプリ）を用いる患者
B006	（医師が指示）	救急救命士	○	○	救急患者
B006-3	医師，理学療法士，作業療法士，言語聴覚士等		×	○	退院患者
B007	医師，保健師，看護師，理学療法士，作業療法士等		×	○	入院見込期間1月超の入院患者
B007-2	医師，保健師，助産師，看護師		○	×	特別な管理を要する退院後1月以内の在宅患者
B008	（医師が同意）	薬剤師	×	○	入院患者
B008-2	医師		○	×	内服薬6種類以上処方の外来患者
B009	医師		○	○	紹介・診療情報提供をする患者
B009-2	医師		○	○	他院からの紹介患者
B010	医師		○	○	セカンドオピニオンを求める患者
B010-2	医師		○	○	慢性疾患等を有する歯科受診患者
B011	医師		○	○	他院からの紹介患者
B011-3	医師		○	×	外来患者
B011-4	（医師が指示） 1：常勤の臨床工学技士配置 2：放射線治療担当の常勤医師・歯科医師配置		○	○	1：生命維持装置を使用する患者 2：放射線治療機器を使用する患者
B011-5	医師		○	○	固形がん患者
B011-6	医師	管理栄養士	×	○	B001「10」入院栄養食事指導料を算定し，他の医療機関・介護保険施設等に転院・入所する患者
B012	医師		○	○	傷病により労務不能と認められる患者
B013	主治医（緊急の場合等を除く）		○	○	療養費の支給対象となる患者
B014	医師		×	○	退院患者
B015「1」	精神科医師，保健師又は看護師，精神保健福祉士，（必要に応じて）薬剤師，作業療法士，公認心理師等		×	○	精神病棟の入院患者
B015「2」	精神科医師，保健師又は看護師，精神保健福祉士，（必要に応じて）薬剤師，作業療法士，公認心理師等		×	○	精神病棟の入院患者

※9　病院（療養病棟・結核病棟・精神病棟を除く），診療所（療養病床を除く）
※10　病院（療養病棟を除く），診療所（療養病床を除く）
※11　赴いて共同指導する先の開放型病院の施設基準あり
※12　保健師，助産師，看護師，准看護師，薬剤師，管理栄養士，理学療法士，作業療法士，言語聴覚士，社会福祉士
※13　看護師，社会福祉士，薬剤師，管理栄養士，理学療法士，作業療法士，言語聴覚士，その他医療関係職種
※14　A236-2ハイリスク妊娠管理加算・A237ハイリスク分娩等管理加算届出病院
※15　がん診療連携拠点病院，地域がん診療病院，小児がん拠点病院
※16　外来緩和ケア管理料又は外来化学療法加算1若しくは2の届出医療機関
※17　基幹型・地域型・連携型認知症疾患医療センター

2024年診療報酬改定による「医学管理等」の改定内容

2024年改定による医学管理等に係るその他の主な改定内容は以下のとおりである。

改定　B000 特定疾患療養管理料

(1)　対象疾患から**高血圧症**，**糖尿病**，（遺伝性のものではない）**脂質異常症**が削除され，これらの生活習慣病に対する医学管理料が生活習慣病管理料（Ⅰ）（Ⅱ）に一本化された〔生活習慣病管理料（Ⅱ）を特定疾患療養管理料による上記3疾患に対する従前の評価に代替するものとして新設〕。

(2)　対象疾患として「**アナフィラキシー**」「**ギラン・バレー症候群**」が新たに追加された。

改定　B001「4」小児特定疾患カウンセリング料

(1)　**初回カウンセリングからの期間（初回・1年・2年・4年以内）**に応じた区分が新設された。4年を限度とし，2年以内は月2回，2年超4年以内は月1回に限り算定可。

(2)　届出医療機関において**情報通信機器を用いて行った場合**の点数が新設された（**注2**）。

イ　医師による場合			
(1)	初回		696点
(2)	1年以内	①月1回目	522点
		②月2回目	435点
(3)	2年以内	①月1回目	435点
		②月2回目	348点
(4)	4年以内		348点

改定　B001「13」在宅療養指導料

在宅療養指導料の対象に，**退院後1月以内の慢性心不全の患者**が追加された。

改定　B001「22」がん性疼痛緩和指導管理料

(1)　**介護老人保健施設入所者**に対するがん性疼痛緩和指導管理料が新たに算定可とされた。

(2)　**【新設】「注2」難治性がん性疼痛緩和指導管理加算**：放射線治療と神経ブロックを行う体制・実績を有する届出医療機関において，がん性疼痛緩和のための専門的治療が必要な患者に対して，診療方針等について文書を用いて説明を行った場合に，患者1人につき1回に限り算定可。

改定　B001「24」外来緩和ケア管理料

(1)　**介護老人保健施設入所者**に対する外来緩和ケア管理料（悪性腫瘍の患者に限る）が新たに算定可とされた。

(2)　**介護保険施設等に対する助言に携わる時間（原則として月10時間以下）**が，緩和ケアチームの構成員の専従業務に含まれることが明確化された。

改定　B001「32」一般不妊治療管理料

施設基準の「不妊症の患者に係る診療を年間20例以上実施していること」とする要件が，医療機関単位から**医師単位の基準（20例以上実施した医師が1名以上）**に変更された。また，不妊症に係る医療機関の情報提供に関する事業に協力することが要件とされた。

新設　B001「37」慢性腎臓病透析予防指導管理料

(1)　**慢性腎臓病透析予防診療チーム**を設置している届出医療機関において，**入院外の慢性腎臓病の患者**（透析状態になることを予防するための重点的指導管理を要する患者。糖尿病患者又は現に透析療法を行う患者を除く）に対して，医師，看護師又は保健師及び管理栄養士等が共同して，**患者の病期分類，食事指導，運動指導，その他生活習慣に関する指導等**を個別に行った場合に月1回算定可。

(2)　届出医療機関において，**情報通信機器を用いて行った場合**は，所定点数に代えて**261点又は218点**を算定する。

改定　B001-2 小児科外来診療料

小児抗菌薬適正使用支援加算の対象疾患に，**急性中耳炎**，**急性副鼻腔炎**が追加された。

改定　B001-2-8 外来放射線照射診療料

介護老人保健施設入所者に対する外来放射線照射診療料が新たに算定可とされた。

改定　B001-2-9 地域包括診療料，B001-2-10 認知症地域包括診療料

(1)　算定要件に，①患者・家族からの求めに

応じ文書を交付して説明を行うことが望ましい，②介護支援専門員や相談支援専門員からの相談に対応する，③リフィル処方や長期処方に対応する——ことなどが追加された。

(2)　施設基準に，①担当医が認知症研修を修了していることが望ましい，②介護支援専門員や相談支援専門員からの相談・リフィル処方・長期処方に対応可能であることを掲示する，③上記②の掲示事項を原則としてウェブサイトに掲載する，④意思決定支援に係る指針を定めている——ことが追加された。また，「いずれかを満たすこと」とされる実績に，①担当医が市区町村の認知症施策に協力，②担当医がサービス担当者会議に参加，③担当医が地域ケア会議に参加，④介護支援専門員と相談の機会を構築——していることが追加された。

改定　B001-2-11 小児かかりつけ診療料

(1)　①発達障害を疑う患者の診療，保護者への相談対応，専門医への紹介等，②不適切な養育にもつながる育児不安等への相談対応，③ **B001-2** 小児科外来診療料の算定，④医師は発達障害等・虐待に関する研修を修了していることが望ましいこと——が要件として追加された。

(2)　小児抗菌薬適正使用支援加算（注4）の対象疾患に， **急性中耳炎**， **急性副鼻腔炎** が追加された。

改定　B001-2-12 外来腫瘍化学療法診療料

(1)　 **外来腫瘍化学療法診療料3** が新設され，①外来腫瘍化学療法診療料1の届出医療機関との連携体制，②緊急の相談等に24時間対応できる連携体制等が要件とされた。専任の医師の配置（「1」の要件）は求められてない。

(2)　外来腫瘍化学療法診療料1の施設基準において， **B001** 「**22**」がん性疼痛緩和指導管理料の届出（必須）， **B001** 「**23**」がん患者指導管理料の届出（努力義務），医師の研修等が新たに要件に加えられた。

(3)　 **注射の部の「通則7」バイオ後続品導入初期加算** の対象が従前の「外来化学療法を実施している患者」から「**入院中の患者以外の患者**」に拡大されたことに伴い，従前の「注

7」バイオ後続品導入初期加算が廃止された。

改定　B001-3 生活習慣病管理料（Ⅰ）

(1)　名称を生活習慣病管理料（Ⅰ）とし，検査等を包括しない **B001-3-3 生活習慣病管理料（Ⅱ）** が別に新設された。

(2)　① **28 日以上の長期投薬又はリフィル処方箋交付** が可能であることを掲示する，②総合的な治療管理を **多職種と連携** して行うことが望ましい，③糖尿病患者に対して **歯科受診を推奨** する——ことなどが新たに要件とされた。

(3)　従前の「少なくとも1月に1回以上の総合的な治療管理が行われなければならない」，「患者の病状の悪化等の場合には，翌月に生活習慣病管理料を算定しないことができる」とする要件が廃止された。

(4)　従前の「学会等の診療ガイドライン等や診療データベース等の診療支援情報を必要に応じて参考にする」とした要件から，「必要に応じて」の文言が削除された。

(5)　療養計画書を簡素化し，2025 年運用開始予定の **電子カルテ情報共有サービスを活用する場合**， **血液検査項目の記載を不要** とした。また，電子カルテ情報共有サービスの **患者サマリー** に療養計画書の記載事項を入力した場合， **療養計画書を作成・交付しているものとみなす** とした。

新設　B001-3-3 生活習慣病管理料（Ⅱ）

(1)　B000 特定疾患療養管理料，処方料・処方箋料の特定疾患処方管理加算の対象疾患から **高血圧症**， **糖尿病**，（遺伝性のものではない） **脂質異常症** が除外され，これらの生活習慣病に対する医学管理料が生活習慣病管理料（Ⅰ）（Ⅱ）に一本化された。 **生活習慣病管理料（Ⅱ）** は，特定疾患療養管理料による上記3疾患に対する従前の評価に代替するものとして新設された。

(2)　生活習慣病管理料（Ⅰ）と同様，許可病床 200 床未満の病院又は診療所において， **脂質異常症**， **高血圧症**， **糖尿病** を主病とする入院外の患者を対象に月1回算定する。

(3)　生活習慣病管理料（Ⅰ）とは異なり， **検査・注射・病理診断の費用** は包括されず別に算定

可となる。また，**情報通信機器を用いた場合**の点数（**290点**）が設定された。

改定 **B005 退院時共同指導料2**

共同指導について，患者が退院後に介護保険のリハビリの利用を予定している場合，**介護保険の訪問・通所リハビリ事業所の医師・理学療法士等の参加を求める**ことが望ましい旨が要件化された。

改定 **B005-10 ハイリスク妊産婦連携指導料1，B005-10-2 ハイリスク妊産婦連携指導料2**

多職種カンファレンスの参加者に，**訪問看護ステーションの看護師等**が加えられた。

改定 **B005-11 遠隔連携診療料**

対象に**指定難病の患者**が追加され，最初の算定日から1年を限度とする規定が削除された。

新設 **B005-14 プログラム医療機器等指導管理料**

患者自ら使用するプログラム医療機器（特定保険医療材料）に係る指導管理を評価。当該管理料の新設に伴い，従前の**B100** 禁煙治療補助システム指導管理加算が廃止された。

改定 **B009 診療情報提供料（Ⅰ）**

「注4」の情報提供先に障害者総合支援法に規定する**就労選択支援事業所**が追加された。

新設 **B011-6 栄養情報連携料**

他の医療機関・介護保険施設等に転院・入所する患者（B001「10」入院栄養食事指導料の算定患者）について，**入院医療機関の管理栄養士と転院・入所先の医療機関・介護保険施設等の管理栄養士が連携して入院中の栄養管理に関する情報を共有**した場合に，入院中1回に限り算定可。当該項目の新設に伴い，入院栄養食事指導料の従前の「注3」栄養情報提供加算は廃止された。

通 則

2024年改定で医学管理等の「通則」に感染症対策が追加された。

「通則3」の外来感染対策向上加算（6点）は，外来診療時の感染対策に係る体制を評価したものである。小児科外来診療料，外来リハビリテーション診療料，外来放射線照射診療料，地域包括診療料，認知症地域包括診療料，小児かかりつけ診療料，外来腫瘍化学療法診療料，救急救命管理料，退院後訪問指導料を算定した場合に加算できる。

また，その上，2024年改定では，受診歴の有無にかかわらず発熱患者等を受け入れる体制を有した上で，実際に発熱患者等に対応した場合の加算（発熱患者等対応加算20点）が新設された。

「通則4」は，連携強化加算であり，月1回，感染症対策に関する連携体制を有する届出診療所で，「通則3」外来感染対策向上加算を算定する場合に算定できる。

「通則5」は，サーベイランス強化加算であり，感染防止対策に資する情報提供体制を有する診療所で，「通則3」外来感染対策向上加算を算定する場合に，月1回算定できる。

「通則6」は2024年新設されたものであり，抗菌薬の使用実績に基づく評価として，抗菌薬適正使用体制加算（5点）が新設された。

【特掲診療料に関する通則】

(1) 以下の診療報酬は特に規定する場合を除き同一月に算定できない。

B000 特定疾患療養管理料
B001「1」ウイルス疾患指導料
B001「4」小児特定疾患カウンセリング料
B001「5」小児科療養指導料
B001「6」てんかん指導料
B001「7」難病外来指導管理料
B001「8」皮膚科特定疾患指導管理料
B001「17」慢性疼痛疾患管理料
B001「18」小児悪性腫瘍患者指導管理料
B001「21」耳鼻咽喉科特定疾患指導管理料
在宅療養指導管理料（C100～C121）
I004 心身医学療法

(2) 算定回数が「週」単位又は「月」単位と

されているものについては，特に定めのない限り，それぞれ日曜日から土曜日までの1週間又は月の初日から月の末日までの1か月を単位として算定する。

B000　特定疾患療養管理料

特定疾患療養管理料
1　診療所の場合　　　　　　　　　　　225点
2　許可病床数が100床未満の病院の場合　147点
3　許可病床数が100床以上200床未満の病院の場合　　　　　　　　　　　　　　　87点
注1　厚生労働大臣が定める疾患(別表第1, p.173)を主病とする患者に対して，治療計画に基づき療養上必要な管理を行った場合に，**月2回に限り算定**。
2　A000初診料算定日及び当該初診日から1月以内に行った管理の費用は，初診料に包括。
3　入院患者に行った管理，退院患者に退院日から1月以内に行った管理の費用は，入院基本料(A100〜A109)に包括。
4　在宅療養指導管理料(C100〜121)，B001「8」皮膚科特定疾患指導管理料の算定患者に対して行った管理の費用は，各指導管理料に包括。
5　施設基準に適合している医療機関において，特定疾患療養管理料を算定すべき医学管理を情報通信機器を用いて行った場合は，1, 2又は3の所定点数に代えて，それぞれ**196点，128点又は76点**を算定。

特定疾患療養管理料は，**内科系慢性疾患を主**

電子カルテと療養管理記載

■電子カルテのメリット

電子カルテが登場してから25年余り経過した。大規模病院が先行した電子カルテ導入は，インターネットにおけるブロードバンド環境の普及とも関連し，2006年頃から，中小病院や診療所でも多く採用されるようになった。筆者が診療に関与する病院や診療所でも，常勤，非常勤問わず，2016年にはすべてが電子カルテを採用するようになってしまい，診療記録・医学管理計画・療養指導などのすべてをマウスやキーボードで入力せざるを得なくなった。

紙カルテと比較しての電子カルテのメリット・デメリットはそれぞれ数多く指摘されているが，診療記録に関する限り，読みやすさ，ネットワーク化による情報の共有，入力された内容の再利用などでのメリットがトータルとしてデメリットを上回ると多くの医師が考えるようになった結果の普及であろう。

電子カルテシステムの抱える数多くの問題はさておき，医学管理・療養指導の記載に関する，紙カルテに比較しての電子カルテのメリットを考えてみたい。

特定疾患療養管理料は，診療計画に基づく療養指導を行うこと，管理内容の要点を診療録に記載することが算定要件とされているが，実際の診療のなかでそうした指導管理を行っていても，カルテに記載することは甚だ面倒であるため，何も記載しないで済ませている医師が多いのが実情である。何回かの診療のうちの一部ならばよいが，それが年間を通じて無記載のままであると，個別指導・監査の対象となり，不当請求とみなされるおそれがある。

わかってはいても，紙カルテでは，「適切な運動を続けるように指導した」「現在の薬を継続することを改めて説明した」「定期的に通院，診療を受けることを指導した」「治療目標からみて，概ね良好なコントロールである」などの記載を自筆で書くのは煩わしいことこの上ない。電子カルテでも，同様の文章をいちいち入力することの煩雑さは同じであると言えるが，紙カルテと異なり，こうした定型的な診療計画内容・評価内容・指導内容をあらかじめ作成しておき，それをワンタッチ入力（あるいはコピー＆ペースト）できるという方法が存在する。

■コピー＆ペーストの活用を

多くの電子カルテは，そうした，あらかじめ定型的な診療計画・評価・指導内容を作成・登録しておく機能があり，また患者の問題点のリストや診療計画を記載した過去のカルテ記載を簡単にコピーして再記載することも容易である。

電子カルテシステムの種類を問わず，日本語入力での新語登録として様々な略語を作成して辞書登録しておけば，短い入力で診療・指導の要点を記載することもできる。

ただし，あまりにとってつけたような特定疾患療養管理料算定のための短文，例えば，診療報酬点数表の通知にある「治療計画に基づき，服薬，運動，栄養等の療養上の管理指導を行った」といったものを毎回の診療録の最後に貼り付けるのは，いただけない。「処方は変更なし，また1M後に」「これからもよく歩くようにしてください」など，簡潔ではあっても，具体的な短文が望ましい。

病とする患者について，プライマリケア機能を担う地域のかかりつけ医師が計画的に療養上の指導管理を行うことを評価して制定されている診療報酬である。

　対象疾患は，特掲診療料の施設基準等の告示・**別表第1** (p.172) に挙げられており，**内科系診療所の外来で療養指導されている慢性疾患の大部分が含まれている**ことがわかる。

　別表の疾病名称は包括的であるため，より詳細な疾病名称が，「特定疾患療養管理料・特定疾患処方管理加算の対象疾病」（『診療点数早見表2024年度版』医学通信社，p.1496）に示されている。これは，「疾病，傷害及び死因の統計分類基本分類表」（総務庁告示）に規定する疾病の名称である。

　担当医が付けた疾病名がこの分類表と一致しない場合でも，その医学的内容が対象疾病と同様である場合には算定して差し支えない。しかし，混乱を避ける（査定減点など）ため，分類表上の疾病名（それに該当する標準病名）を記載するか，医療機関での呼称のあとに括弧書きで分類表上の疾病名を併記するのが望ましい。

《特定疾患療養管理料の意義》

　特定疾患療養管理料は，「出来高払い制度」が基本の診療報酬制度において，**診療科による診療行為の違いや医療機関の設備や規模の違いによって，医師の診療報酬に不公平が出ないように調整する役割**を果たしている。

　報酬のバラツキを是正する診療報酬としては，ほかに外来管理加算があり，処置や注射などの手技料を算定できないときに再診料に加算できる。しかし，再診料と外来管理加算を合わせても127点で，かかりつけ医としての長期にわたる療養指導や各種の相談への対応に対する報酬としては不十分である。そこで，さらなる調整として特定疾患療養管理料がある。

　比較的長期にわたって治療あるいは療養指導する疾患であっても，咽喉などの処置行為による再診が多いとみなされる耳鼻科で扱う疾患，消炎鎮痛のための物理療法行為による再診が多い整形外科で扱う疾患などは，特定疾患に定められていない。例えば，痛風・高尿酸血症は代表的な生活習慣病の一つであるが，特定疾患から除外されているのは，そうした理由（整形外科でも取り扱う）によるものと判断される。

《特定疾患療養管理料の課題》

　特定疾患療養管理料は，許可病床数200床以上の病院では算定できず，中小病院でも診療所より低額に定められている。一つには，**病院・診療所の機能分化を評価**するもので，病院は，入院治療と紹介された患者の精査評価などを行い，生活習慣病などの療養指導管理は地域の診療所で担当することを目指したものである。

　しかし皮肉なことに，この規定は患者にとって，特殊な検査等を伴わない再診であれば病院のほうが一部負担額が安くなるため，かえって病院外来への集中を促すことになりかねない側面をもっていた。また，病院側が外来収入の低下に対応するために，いわゆる門前クリニックを開設することも多く，病診機能分化を促す効果は不十分であったと言える。

　病院の外来収入を抑制し，診療所の医療収入をある程度保障する効果はあったが，それはそれで，今日の病院医療経営の危機にも関係がないとも言えず，同じ診療行為を医療機関の規模によって異なる報酬で評価することには，様々な問題がある。

《特定疾患療養管理料の要件》

　特定疾患療養管理料算定のための要件は比較的ゆるやかであり，治療計画を作り，それに基づいて患者に「**服薬，運動，栄養等の療養上の管理**」を行うこと，「**管理内容の要点を診療録に記載する**」ことが定められている。

　治療計画について，その具体的な内容や記載方法などの規定はないので，診療録に明瞭な治療計画の記載がなくても算定できないわけでないが，書かれていることが望ましいと言える。医師は疾病ごと，個々の患者ごとに治療計画をもっているものであり，それを診療録に記載しているかどうかの問題と言える。

　具体的に言えば，「2週ごと診察。安定すれば4週ごと」「3カ月間食事療法後に投薬検討」――などといった具体的な治療計画がどこかで記載されていれば，それで十分なのである。

　また，特定疾患療養管理料を算定するときの診療録には，「運動継続」「適度な休息」「現在の

処方継続」「服薬きちんと」等，簡潔でよいが療養管理の要点を記載することが求められている。管理・指導内容などを記入する欄を作ることまでは求められていないが，単に指導内容の項目を列挙したはんこを押して，それに○印をつけるのはよくないとされている。

　患者の述べたことを記載して，それに「それでよい」等の評価を記載することでもよい。定期的臨床検査の計画や通院間隔の指示，患者の質問に対する回答など，要は何らかの療養管理内容が記載されていることが必要である。

　上述したように，特定疾患療養管理料は，医療機関ごとの診療報酬を調整し，**内科系のプライマリケアを担う地域の診療所・中小病院の医療収入を保障することが基本**にあるので，本項目を算定した診療日の診療録にたまたま管理内容の要点が記載されていないからといって，ただちに不当な請求であるとされることはない。しかし，長期にわたって，管理指導内容が何も記載されない場合には，算定の要件を満たしていないと判断されるおそれがある。

《情報通信機器を用いて行った場合》

　施設基準届出医療機関において，特定疾患療養管理料を算定すべき医学管理を情報通信機器を用いて行った場合は，「1」「2」「3」の所定点数に代えて，196点，128点，76点を算定する。

　オンライン診療を行う場合は，「オンライン診療の適切な実施に関する指針」（『診療点数早見表2024年度版』，p.58）に沿って行うこと。

＊　　＊　　＊

　2024年改定では，高血圧，糖尿病，（遺伝性のものではない）脂質異常症が削除された。その一方で，「アナフィラキシー」，「ギランバレー症候群」が追加された。

保険請求上の留意点

①特定疾患を主病とする患者について，プライマリケア機能を担う地域のかかりつけ医師が計画的に療養上の管理を行うことを評価したもので，許可病床数200床以上の病院は算定できない。

②①の患者に対して，治療計画に基づき，服薬，運動，栄養等の療養上の管理を行った場合に，月2回に限り算定する。

③患者本人が受診できず，家族など看護にあたっているものが代理で受診した場合でも，診療計画に基づく療養管理を行えば，特定疾患療養管理料は算定できる。

④処方・検査・処置などを伴わない再診でも，特定疾患療養管理料を算定できるが，電話再診での算定は認められていない。

⑤特定疾患療養管理料は，初診から1カ月以内または退院から1カ月以内には算定できない。

　「退院から1カ月以内」の制限条項については，すべての医療機関での入院なのか，当該医療機関での入院に限るのかが明文化されていなかったが，2016年改定で，当該医療機関を退院してから1カ月以内であることが明確にされた。したがって，他医療機関からの退院患者については，他の要件を満たしていれば算定できる。なお，この規定については，同様の制限条項がある特定疾患治療管理料（小児科療養指導料，てんかん指導料，難病外来指導管理料，皮膚科特定疾患指導管理料等）でも，同様の解釈となった。

⑥入院患者については特定疾患療養管理料は算定できない。入院中に別の疾患が発症し，別の科を外来受診した場合も，同様である。

⑦情報通信機器を用いた医学管理については，オンライン指針に沿って診療を行った場合に算定する。

⑧特定疾患療養管理料と以下の項目は同一月の併算定は不可である。

　・B001「1」ウイルス疾患指導料
　・B001「4」小児特定疾患カウンセリング料
　・B001「5」小児科療養指導料
　・B001「6」てんかん指導料
　・B001「7」難病外来指導管理料
　・B001「8」皮膚科特定疾患指導管理料
　・B001「17」慢性疼痛疾患管理料
　・B001「18」小児悪性腫瘍患者指導管理料
　・B001「21」耳鼻咽喉科特定疾患指導管理料
　・C100～C121在宅療養指導管理料
　・I004心身医学療法

カルテへの記載事項

●管理内容の要点を記載

適応疾患　●結核，●悪性新生物，●甲状腺

障害，●処置後甲状腺機能低下症，●スフィンゴリピド代謝障害およびその他の脂質蓄積障害，●ムコ脂質症，●リポ蛋白代謝障害及びその他の脂（質）血症（家族性高コレステロール血症等の遺伝性疾患に限る），●リポジストロフィー，●ローノア・ベンソード腺脂肪腫症，●虚血性心疾患，●不整脈，●心不全，●脳血管疾患，●一過性脳虚血発作および関連症候群，●単純性慢性気管支炎および粘液膿性慢性気管支炎，●詳細不明の慢性気管支炎，●その他の慢性閉塞性肺疾患，●肺気腫，●喘息，●喘息発作重積状態，●気管支拡張症，●胃潰瘍，●十二指腸潰瘍，●胃炎および十二指腸炎，●肝疾患（経過が慢性なものに限る），●慢性ウイルス肝炎，●アルコール性慢性膵炎，●その他の慢性膵炎，●思春期早発症，●性染色体異常，●アナフィラキシー，●ギラン・バレー症候群

B001　特定疾患治療管理料

1　ウイルス疾患指導料

（B001　特定疾患治療管理料）
1　ウイルス疾患指導料
　イ　ウイルス疾患指導料1　　　　　240点
　ロ　ウイルス疾患指導料2　　　　　330点
注1　「イ」は肝炎ウイルス疾患又は成人Ｔ細胞白血病の患者に対して，「ロ」は後天性免疫不全症候群の患者に対して，療養指導及び感染予防指導を行った場合に，「イ」は1回を限度，「ロ」は月1回を限度として算定。B000 特定疾患療養管理料との併算定は不可。
　　2　施設基準届出医療機関の加算（届出医療機関において，「ロ」を行った場合に加算）：220点
　　3　別に厚生労働大臣が定める施設基準に適合しているものとして地方厚生局長等に届け出た保険医療機関において，ウイルス疾患指導料を算定すべき医学管理を情報通信機器を用いて行った場合は，イ又はロの所定点数に代えて，それぞれ209点又は287点を算定。

《ウイルス疾患指導料の対象》

　ウイルス感染による疾患には急性・亜急性・慢性それぞれ多数の種類があるが，ウイルス疾患指導料の対象は，**肝炎ウイルス，成人Ｔ細胞白血病ウイルス（HTLV），HIV**による疾患だけである。

　ウイルス疾患指導料は，これらのウイルスによる疾患に罹患していることが判明した時点以降に，**療養上必要な指導および（他人に対する）ウイルス感染予防に関する指導を併せて行った場合に算定できる**ものとされている。

　肝炎ウイルス，HTLVについては「イ」240点が患者1人につき1回のみ，HIVについては「ロ」330点（届出施設では220点加算で計550点）が1カ月につき1回算定できることが示すように，ウイルス疾患指導料の重点はHIV感染症の治療管理にあるといえる。

　慢性ウイルス性肝炎等は，特定疾患療養管理料の算定対象疾患であるので，ウイルス疾患指導料「イ」を一度算定したあとの翌月以降の療養指導に対する診療報酬は，B000 特定疾患療養管理料によることになる。

　　　　＊　　　　　＊　　　　　＊

　肝炎ウイルスには，Ａ型，Ｂ型，Ｃ型，Ｄ型，Ｅ型などがあるが，Ｄ型は日本ではほぼ皆無といってよく，Ｅ型はＢ型肝炎に付随してみられる特殊なものであるので，ここではＡ・Ｂ・Ｃ型の肝炎ウイルスについて概略しておく（図表1）。

《Ａ型肝炎ウイルス（HAV）》

　Ａ型肝炎ウイルス（HAV）は，急性肝炎を引き起こすウイルスで，経口的に感染する。急性肝炎症状がある患者の**IgM型HA抗体**が陽性であることで診断される。

　一般に診断された時点から入院治療となるケースがほとんどであるが，ごく一部が劇症肝炎になるものの，多くは予後良好で，慢性肝炎に移行することはない。

　HAVは糞便に汚染された器具や手指から，あるいはウイルスに汚染された水や野菜，魚介類などを生で食べることによって感染するが，1カ月以上の潜伏期があるため，直接の感染源特定はむずかしい。感染予防では，排泄物処理についての公衆衛生上の注意や家族の手洗いな

図表1　肝炎ウイルス

	ウイルス	感染経路	母子感染	潜伏期間	感染様式	劇症肝炎	予後
A型肝炎	A型肝炎ウイルス	経口感染	なし	2～6週	一過性	あり（まれ）	慢性化しない
B型肝炎	B型肝炎ウイルス	血液・体液	あり	4～24週	一過性持続	あり	一部が慢性肝炎→肝硬変→肝がん
C型肝炎	C型肝炎ウイルス	血液	あり（まれ）	2～16週	一過性持続	あり（まれ）	一部が慢性肝炎→肝硬変→肝がん

どが指導される。

《B型肝炎ウイルス（HBV）》

　B型肝炎ウイルス（HBV）は，1960年代に発見され，当初「オーストラリア抗原」と呼ばれた，肝細胞親和性の高いウイルスであり，主として血液を通じて（一部は体液を通じて）感染する。感染の診断には**HBs抗原，HBe抗原**の検出が通常用いられる。

　HBV感染者の70％以上を占めるのは母親から子どもへの垂直感染である。乳幼児期の感染や免疫不全状態での感染では持続感染状態となり，GPTなどの肝臓機能検査は正常で無症候性キャリアと呼ばれる。

　HBVキャリアの多くは成人になって肝炎を発症することになり，その一部が慢性肝炎に移行する。成人の間での感染は急性肝炎を発症し，一部は劇症肝炎となるものの，多くは肝炎は治癒してウイルスはいずれ検出されなくなる。発症した患者の一部は慢性肝炎に移行し，肝硬変に至る慢性の経過をたどる。

　感染経路のうち，母子感染は**HBVワクチン**の普及による母子感染ブロックによりほぼ防げるようになった。輸血や不適切な予防接種による感染も現在は防止されているので，現在起きる新たな感染は，針刺し事故や薬物乱用者での注射器再使用などによるもの，少数だが性行為によるものにとどまる。

　HBV感染者への療養指導は，キャリア状態であるか，肝炎を発症したが治癒過程にあるか，慢性肝炎であるかにより異なる対応が必要である。感染予防指導としては血液による他人への感染防止を起こさないこと（針刺し事故などでの，血液を介してのHBVウイルスの感染力はエイズウイルスやC型肝炎ウイルスより強い），

妊娠時に母子感染ブロック対策を行うことなどがある。

《C型肝炎ウイルス（HCV）》

　C型肝炎ウイルス（HCV）は，非A非B型慢性肝炎の病原体としてその存在は知られていたものの，ウイルスが同定され，検出できるようになったのは1980年代後半であり，HBVに比べて輸血や血液製剤からの感染対策が遅くなったため，多くの感染者が生まれることになった。

　HCV感染の診断には，**HCV抗体検査，HCVRNA検査**が用いられる。

　HCVに感染すると急性肝炎から慢性肝炎に発展しやすく，年月を経て肝硬変から肝臓癌に至る経過をたどる。いくつかのタイプが知られているが，日本人ではインターフェロン治療の効きにくい1b型が最も多い。しかし，治療薬の登場で治癒率は改善してきている。輸血など医療行為での感染が阻止されるようになったため，現在新たにHCVに感染するのは針刺し事故や薬物乱用者の注射器再使用など少数例となっている。

　HCV感染者への療養指導は，慢性肝炎や肝硬変症ではインターフェロンやリバビリンなどによる治癒を目指す治療が中心となる。感染予防指導は血液による感染防止であり，B型肝炎の場合に準じるが，母子感染対策は特に行われない。

《ヒトT細胞白血病ウイルス（HTLV）》

　ヒトT細胞白血病ウイルス（HTLV）は，レトロウイルスの一種で，数万年以上の長い期間，現生人類と共存（寄生）してきたウイルスである。HTLVのなかで，日本で検出されるのは**HTLV I型**である。血液検査で**抗HTLV-I抗体**が検出されれば感染と診断される（**図表2**）。

　最も多い感染経路は母乳を通じての母子感染であり，少数が性交渉（男から女のみ）や輸血による。HBVやHCVと同様，対策がとられてからは輸血で感染することはなくなっている。

　HTLV感染者の大部分は，発病することなく一生を終える。0.1％弱が，50歳以降の中高年になって**成人T細胞性白血病**を発症する。

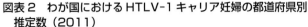

図表2　わが国におけるHTLV-1 キャリア妊婦の都道府県別推定数（2011）

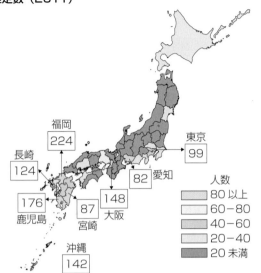

福岡
224

長崎
124

東京
99

愛知
82

大阪
148

鹿児島
176

宮崎
87

沖縄
142

人数
80 以上
60-80
40-60
20-40
20 未満

板橋家頭夫。厚生労働科学研究補助金（成育疾患克服等次世代育成基盤研究事業）
「HTLV-1 母子感染予防に関する研究：HTLV-1 抗体陽性妊婦からの出生児のコホート研究」（研究者代表：板橋家頭夫）
平成24年度総括・分担研究報告書。

発症しても緩慢な経過をたどり，積極的治療を保留される場合も少なくない。また，頻度は低いがHAMと呼ばれる脊髄症（痙性対麻痺や膀胱直腸障害）を起こす患者もあり，この場合，髄液からも抗HTLV-I抗体が検出される。

HTLV感染者の大部分は白血病を発症することなく生涯を終えるので，療養指導はむやみに恐れないこと，定期的血液検査を行うこと，母子感染予防の見地から母乳による保育を避けるのが望ましいことなどの内容になる。

《HIV》

HIVは後天的免疫不全症候群（AIDS）の病原ウイルスであり，アフリカで20世紀に新しく登場したウイルスと推測されている。血液・血液製剤・母子感染のほか，主として同性間・異性間（男→女，女→男とも）の性交渉によりヒトからヒトに感染する。

HIV感染は血液中のHIV抗体の検出で判定されるが，通常は感度の高いスクリーニング検査（ELISA法，PA法など）で陽性反応があったときに確認検査（WB法による**HIV抗体検査**，RT-PCR法による**HIVRNA検査**）を実施して確定する。

感染があると急性症状があらわれるが，風邪症候群でもみられる非特異的な症状が多く，感染初期の診断は困難である。感染から数週間以後にHIV抗体が産出され，血液検査で検出できるようになる。HIVはいったん激減したあと体内で増殖し，免疫担当細胞であるCD4陽性T細胞を破壊しながら増加していく。数年の無症状期間を経て，CD4陽性細胞が著明に減少してくると慢性的重症免疫不全状態におちいり，様々な感染症，特に日和見感染症と呼ばれる感染症，HIV脳症，悪性腫瘍などの合併症を起こし，生命の危険にさらされることになる（**図表3**）。1990年代後半から，強力な抗HIV薬の多剤併用療法が導入され，HIV感染者がAIDS症候群の症状を呈するまでの期間が大幅に延び，予後はかなり改善してきたものの，生涯にわたって治療を継続しなければならない状況は変わっていない。

HIV感染者の診療では，免疫関連の特殊な検査の実施や評価，プライバシーへの配慮，精神的サポート，病期や治療効果の判断や治療方法の選択と患者への説明・指導が必要なほか，HIVを他人に感染させないための公衆衛生的指導も繰り返し必要である。このため，HIV感染者に対するウイルス疾患指導料は，肝炎ウイルス・HTLVに対するものよりやや高額かつ繰り返し算定できるようになっている。

また，いわゆる**「エイズ治療拠点病院」**では，より手厚い診療報酬が設定されている（「注2」の加算）。

2020年改定では，この「注2」の施設基準における看護師配置要件が緩和され，「専従」の看護師が「専任」の看護師でよくなった。

2022年改定で，新規に「情報通信機器を用いた場合の評価対象」となった医学管理であり，オンライン指針に沿った診療を行った場合に算定できる。

保険請求上の留意点

①肝炎ウイルス，HIV，成人T細胞白血病ウイ

図表3　HIV 感染症の経過

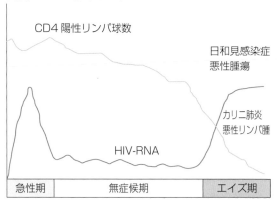

ルスによる疾患に罹患しており，他人に感染
させる危険がある者または家族に対して，療
養上必要な指導，ウイルス感染防止の指導を
行った場合に，肝炎ウイルス疾患または成人
T 細胞白血病は患者 1 人につき 1 回，後天性
免疫不全症候群は月 1 回に限り算定する。
②同一患者に同月内に「イ」と「ロ」の両方に
　該当する指導が行われた場合は，主たるもの
　一方の所定点数のみを算定する。
③情報通信機器を用いた医学管理については，
　オンライン指針に沿って診療を行った場合に
　算定する。

カルテへの記載事項

●指導内容の要点を記載

適応疾患 ●肝炎ウイルスによる疾患（A 型
肝炎，B 型肝炎，C 型肝炎など），●成人 T
細胞白血病ウイルス（HTLV）による疾患（成
人 T 細胞性白血病など），●HIV による疾患
（後天性免疫不全症候群など）

2　特定薬剤治療管理料

（B001　特定疾患治療管理料）
2　特定薬剤治療管理料
　イ　特定薬剤治療管理料1　　　　　　470 点
　ロ　特定薬剤治療管理料2　　　　　　100 点
注1　「イ」は，ジギタリス製剤，抗てんかん剤を投
　　与している患者，免疫抑制剤を投与している臓器
　　移植後の患者，厚生労働大臣が定める患者（別表
　　第 2・1，p.172）に対して，薬物血中濃度を測定
　　して計画的治療管理を行った場合に算定。
　2　「イ」は，測定及び治療管理を月 2 回以上行っ
　　た場合でも，特定薬剤治療管理料は **1 回に限り算
　　定**（第 1 回の管理日に算定）。

3　「イ」は，ジギタリス製剤の急速飽和を行った
　場合，てんかん重積状態の患者に抗てんかん剤の
　注射等を行った場合は，1 回に限り **740 点**を算定。
4　「イ」は，抗てんかん剤又は免疫抑制剤を投与
　していない患者に対して行った 4 月目以降の薬物
　血中濃度測定・治療管理は，所定点数の **100 分
　の 50** で算定。
5　「イ」は，2 種類以上の抗てんかん剤を投与さ
　れているてんかんの患者について，同一暦月に複
　数の抗てんかん剤の血中濃度を測定して，個々の
　投与量を精密に管理した場合は，**月 2 回に限り**算
　定可能。
6　「イ」は，臓器移植後の患者に免疫抑制剤を投
　与した場合は，臓器移植月を含め **3 月に限り，
　2,740 点**を加算。
7　「イ」について，バンコマイシンを投与してい
　る入院患者で，複数回の血中のバンコマイシンの
　濃度を測定し，その測定結果に基づき，投与量を
　精密に管理した場合，1 回に限り，**530 点**を加算。
8　「イ」について，「注 6」及び「注 7」に規定す
　る患者以外の患者に対し，特定薬剤治療管理に係
　る薬剤の投与を行った場合，1 回目の特定薬剤治
　療管理料を算定すべき月に限り，**280 点**を加算。
9　「イ」について，ミコフェノール酸モフェチル
　を投与している臓器移植後の患者で，2 種類以上
　の免疫抑制剤を投与されているものに，医師が必
　要と認め，同一暦月に血中の複数の免疫抑制剤の
　濃度を測定し，その測定結果に基づき，個々の投
　与量を精密に管理した場合，6 月に 1 回に限り
　250 点を加算。
10　「イ」について，エベロリムスを投与している
　臓器移植後の患者で，2 種類以上の免疫抑制剤を
　投与されているものに，医師が必要と認め，同一
　暦月に血中の複数の免疫抑制剤の濃度を測定し，
　その測定結果に基づき，個々の投与量を精密に管
　理した場合，エベロリムスの初回投与を行った日
　の属する月を含め 3 月に限り月 1 回，4 月目以降
　は 4 月に 1 回に限り **250 点**を加算。
11　「ロ」は，サリドマイド及びその誘導体を投与
　している患者について，服薬に係る安全管理の遵
　守状況を確認し，その結果を所定の機関に報告す
　る等，投与の妥当性を確認した上で，指導等を行っ
　た場合に **月 1 回に限り**算定。

　特定薬剤治療管理料は，**血液中の薬物の濃度
を測定することにより，投与された薬物の作用
の患者による個人差を克服して，有効で安全な
薬物治療を実施することを評価**するものである。
《薬物血中モニタリング（TDM）》
　薬物の作用は作用発現部位（ジギタリス製剤
であれば心臓）での薬物濃度に相関しているが，
局所での薬物濃度を測定することは困難である
ので，血液中の薬物濃度を測定してこれを代理
指標とすることで，薬物の効果発現の強弱を推
定することができる。こうした血中薬物濃度測
定に基づいて薬物の投与量を患者ごとに最適化

する方法は，**薬物治療モニタリング（TDM）**と呼ばれている。

　一般に医薬品の投与にあたっては，年齢や体格を考慮した標準的な量（常用量）を投与し，自他覚症状や臨床検査成績などによって効果を判定し，あるいは副作用の出現の有無や程度を判定して，薬剤の継続や変更，増量・減量が行われているが，TDMによってより的確な薬物治療が可能になる。

　TDMが特に望ましい薬物としては，ジギタリス製剤，抗てんかん剤，テオフィリン製剤，抗不整脈剤（不整脈用剤），免疫抑制剤などがある。こうした薬物には，**①薬効発現の個人差が大きい，②副作用が薬物量・血中濃度に依存している，③重篤な副作用がある，④投与量と血中濃度が必ずしも比例しない，⑤治療域（有効な薬効が得られ，副作用が強くみられない薬物量の範囲）が狭い**――といった特性が見られる。すなわち，古くからの世俗的表現で言えば，「さじ加減がむずかしい薬剤」である。

《ジギタリス製剤》

　ジギタリス製剤のうち，標準的な経口薬剤であるジゴキシンを例にとる。まず，内服されたジゴキシンの消化管からの吸収に個人差がある。吸収されたジゴキシンは一定割合が腎臓から排泄され，残りは体内に蓄積されていくが，血中濃度が上がれば排泄される量も増加するので，一定量（たとえば1日0.25mg）の服用を続けると，どこかで吸収される量と排泄される量が均衡して一定範囲の血中濃度が保たれるようになる。腎機能が低下した患者では排泄量が低下するため，血中濃度が高くなりやすい。またジギタリスは多くの薬物との相互作用があることが知られている。

　ジギタリスの効果は心筋収縮力の増強，房室伝導の抑制などであるが，血中濃度0.5ng/mL未満では十分な薬効が得られず，2.0ng/mL以上では，中毒症状（房室ブロック，嘔吐，黄色視，高度徐脈）のリスクが高くなる。患者はもともと心不全症状や不整脈があるため，臨床症状の観察や心電図検査での経過観察だけでは治療効果の判定の面でも副作用の程度の判定の面でもむずかしい判断を要することになる。中毒

を恐れて薬剤の過少投与になると本来期待できる薬効が得られなくなる。古い時代には「ジギタリス中毒を経験しないと一人前の循環器医師にはなれない」などと言われたが，TDMにより，リスクを避けつつ治療域の薬物投与を実施できるようになっている。現代ではジギタリスを使用する患者も減ってきている。

《TDMの対象薬剤》

　新しい薬剤の登場に伴い，TDMの対象となる薬剤は増加している。2020年改定では，**バンコマイシン，ミコフェノール酸モフェチル，エベロリムス**について「注」が追加された。今後も臨床的に血中薬剤濃度を測定し，治療計画に反映させることが必要になる薬剤が出てくると考えられる（**図表4**）。

　2024年改定ではブスルファンが追加された。

　また，現在対象薬剤として挙げられていない既存の薬剤についても医学界でTDMが一般化する可能性がある。診療の場で，そうした薬剤のTDMを実際に行った場合には，現在リストに挙げられていないものでも，この医学管理料を準用して算定する道が開けている。ただし，算定に際しては，そのつど当局に内議する必要がある。

保険請求上の留意点

① TDMによる薬剤治療管理は，血中濃度を測定した月に特定薬剤治療管理料が算定できる。いずれの薬剤についても初回月の算定には加算点数が設定されている。これは，最初の薬剤投与量の計画とTDMによる評価・修正，患者への説明や指導などに手間隙がかかることや，投与初期には月2回以上の薬剤濃度測定が行われる場合があることを考慮したものと考えられる。

② 臓器移植後に使用される免疫抑制剤（シクロスポリン，タクロリムス水和物，エベロリムス，ミコフェノール酸モフェチル）の場合は，投与量過量による重篤な副作用，低用量による拒絶反応ともに大変危険であり，移植後には頻回の血中濃度測定を行い，投与量を調節する必要がある。このため移植後3カ月は特に高額の治療管理料が定められている。4カ月を経過したのちも，相当期間にわたり毎月

図表4　「特定薬剤治療管理料1」 (投与薬剤の血中濃度を測定し，投与量を精密に管理した場合に月1回算定)

対　象　薬　剤	所定点数	初月加算	4月目以降	対　象　疾　病
①ジギタリス製剤	470	+280	235	心疾患患者
②抗てんかん剤	470	+280	(470)	てんかん
③免疫抑制剤：シクロスポリン，タクロリムス水和物，エベロリムス，ミコフェノール酸モフェチル	470	移植月含め3月+2,740	(470)	臓器移植後の免疫抑制
※　ミコフェノール酸モフェチルを含む複数の免疫抑制剤の測定・精密管理	6月に1回，250点を所定点数に加算（初月加算と併算定不可）			
※　エベロリムスを含む複数の免疫抑制剤の測定・精密管理	初回月含め3月は月1回，その後は4月に1回，250点を所定点数に加算（初月加算と併算定不可）			
④テオフィリン製剤	470	+280	235	気管支喘息，喘息性（様）気管支炎，慢性気管支炎，肺気腫，未熟児無呼吸発作
⑤不整脈用剤：プロカインアミド，N-アセチルプロカインアミド，ジソピラミド，キニジン，アプリンジン，リドカイン，ピルジカイニド塩酸塩，プロパフェノン，メキシレチン，フレカイニド，シベンゾリンコハク酸塩，ピルメノール，アミオダロン，ソタロール塩酸塩，ベプリジル塩酸塩	470	+280	235	不整脈
⑥ハロペリドール製剤，ブロムペリドール製剤	470	+280	235	統合失調症
⑦リチウム製剤	470	+280	235	躁うつ病
⑧バルプロ酸ナトリウム，カルバマゼピン	470	+280	(470)	躁うつ病，躁病
⑨シクロスポリン	470	+280	(470)	ベーチェット病で活動性・難治性眼症状を有するもの，その他の非感染性ぶどう膜炎，再生不良性貧血，赤芽球癆，尋常性乾癬，膿疱性乾癬，乾癬性紅皮症，関節症性乾癬，全身型重症筋無力症，アトピー性皮膚炎，ネフローゼ症候群，川崎病の急性期
⑩タクロリムス水和物	470	+280	(470)	全身型重症筋無力症，関節リウマチ，ループス腎炎，潰瘍性大腸炎，間質性肺炎（多発性筋炎又は皮膚筋炎に合併するもの）
⑪サリチル酸系製剤（アスピリン他）	470	+280	235	若年性関節リウマチ，リウマチ熱，慢性関節リウマチ
⑫メトトレキサート	470	+280	235	悪性腫瘍
⑬エベロリムス	470	+280	235	結節性硬化症
⑭アミノ配糖体抗生物質，グリコペプチド系抗生物質（バンコマイシン，テイコプラニン），トリアゾール系抗真菌剤（ボリコナゾール）	470	+280	235	入院患者に数日間以上投与
※　バンコマイシンの複数回測定・精密管理	+530			
⑮トリアゾール系抗真菌剤（ボリコナゾール）	470	+280	235	重症又は難治性真菌感染症，造血幹細胞移植（深在性真菌症予防目的）
⑯イマチニブ	470	+280	235	当該薬剤の適応疾患（慢性骨髄性白血病など）
⑰シロリムス製剤	470	+280	235	リンパ脈管筋腫症
⑱スニチニブ（抗悪性腫瘍剤として投与）	470	+280	235	腎細胞癌
⑲バルプロ酸ナトリウム	470	+280	235	片頭痛
⑳治療抵抗性統合失調症治療薬（クロザピン）	470	+280	235	統合失調症
㉑ブスルファン	470	+280	235	当該薬剤の適応疾患
㉒ジギタリス製剤の急速飽和	740	—	—	重症うっ血性心不全
㉓てんかん重積状態の患者に対し抗てんかん剤の注射などを行った場合	740	—	—	全身性けいれん発作重積状態

注1．対象薬剤群（表中①～㉑）が異なる場合は別々に所定点数を月1回算定できる（①～㉑の区分ごとに算定可）。㉒又は㉓の740点を算定した月は，各①ジギタリス製剤又は②抗てんかん剤に係る所定点数は別に算定できない。
　2．②抗てんかん剤を同一月に2種以上投与し，それぞれについて個々に測定・管理を行った場合は，当該月においては，2回に限り所定点数を算定できる。

「特定薬剤治療管理料2」 (胎児曝露を未然に防止する安全管理手順を遵守して投与した場合に月1回算定)

サリドマイド製剤及びその誘導体（サリドマイド，レナリドミド，ポマリドミド）	100	—	—	当該薬剤の適応疾患（多発性骨髄腫など）

血中濃度をチェックするのが普通である。

③抗てんかん剤・免疫抑制剤等を除いた薬剤については，TDM 開始後4カ月目以降の管理料は半額になる。これは，薬剤投与量の調節がおおむねこの時期には一段落し，以後は適切な濃度が維持できているかをときおり確認することが重点になるからである。そのため，4カ月以後の治療管理料は検査費用を賄うレベルに減額されているといえる。

④特定薬剤治療管理料の算定にあたっては，血中薬剤濃度とそれに対する評価，目標とする血中濃度など，治療管理上の要点を診療録に記載することが求められている。

カルテへの記載事項

●薬剤の血中濃度，治療計画の要点の添付又は記載
●特定薬剤治療管理料2を算定する場合は指導内容の要点を記録

レセプト摘要欄への記載事項

●血中濃度を測定している薬剤名および初回の算定年月を記載（①抗てんかん剤・免疫抑制剤以外の薬剤を投与している患者について4月目以降の場合，②両薬剤を投与している患者の場合—は，初回の算定年月記載は省略可）
●「注6」臓器移植加算を算定した場合，当該臓器移植を行った年月日を記載
●注9加算：ミコフェノール酸モフェチルの血中濃度測定の必要性を記載
●注10加算：エベロリムスの初回投与から3月の間に算定する場合，エベロリムスの初回投与日，エベロリムスの血中濃度測定の必要性を記載

適応疾患　特定薬剤治療管理料1

【ジギタリス製剤】●心疾患

【テオフィリン製剤】●気管支喘息，●喘息様気管支炎（喘息性気管支炎），●慢性気管支炎，●肺気腫，●（未熟児）無呼吸発作

【不整脈用剤】●不整脈

【ハロペリドール製剤，ブロムペリドール製剤】●統合失調症

【リチウム製剤】●躁うつ病

【バルプロ酸ナトリウム】躁うつ病，●躁病（躁状態），●片頭痛

【カルバマゼピン】●躁うつ病，●躁病（躁状態）

【抗てんかん剤】●てんかん

【サリチル酸系製剤】●若年性関節リウマチ，●リウマチ熱，●慢性関節リウマチ

【メトトレキサート】●悪性腫瘍

【シクロスポリン】●重度の再生不良性貧血，●赤芽球ろう，●ベーチェット病で活動性・難治性眼症状を有するもの，●その他の非感染性ぶどう膜炎（視力低下のおそれのある活動性の中間部または後部のもの），●尋常性乾癬，●膿疱性乾癬，●乾癬性紅皮症，●関節症性乾癬（乾癬性関節炎），●（全身型）重症筋無力症，●アトピー性皮膚炎（既存治療で十分な効果が得られない患者），●ネフローゼ症候群，●川崎病の急性期

【タクロリムス水和物】●（全身型）重症筋無力症，●関節リウマチ，●ループス腎炎，●潰瘍性大腸炎，●間質性肺炎（多発性筋炎または皮膚筋炎に合併するもの）

【免疫抑制剤（シクロスポリン，タクロリムス水和物，エベロリムス，ミコフェノール酸モフェチル）】●臓器移植後の免疫抑制

【①アミノ配糖体抗生物質，グリコペプチド系抗生物質（バンコマイシン，テイコプラニン）②トリアゾール系抗真菌剤（ボリコナゾール）】●①②共　入院患者のみ対象，●②重症真菌感染症，●難治性真菌感染症，●造血幹細胞移植（深在性真菌症予防目的）

【ジギタリス製剤の急速飽和】●（重症）うっ血性心不全

【てんかん重積状態の患者への抗てんかん剤の注射】●（全身性）痙攣発作（重積状態）

【イマチニブ】●慢性骨髄性白血病，●KIT 陽性消化管間質腫瘍，●フィラデルフィア染色体陽性急性リンパ性白血病，●FIP1L1-PD-GERα 陽性の好酸球増多症候群，慢性好酸球性白血病

【エベロリムス】●結節性硬化症

【シロリムス】●リンパ脈管筋腫症

【スニチニブ】●腎細胞癌

【クロザピン】●治療抵抗性統合失調症

【ブスルファン】●同種造血幹細胞移植の前治療，●ユーイング肉腫ファミリー腫瘍，神経芽細胞腫悪性リンパ腫における自家造血幹細胞移植の前治療
上記の疾患に準ずるもの

特定薬剤治療管理料2

【サリトマイド】●当該薬剤の適応疾患（多発性骨髄腫など）

3　悪性腫瘍特異物質治療管理料

（B001　特定疾患治療管理料）
3　悪性腫瘍特異物質治療管理料
- イ　尿中 BTA に係るもの　　　　　　　220 点
- ロ　その他のもの
  - (1)　1 項目の場合　　　　　　　　　360 点
  - (2)　2 項目以上の場合　　　　　　　400 点

注 1　「イ」は，悪性腫瘍の患者に対し，尿中 BTA 検査を行い，結果に基づいて計画的治療管理を行った場合に，月 1 回に限り，第 1 回の検査・治療管理日に算定。

2　「ロ」は，悪性腫瘍の患者に対して，D009 腫瘍マーカー（尿中 BTA を除く）のうち 1 又は 2 以上の項目を行い，結果に基づく治療管理を行った場合に，月 1 回に限り第 1 回の検査・治療管理日に算定。

3　「注 2」の検査を行った場合は，1 回目の同管理料算定月に限り，150 点を「ロ」に加算。ただし，前月に腫瘍マーカーを算定している場合は，この限りでない。

4　「注 1」と「注 2」の検査・治療管理を同一月に行った場合は，「ロ」のみを算定。

5　腫瘍マーカーの検査費用は所定点数に包括。

6　「注 1」「注 2」以外の腫瘍マーカー検査と計画的治療管理であって特殊なものに要する費用は，「注 1」「注 2」のうち近似するもので算定。

「悪性腫瘍特異物質」とは一般に**腫瘍マーカー**と呼ばれ，悪性腫瘍の進行に伴って増加する生体因子のことで，多くの種類がある（**図表 5, 6**）。

主に血液中に遊離してくる因子を，抗体を使用して検出する腫瘍マーカー検査法は，患者への侵襲が少なく（苦痛が少なく），特別の大型医療機器がなくても行える腫瘍検査方法として，1990 年代に急速に普及していったが，その簡便さゆえに必要以上に乱用される風潮も生まれた。

多くの腫瘍マーカーは，健康人であっても血液中に存在するので，腫瘍マーカー単独で癌の存在を診断できるものは少ない。**癌を早期発見するため，あるいは体調不良を訴える患者の一般検査として行うことは，強く戒められている。**わずかな増加があったために（結果的には）健常な人に様々な臨床検査を繰り返すことになったり，理学的診察や基礎的画像検査を怠って腫瘍マーカー検査に頼ったために，マーカーが上昇した時点では手遅れの癌に至ってしまうことがあるからである。

保険診療でも，癌の診断がつくまでの腫瘍マーカー検査には規制がきびしく，むやみに多数の腫瘍マーカーを調べたり何度も繰り返すことはできない（実施することはかまわないが診療報酬としては評価しない）ようになっている。

一方，**診断が確定した癌患者の腫瘍マーカーを定期的に検査することは，再発の有無や病勢**（手術で取りきれていない癌や画像診断で見えない程度の微小な癌の存在）**を知るうえで，有用な方法**であり，癌患者の治療経過観察では一般的な臨床検査法となっている。

《悪性腫瘍特異物質治療管理料の要件》

悪性腫瘍特異物質治療管理料は，**悪性腫瘍の診断が確定した患者について，腫瘍マーカーを測定し，その結果を参考として計画的な治療管理を行った場合に算定できる**医学管理料であり，腫瘍マーカーの検査費用が含まれている。腫瘍マーカーの種類により検査にかかる費用は異なるものの，1 項目の腫瘍マーカー検査では検査費用をまかなったうえでしかるべき技術料（医学管理料）が得られる。2 項目では検査費用をなんとかまかなえるが，3 項目以上では医療機関側の持ち出しになる可能性が高い。したがって，実際の診療に際しては，患者ごとに有用性の高い項目を絞って実施するか，月ごとに有用性のある腫瘍マーカーを交替で測定するなどの工夫が行われている。

悪性腫瘍特異物質治療管理料「イ」に規定された**尿中 BTA（膀胱腫瘍抗原）検査**は，膀胱癌の再発をチェックするものであり，検査が簡便であることから，他より低い点数が定められている。

悪性腫瘍特異物質治療管理料「ロ」の対象になるのは，**D009 に掲げられた腫瘍マーカー**である。D009 腫瘍マーカーでは，項目ごとに異なる点数が定められているが，悪性腫瘍特異物質治療管理料ではマーカーの種類を問わず，「1 項目」と「2 項目以上」の 2 段階の点数となっている。

医療経営的には，安価で少数の腫瘍マーカーを検査して医学管理するのが望ましいが，個々の患者によっては最も適切な経過観察方法との

図表5　代表的な腫瘍マーカーと主な陽性疾患

CEA	★大腸癌，★胃癌，膵癌，胆道癌，★肺癌，子宮癌，卵巣癌，乳癌など
BFP	各種癌
尿中BFP	★膀胱癌
TPA	各種固形癌（★肺，★大腸，★膵臓，★胆嚢，★肝臓），白血病，悪性リンパ腫など
CA19-9	★膵癌，★胆道癌，胃癌，大腸癌，肺癌，卵巣癌，子宮体癌など
SPan-1	★膵癌，★胆道癌，胃癌，大腸癌，肺癌，悪性リンパ腫など
エラスターゼ1	★膵癌
DUPAN-2	★膵癌，★胆道癌，胃癌，大腸癌，卵巣癌など
NCC-ST-439	★膵癌，胆道癌，胃癌，大腸癌，★乳癌，肺腺癌など
AFP	★肝細胞癌
AFP-L$_3$%	★肝細胞癌
PIVKA-Ⅱ	★肝細胞癌
NSE	★肺小細胞癌（小細胞肺癌），甲状腺髄様癌，褐色細胞腫，神経芽細胞腫（神経芽腫）など
SLX	★肺癌（特に肺腺癌），★膵癌，★胆道癌，卵巣癌，大腸癌など
CYFRA（サイトケラチン19フラグメント）	★肺癌（特に肺扁平上皮癌）など
ProGRP	★肺小細胞癌（小細胞肺癌）など
SCC	各種扁平上皮癌（★食道癌，★子宮頚癌，皮膚癌，★肺癌，頭頚部癌など）
CA125	★卵巣癌，子宮癌，膵癌，胆道癌など
CA54/61	★卵巣癌など
CA72-4	★卵巣癌，胃癌，大腸癌，膵癌，胆道癌など
CA602	★卵巣癌，子宮癌，膵癌，胆道癌など
STN（シアリルTn抗原）	★卵巣癌，膵癌，胆道癌，肺癌，胃癌，大腸癌など
BCA225	★乳癌など
CA15-3	★乳癌など
PAP（前立腺酸ホスファターゼ抗原）	★前立腺癌
PSA	★前立腺癌
γ-Sm（ガンマセミノプロテイン）	★前立腺癌
尿中HCGβ-CF	★絨毛癌，★胞状奇胎，子宮頚癌，子宮体癌，卵巣癌など
尿中NMP22	★尿路上皮癌

★印は特に有用性の高いもので，陽性率が60％以上であるか，陽性時の臓器特異性が高いもの

図表6　主な臓器癌とよく用いられる腫瘍マーカー

肺	腺癌	CEA，SLX
	扁平上皮癌	SCC，CYFRA
	小細胞癌	ProGRP，NSE
胃癌		CEA，シアリルA群，シアリルTn群
大腸癌		CEA，シアリルA群，シアリルTn群
膵癌・胆道癌		シアリルA群，シアリルTn群，SLX，CA242，エラスターゼ1
肝細胞癌		AFP，PIVKAⅡ
子宮頚癌		SCC
子宮体癌		ムチン群，シアリルTn群
卵巣癌		ムチン群，シアリルTn群，シアリルA群，GAT
乳癌		CEA，CA15-3，乳癌ムチン群
前立腺癌		PSA，PAP，γ-Sm
膀胱癌		尿中BFP

注　シアリルA群：シアリルルイスAグループ（CA19-9，CA50，KM01，Span-1，CA195，DUPAN-2）
シアリルTn群：シアリルルイスTnAグループ（CA72-4，CA546，STN）
ムチン群：ムチン抗原グループ（CA125，CA130，CA602）
乳癌ムチン群：乳癌ムチン抗原グループ（CA15-3，BCA225）

間で矛盾が生じることは避けられない。
　長期的にみれば，一般に有用性が高い腫瘍マーカーはよく使用され，検査料金が下がってコスト割れする事情は改善していくと予想される。また，現在の診療報酬点数でも，検査するマーカーを月ごとに交替することなどで有用と考えられる数種類のマーカーを計画的に見ていくことができる。

《悪性腫瘍特異物質治療管理料の対象》

　臨床医学では，D009で規定された悪性腫瘍特異物質のほかにも，様々な生体物質が（広義の）腫瘍マーカーとして用いられている。血液中のフェリチン（消化器癌や白血病で増加），β_2-マイクログロブリン（悪性腫瘍一般，多発性骨髄腫など）などはよく知られているし，ALP・LDなどの生化学酵素，CRPやカルシウムなども，特異性に乏しいが病期や病勢を判断する参考として用いられている。また内分泌腺（甲状腺・副腎ほか）の腫瘍では，ホルモン値がマーカーとしての意味をもっていると言える。しかし，これらの検査は，別の臨床検査として取り扱われており，悪性腫瘍特異物質治療管理料の対象とはならない。

　腫瘍マーカーとして有用性のある特異物質は

次々と新しいものが発見され，測定可能となっているため，現在 D009 に記載されていない項目についても準用できる場合がある（当局に内議することが必要とされている）。

保険請求上の留意点

①悪性腫瘍特異物質治療管理料「ロ」を初めて算定する月には 150 点の加算点数が定められている。これは，患者ごとに有用性の高い腫瘍マーカーを選定するなどのために，数項目の腫瘍マーカーを検査する場合が多いことを考慮したものである。

②悪性腫瘍特異物質治療管理料を算定するにあたっては，腫瘍マーカー検査を実施するだけでなく，その結果についての評価・治療計画について診療録に記載することが求められている。

カルテへの記載事項

●腫瘍マーカー検査の結果，治療計画の要点の添付又は記載

レセプト摘要欄への記載事項

●行った腫瘍マーカーの検査名を記載

適応疾患　癌全般：●大腸癌，●胃癌，●膵癌，●胆道癌，●肺癌〔肺腺癌，肺扁平上皮癌，肺小細胞癌（小細胞肺癌）〕，●子宮癌（子宮体癌，子宮頸癌），●絨毛癌，●胞状奇胎，●卵巣癌，●乳癌，●膀胱癌，●肝細胞癌，●食道癌，●皮膚癌，●前立腺癌，●頭頸部癌，●尿路上皮癌，●甲状腺髄様癌，●褐色細胞腫，●神経芽細胞腫（神経芽腫），●白血病，●悪性リンパ腫 など

4　小児特定疾患カウンセリング料

（B001　特定疾患治療管理料）
4　小児特定疾患カウンセリング料
イ　医師による場合
　（1）　初回　　　　　　　　　　　　800 点
　（2）　初回のカウンセリングを行った日後 1 年以内の期間に行った場合
　　①　月の 1 回目　　　　　　　　600 点
　　②　月の 2 回目　　　　　　　　500 点
　（3）　初回のカウンセリングを行った日から起算して 2 年以内の期間に行った場合〔（2）の場合を除く〕
　　①　月の 1 回目　　　　　　　　500 点
　　②　月の 2 回目　　　　　　　　400 点
　（4）　初回のカウンセリングを行った日から起算して 4 年以内の期間に行った場合〔（2）及び（3）

　　　　の場合を除く〕　　　　　　400 点
　ロ　公認心理師による場合　　　　200 点
注1　小児科又は心療内科標榜保険医療機関において，小児科若しくは心療内科を担当する医師又は医師の指示を受けた公認心理師が，別に厚生労働大臣が定める患者〔※別表第 2・2，p.172〕であって入院外患者に対して，療養上必要なカウンセリングを同一月内に 1 回以上行った場合に，初回のカウンセリングを行った日から起算して，2 年以内の期間においては月 2 回に限り，2 年を超える期間においては，4 年を限度として月 1 回に限り算定。ただし，B000 特定疾患療養管理料，I002 通院・在宅精神療法又は I004 心身医学療法を算定している患者については算定不可。
　2　別に厚生労働大臣が定める施設基準に適合しているものとして地方厚生局長等に届け出た保険医療機関において，小児特定疾患カウンセリング料イの（1），（2），（3）又は（4）を算定すべき医学管理を情報通信機器を用いて行った場合は，イの（1），（2）の①若しくは②，（3）の①若しくは②又は（4）の所定点数に代えて，それぞれ 696 点，522 点若しくは 435 点，435 点若しくは 348 点又は 348 点を算定する。

　小児科領域で，**心身医学的アプローチを要する特定疾患について，一定の治療計画に基づいたカウンセリングを行った場合に算定できる**医学管理料である。

　対象となる疾患でよくみられるものとして，心身症と判断される気管支喘息や周期性嘔吐症などの身体表現性障害，神経因性食欲不振・過食などの摂食障害（行動症候群），自閉症，多動性障害などがある。一般人にも関心の深い不登校（登校拒否症）も対象疾病である。

　不登校などの学校不適応を例に挙げると，行動としての登校拒否に付随して，頭痛・腹痛・喘息の悪化などの心身症的身体症状，予期不安や分離不安などの不安・パニック症状，身体症状へのこだわり，強迫症状などがあり，不登校のほかにも，自傷行為や摂食障害，家庭内暴力，反抗，非行などの問題行動がしばしばみられる。こうした症状や問題行動を正確に把握し，その背景にある心理的要因を把握するために，きっかけとなった出来事についての本人と周囲の人々の対処，クラス・部活・友人・異性・教員・学業成績などの学校生活の様子，親子・兄弟・夫婦などの家庭問題，成長歴なども聞き出す必要がある。そうした対話を通じて本人の病態を把握し，本人・親ともに治療・問題解決の方向を考えさせていくことになる。

実際の小児科のカウンセリングでは，小児科医師のほかに臨床心理士（公認心理師）なども協同して実施されている。相当の時間がかかるため，予約制で行われている医療機関が多い。

2018年改定により，対象患者の年齢が「15歳未満」から「**18歳未満**」に変更された。

2020年改定で公認心理師による場合も追加された。

公認心理師による場合の算定要件は
①一連のカウンセリングの初回は医師が行う
②カウンセリングは20分以上
③3カ月に1回は医師がカウンセリングを行うことである。

2024年改定では，初回カウンセリングからの期間による区分が新設された。また，情報通信機器を用いて行った場合の点数が新しく作られた。

保険請求上の留意点

①小児特定疾患カウンセリング料の「イ」は，小児科（小児外科を含む）または心療内科を標榜する医療機関で，小児科または心療内科を担当する医師が行う場合に算定できる。
②「ロ」は，患者の診療を担当する小児科または心療内科の医師の指示の下，公認心理師が医師による治療計画に基づいて療養上必要なカウンセリングを20分以上行った場合に算定する。
③患者本人が不在で，家族だけが参加した場合には算定できない。
④イの(1)は，原則として同一患者に対して，初めてカウンセリングを行った場合に限り算定できる。
⑤同一暦月において，初回のカウンセリングを行った日から起算して2年以内は第1回目および第2回目のカウンセリングの日，2年を超える期間においては4年を限度として第1回目の日に算定する。
⑥「注2」情報通信機器を用いたカウンセリングは，オンライン指針に沿って診療を行った場合に算定する。

カルテへの記載事項

●「ロ」を算定する場合，公認心理師は，当該疾病の原因と考えられる要素，治療計画及び指導

内容の要点等についてカウンセリングに係る概要を作成し，指示を行った医師に報告する。当該医師は，公認心理師が作成した概要の写しを診療録に添付する。

レセプト摘要欄への記載事項

●初めてのカウンセリングを行った年月日を記載

適応疾患 **【18歳未満の患者】**●気分障害，●神経症性障害，●ストレス関連障害，●身体的要因に関連した行動症候群，●心理的発達の障害（自閉症など），●小児期または青年期に通常発症する行動および情緒の障害〔心身症と判断される気管支喘息や周期性嘔吐症（アセトン血性嘔吐症）などの身体表現性障害，神経因性食欲不振症・過食症などの摂食障害（行動症候群），多動性障害，不登校（登校拒否症）など〕

5 小児科療養指導料

（B001 特定疾患治療管理料）
5 小児科療養指導料 270点
注1 小児科標榜保険医療機関において，生活指導が特に必要な慢性疾患を主病とする15歳未満の入院外患者に対し，生活指導を継続して行った場合に，月1回に限り算定。ただし，B000特定疾患療養管理料，B001「7」難病外来指導管理料又はB001「18」小児悪性腫瘍患者指導管理料との併算定は不可。
 2 A000初診料算定日及びその同月内に行った指導の費用は，初診料に包括。
 3 入院患者に行った指導，退院患者に退院日から1月以内に行った指導の費用は，入院基本料（A100〜A109）に包括。
 4 在宅療養指導管理料（C100〜C121），B001「8」皮膚科特定疾患指導管理料の算定患者に対して行った指導の費用は，各指導管理料に包括。
 5 **人工呼吸器導入時相談支援加算**（人工呼吸器管理の適応患者と病状，治療方針等を話し合い，その内容を患者に文書で提供した場合は，その月から1月を限度，1回に限り加算）：500点
 6 施設基準に適合している医療機関において，小児科療養指導料を算定すべき医学管理を情報通信機器を用いて行った場合，所定点数に代えて，235点を算定。

慢性疾患で生活指導が特に必要なものを主病とする15歳未満の患者，出生時体重が1500g未満のいわゆる未熟児の6歳未満の患者に対して，外来において必要な生活指導を継続して行った場合に算定できる医学管理料である。

対象疾患のうち，脂質代謝障害（遺伝性では

ない脂質異常症を除く）などは，B000 特定疾患療養管理料の対象疾病となっているので，そちらを算定することも可能である（併算定はできない）。

特定疾患療養管理料の項でも指摘したが，医学管理料は，処置・検査・注射を除く「無形の技術料」を評価する診療報酬であるとともに，診療科や医療機関の種別・規模による診療報酬を調整するという側面をもっている。小児科療養指導料は，小児科の医業経営に配慮するとともに，これらの疾病を扱っていることが多い病院では特定疾患療養管理料が低く設定されている（200 床以上の病院ではまったく算定できない）こととも関連している。

2018 年改定では，対象に**医療的ケアが必要な障害児**が追加されるとともに，算定要件に，必要に応じ，患者の通学する学校との情報共有・連携を行うことが要件に追加された。

《情報通信機器を用いて行った場合》

施設基準届出医療機関において，小児科療養指導料を算定すべき医学管理を情報通信機器を用いて行った場合は，所定点数に代えて，情報通信機器を用いた場合の点数 235 点を算定する。

なお，オンライン診療を行う場合は，「オンライン診療の適切な実施に関する指針」（『診療点数早見表 2024 年度版』医学通信社，p.58）に沿って行うこと。

保険請求上の留意点

①小児科療養指導料は，小児科（小児外科を含む）を標榜する医療機関で小児科を専門としている医師が治療計画を作成する場合に算定することができる。アレルギー科を例外として，内科・皮膚科・精神科など他の診療科を併任している医師は算定することができない。
②患者本人が来院せず，家族だけが来院した場合には算定できない。
③特定疾患療養管理料は月 2 回算定可能であるが，小児科療養指導料は月 1 回の算定であるので，脂質代謝障害（遺伝性ではない脂質異常症を除く）などの患者で，月 2 回以上診療して療養指導を行う場合，診療所と 100 床未満の病院では特定疾患療養管理料算定のほう

が有利となる。主な疾患がほかにあり，そちらは特定疾患療養管理料の対象疾病である場合にもそうした問題が起こりうる。
④情報通信機器を用いた医学管理については，オンライン指針に沿って診療を行った場合に算定する。

カルテへの記載事項

●指導内容の要点を記載
●「注 5」加算は，長期的に人工呼吸器による呼吸管理が必要と見込まれる患者に対して，医師及び看護師が病状及び治療方法等について，患者やその家族等が十分に理解し，同意した上で治療方針を選択できるよう，説明及び相談を行い，説明等の内容の要点を診療録等に記載

適応疾患 【15 歳未満の患者】●脳性麻痺，●先天性心疾患，●ネフローゼ症候群，●ダウン症候群等の染色体異常，●川崎病で冠動脈瘤があるもの，●脂質代謝障害（脂質代謝異常），●腎炎，●溶血性貧血，●再生不良性貧血，●血友病，●血小板減少性紫斑病，●先天性股関節脱臼，●内反足，●二分脊椎，●骨系統疾患，●先天性四肢欠損，●分娩麻痺，●先天性多発関節拘縮症，●児童福祉法第 6 条の 2 第 1 項に規定する小児慢性特定疾病＊（同条第 2 項に規定する小児慢性特定疾病医療支援の対象に相当する状態のもの）並びに同法第 56 条の 6 第 2 項に規定する医療的ケア児に該当する状態，●出生時体重 1500g 未満であった 6 歳未満の者

＊ 小児慢性特定疾病とは，児童等が当該疾病にかかっていることにより，長期にわたり療養を必要とし，およびその生命に危険が及ぶおそれがあるものであって，療養のために多額の費用を要するものとして厚生労働大臣が社会保障審議会の意見を聴いて定める疾病をいう。

6　てんかん指導料

（B001　特定疾患治療管理料）
6　てんかん指導料　　　　　　　　　　　250 点
注 1　小児科，神経科，神経内科，精神科，脳神経外科又は心療内科を標榜する保険医療機関において，各診療科の担当医師が，てんかん（外傷性のものを含む）の入院外患者に対し，治療計画に基づき療養指導を行った場合に，**月 1 回に限り算定**。
　　2　A000 初診料算定日及び当該初診日から 1 月以内に行った指導の費用は，初診料に包括。
　　3　退院患者に退院日から 1 月以内に指導を行った場合における当該指導の費用は，入院基本料（A100 ～ A109）に包括。
　　4　B000 特定疾患療養管理料，B001「5」小児科

療養指導料又は **B001**「**18**」小児悪性腫瘍患者指
導管理料との併算定は不可。
　5　在宅療養指導管理料（C100〜C121）の算定
　　患者に対する指導の費用は，各指導管理料に包括。
　6　施設基準に適合している医療機関において，て
　　んかん指導料を算定すべき医学管理を情報通信機
　　器を用いて行った場合，所定点数に代えて，**218**
　　点を算定。

　てんかんは，種々の成因によってもたらされ
る慢性の脳疾患で，大脳ニューロンの過剰な発
射に由来する反復性の発作を特徴とし，様々な
臨床症状および検査所見が伴う疾病である（**図
表7**）。主要な症状として痙攣がよく知られて
いるが，痙攣を伴わない発作もある。慢性で発
作を繰り返すものをてんかんと呼ぶので，様々
な疾患に伴って一時的に見られる痙攣や意識喪
失などは，てんかんとは呼ばない。
　病態からは「**部分てんかん**」と「**全般てんか
ん**」が区別され，また，脳に器質的な病変や障
害があるために起こる「**症候性てんかん**」（脳
出血，脳梗塞，脳腫瘍，脳外傷など）と，そう
した器質的障害のない「**特発性てんかん**」があ
るが，いずれもてんかん指導料の対象となる。
　繰り返す発作と特徴的な脳波の異常所見によ
りてんかんの診断は下される。治療の基本は，
適切な種類の治療薬について適切な量を継続的
に服用すること，発作を誘発する行動や環境な
どを避ける生活指導である。そのために，定期
的な脳波検査とてんかん治療薬の血中薬剤濃度
測定などが実施される。
　てんかん患者は乳幼児から高齢者までほぼす
べての年齢層でみられ，小児科，内科，脳外科，
精神科など，様々な診療科で治療を受けている
が，てんかん指導料を算定できるのは，**小児科
（小児外科を含む），神経科，神経内科，精神科，
脳神経外科，心療内科を標榜する医療機関**で，
かつその診療科の専任の医師（常勤・非常勤を
問わない）が診療した場合のみである。
　てんかんが，B000 特定疾患療養管理料の対
象疾病でなく，B001 特定疾患治療管理料の対
象疾病となっているのは，小児科療養指導料の
場合と同様に，専門医の診療と指導を評価する
ことのほか，医療機関の種別・規模による診療
報酬を調整する意味もあると考えられる。

《情報通信機器を用いて行った場合》
　施設基準届出医療機関において，てんかん指
導料を算定すべき医学管理を情報通信機器を用
いて行った場合は，所定点数に代えて，情報通
信機器を用いた場合の点数218点を算定する。
　なお，オンライン診療を行う場合は，「オン
ライン診療の適切な実施に関する指針」（『診療
点数早見表2024年度版』医学通信社, p.58）に沿っ
て行うこと。

保険請求上の留意点
①小児科，神経科，神経内科，精神科，脳神経
　外科または心療内科標榜医療機関において，
　専任医師がてんかん患者または家族に対し，
　治療計画に基づき療養上必要な指導を行った
　場合に，月1回に限り算定する。
②該当する診療科を標榜していない医療機関で
　は算定できない。またその診療科の専任医師
　でない医師が指導しても算定できない。なお，
　医師の常勤・非常勤は問われない。
③特定疾患療養管理料，小児科療養指導料，小
　児悪性腫瘍患者指導管理料，在宅療養指導管
　理料（在宅酸素・在宅自己注射等）との同時
　算定はできない。B001「2」特定薬剤治療管
　理料との併算定は差し支えない。
④特定疾患療養管理料は月2回算定可能だが，
　てんかん指導料は月1回の算定なので，月2
　回以上診療して療養指導を行う場合，主な疾
　患が他にもあり，それが特定疾患療養管理料
　の対象疾病である場合などには，診療所と
　100床未満の病院では特定疾患療養管理料を
　算定するほうが有利となる。脳梗塞後遺症で
　症候性てんかんを伴う場合などである。
⑤情報通信機器を用いた医学管理については，
　オンライン指針に沿って診療を行った場合に
　算定する。

カルテへの記載事項
●診療計画，診療内容の要点を記載
適応疾患　●てんかん（外傷性含む）

7　難病外来指導管理料

（B001　特定疾患治療管理料）
7　難病外来指導管理料　　　　　　　**270点**
注1　厚生労働大臣が定める疾患〔告示[4]第3・2(3),

図表7　てんかん，てんかん症候群の国際分類（ILAE）

1989年分類	2010年改訂版分類
1. 局在関連性（焦点性，局所性，部分性）てんかんおよび症候群 　1．1　特発性（年齢に関連して発病する） 　・中心・側頭部に棘波をもつ良性小児てんかん 　・後頭部に突発波をもつ小児てんかん 　・原発性読書てんかん 　1．2　症候性 　・小児の慢性進行性持続性部分てんかん 　・特異な発作誘発様態をもつてんかん 　・側頭葉てんかん 　・前頭葉てんかん 　・頭頂葉てんかん 　・後頭葉てんかん 　1．3　潜因性	脳波・臨床症候群（electroclinical syndromes）（発症年齢別） 　**新生児期** 　　良性家族性新生児てんかん 　　早期ミオクロニー脳症 　　大田原症候群 　**乳児期** 　　遊走性焦点発作を伴う乳児てんかん 　　West症候群 　　乳児ミオクロニーてんかん 　　良性乳児てんかん 　　良性家族性乳児てんかん 　　Dravet症候群 　　非進行性疾患のミオクロニー脳症 　**小児期**
2. 全般てんかんおよび症候群 　2．1　特発性（年齢に関連して発病するもので年齢順に記載） 　・良性家族性新生児けいれん 　・良性新生児けいれん 　・乳児良性ミオクロニーてんかん 　・小児欠神てんかん（ピクノレプシー） 　・若年欠神てんかん 　・若年ミオクロニーてんかん（衝撃小発作） 　・覚醒時大発作てんかん 　・上記以外の特発性全般てんかん 　・特異な発作誘発様態をもつてんかん 　2．2　潜因性あるいは症候性（年齢順） 　・West症候群（乳児けいれん，電撃・点頭・礼拝けいれん） 　・Lennox-Gastaut症候群 　・ミオクロニー失立発作てんかん 　・ミオクロニー欠神てんかん 　2．3　症候性 　2．3．1　非特異病因 　・早期ミオクロニー脳症 　・サプレッション・バーストを伴う早期乳児てんかん性脳症 　・上記以外の症候性全般てんかん 　2．3．2　特異症候群	熱性けいれんプラス（乳児期から発症することがある） 　　早期良性小児後頭葉てんかん症候群（Panayiotopoulos型） 　　ミオクロニー脱力（旧用語：失立）発作を伴うてんかん 　　中心側頭部棘波を示す良性てんかん 　　常染色体優性夜間前頭葉てんかん 　　遅発性小児後頭葉てんかん（Gastaut型） 　　ミオクロニー欠神てんかん 　　Lennox-Gastaut症候群 　　睡眠時持続性棘徐波を示すてんかん性脳症 　　Landau-Kleffner症候群 　　小児欠神てんかん 　**青年期―成人期** 　　若年欠神てんかん 　　若年ミオクロニーてんかん 　　全般性強直間代発作のみを示すてんかん 　　進行性ミオクローヌスてんかん 　　聴覚症状を伴う常染色体優性てんかん 　　その他の家族性側頭葉てんかん 　**年齢との関係性が低いもの** 　　多様な焦点を示す家族性焦点性てんかん（小児期から成人期） 　　反射てんかん
3. 焦点性か全般性か決定できないてんかんおよび症候群 　3．1　全般発作と焦点発作を併有するてんかん 　・新生児発作 　・乳児重症ミオクロニーてんかん 　・徐波睡眠時に持続性棘徐波を示すてんかん 　・獲得性てんかん性失語（Landau-Kleffner症候群） 　・上記以外の未決定てんかん 　3．2　明確な全般性あるいは焦点性のいずれかの特徴をも欠くてんかん	明確な特定症候群（distinctive constellations） 　海馬硬化を伴う内側側頭葉てんかん 　Rasmussen症候群 　視床下部過誤腫による笑い発作 　片側けいれん・片麻痺・てんかん 　　これらの診断カテゴリーのいずれにも該当しないてんかんは，最初に既知の構造的／代謝性疾患（推定される原因）の有無，次に主な発作の発現様式（全般または焦点性）に基づいて識別することができる
4. 特殊症候群 　4．1　状況関連性発作（機会発作） 　・熱性けいれん 　・孤発発作，あるいは孤発のてんかん重積状態 　・アルコール，薬物，子癇，非ケトン性高グリシン血症等による急性の代謝異常や急性アルコール中毒にみられる発作	構造的／代謝性（structural-metabolic）の原因に帰するてんかん（原因別に整理） 皮質形成異常（片側巨脳症，異所性灰白質など） 神経皮膚症候群（結節性硬化症複合体，Sturge-Weber症候群など） 腫瘍／感染／外傷／血管腫／周産期脳障害／脳卒中／その他
	原因不明（unknown）のてんかん てんかん発作を伴う疾患であるがそれ自体は従来の分類ではてんかん型として診断されないもの 良性新生児発作 熱性けいれん

『診療点数早見表2024年度版』p.254）を主病とする入院外患者に対し，医学管理を継続して行い，かつ，治療計画に基づき療養指導を行った場合に，**月1回に限り**算定。

2　A000初診料算定日及びその日から1月以内に行った指導の費用は，初診料に包括。

3　退院患者に対し，退院日から1月以内に行った指導の費用は，入院基本料（A100～A109）に包括。

4　B000特定疾患療養管理料，B001「8」皮膚科特定疾患指導管理料との算定併定は不可。

5　**人工呼吸器導入時相談支援加算**（人工呼吸器管理の適応患者と病状，治療方針等を話し合い，その内容を患者に文書で提供した場合は，その月から1月を限度，1回に限り加算）：**500点**

6　施設基準に適合している医療機関において，難病外来指導管理料を算定すべき医学管理を情報通信機器を用いて行った場合，所定点数に代えて，**235点**を算定。

難病外来指導管理料は，指定難病や特定疾患治療研究事業の対象となっている，いわゆる難病患者に対する，継続的医療管理と療養指導を評価したものである。小児科療養指導料やてんかん指導料などと異なり，標榜する診療科や担当医師についての条件はつけられていない。疾患が多岐にわたり主に診療にあたる診療科がそれぞれ異なるほか，複数の診療科で治療に当たることがしばしばみられるからである。

2014年に**難病の患者に対する医療等に関する法律**が交付され，指定難病の数はそれまでの**56種類から341種類（2024年6月現在）に拡大された**（図表8）。この難病医療法の施行に伴い，従来の「医療費に関する手厚い支援」から「自己負担限度額などやや支援は薄くはなるが，対象者を広げる」という制度面の改革が行われ，医療事務現場では医療証所持患者の自己負担金について，ほかの医療機関を含めた累積計算を行う必要が生じた。

難病外来指導管理料は，指定された難病について，医療証給付認定に係る診断基準を満たす患者を主な対象としているが，臨床的にはこれらの難病と診断できるが，諸事情により一部の病理学的・遺伝子学的諸検査の実施が困難で認定手続きをしていない患者に対しても算定できないわけではない。また，341の疾患のいずれかに当てはめることがむずかしいケースもあり，それらは，対象疾患の「その他これに準ずる状態」と判断できれば，指導管理料算定には

差し支えない。

《情報通信機器を用いて行った場合》

施設基準届出医療機関において，難病外来指導管理料を算定すべき医学管理を情報通信機器を用いて行った場合は，所定点数に代えて，情報通信機器を用いた場合の点数235点を算定する。

なお，オンライン診療を行う場合は，「オンライン診療の適切な実施に関する指針」（『診療点数早見表2024年度版』医学通信社，p.58）に沿って行うこと。

保険請求上の留意点

①厚生労働大臣が定める疾病を主病とする患者に対して，治療計画に基づき療養上の指導を行った場合に月1回に限り算定する。

②対象難病であり，現に医学管理と療養指導を行っていれば，難病認定を受けていなくても（受給者証を交付されていなくとも），難病外来指導管理料を算定できる。

③難病患者であっても，主病に関する治療・療養指導を行っていない場合（他病院で医学管理されている場合など）には，算定できない。

④情報通信機器を用いた医学管理については，オンライン指針に沿って診療を行った場合に算定する。

カルテへの記載事項

●診療計画，診療内容の要点を記載

●「注5」加算は，長期的に人工呼吸器による呼吸管理が必要と見込まれる患者に対して，医師及び看護師が病状及び治療方法等について，患者やその家族等が十分に理解し，同意した上で治療方針を選択できるよう，説明及び相談を行い，説明等の内容の要点を診療録等に記載

対象患者　●難病法による指定難病（詳しい疾患名は**図表8**）

●特定疾患治療研究事業の対象疾患

・スモン

・難治性肝炎のうち劇症肝炎（更新のみ，新規申請不可）

・重症急性膵炎（更新のみ，新規申請不可）

・プリオン病（ヒト由来乾燥硬膜移植によるクロイツフェルト・ヤコブ病に限る）

・重症多形滲出性紅斑（急性期）

●先天性血液凝固因子障害等研究事業の対象疾

図表8　「指定難病」（全341疾病）及び「特定疾患治療研究事業」対象疾病（五十音順）

※　括弧内の数字は指定難病の告示番号。番号のない青色文字の疾病は，特定疾患治療研究事業の対象疾病です。
※　青色下線は2024年4月から新たに対象になったものと名称が変更されたものです。

病名（番号）	病名（番号）	病名（番号）
アイカルディ症候群（135）	家族性高コレステロール血症（ホモ接合体）（79）	原発性高カイロミクロン血症（262）
アイザックス症候群（119）	家族性地中海熱（266）	原発性硬化性胆管炎（94）
IgA腎症（66）	家族性低βリポタンパク血症1（ホモ接合体）（336）	原発性抗リン脂質抗体症候群（48）
IgG4関連疾患（300）		原発性側索硬化症（4）
亜急性硬化性全脳炎（24）	家族性良性慢性天疱瘡（161）	原発性胆汁性胆管炎（93）
悪性関節リウマチ（46）	カナバン病（307）	原発性免疫不全症候群（65）
アジソン病（83）	化膿性無菌性関節炎・壊疽性膿皮症・アクネ症候群（269）	顕微鏡的多発血管炎（43）
アッシャー症候群（303）		高IgD症候群（267）
アトピー性脊髄炎（116）	歌舞伎症候群（187）	好酸球性消化管疾患（98）
アペール症候群（182）	ガラクトース-1-リン酸ウリジルトランスフェラーゼ欠損症（258）	・新生児－乳児食物蛋白誘発胃腸炎
アラジール症候群（297）		好酸球性多発血管炎性肉芽腫症（45）
α₁-アンチトリプシン欠乏症（231）	カルニチン回路異常症（316）	好酸球性副鼻腔炎（306）
アルポート症候群（218）	肝型糖原病（257）	抗糸球体基底膜腎炎（221）
アレキサンダー病（131）	間質性膀胱炎（ハンナ型）（226）	後縦靱帯骨化症（69）
アンジェルマン症候群（201）	環状20番染色体症候群（150）	甲状腺ホルモン不応症（80）
アントレー・ビクスラー症候群（184）	完全大血管転位症（209）	膠様滴状角膜ジストロフィー（332）
イソ吉草酸血症（247）	眼皮膚白皮症（164）	拘束型心筋症（59）
一次性ネフローゼ症候群（222）	偽性副甲状腺機能低下症（236）	高チロシン血症1型（241）
一次性膜性増殖性糸球体腎炎（223）	ギャロウェイ・モワト症候群（219）	高チロシン血症2型（242）
1p36欠失症候群（197）	球脊髄性筋萎縮症（1）	高チロシン血症3型（243）
遺伝性自己炎症疾患（325）	急速進行性糸球体腎炎（220）	後天性赤芽球癆（283）
遺伝性ジストニア（120）	強直性脊椎炎（271）	広範脊柱管狭窄症（70）
遺伝性周期性四肢麻痺（115）	巨細胞性動脈炎（41）	コケイン症候群（192）
遺伝性膵炎（298）	巨大静脈奇形（頚部口腔咽頭びまん性病変）（279）	コステロ症候群（104）
遺伝性鉄芽球性貧血（286）		骨形成不全症（274）
VATER症候群（173）	巨大動静脈奇形（頚部顔面又は四肢病変）（280）	5p欠失症候群（199）
ウィーバー症候群（175）		コフィン・シリス症候群（185）
ウィリアムズ症候群（179）	巨大膀胱短小結腸腸管蠕動不全症（100）	コフィン・ローリー症候群（176）
ウィルソン病（171）	巨大リンパ管奇形（頚部顔面病変）（278）	混合性結合組織病（52）
ウエスト症候群（145）	筋萎縮性側索硬化症（2）	鰓耳腎症候群（190）
ウェルナー症候群（191）	筋型糖原病（256）	再生不良性貧血（60）
ウォルフラム症候群（233）	筋ジストロフィー（113）	再発性多発軟骨炎（55）
ウルリッヒ病（29）	クッシング病（75）	左心低形成症候群（211）
HTRA1関連脳小血管症（123）	クリオピリン関連周期熱症候群（106）	サルコイドーシス（84）
HTLV-1関連脊髄症（26）	クリッペル・トレノネー・ウェーバー症候群（281）	三尖弁閉鎖症（212）
ATR-X症候群（180）		三頭酵素欠損症（317）
エーラス・ダンロス症候群（168）	クルーゾン症候群（181）	CFC症候群（103）
エプスタイン症候群（287）	グルコーストランスポーター1欠損症（248）	シェーグレン症候群（53）
エプスタイン病（217）		色素性乾皮症（159）
エマヌエル症候群（204）	グルタル酸血症1型（249）	自己貪食空胞性ミオパチー（32）
MECP2重複症候群（339）	グルタル酸血症2型（250）	自己免疫性肝炎（95）
遠位型ミオパチー（30）	クロイツフェルト・ヤコブ病（23）	自己免疫性後天性凝固因子欠乏症（288）
黄色靱帯骨化症（68）	クロウ・深瀬症候群（16）	自己免疫性溶血性貧血（61）
黄斑ジストロフィー（301）	クローン病（96）	シトステロール血症（260）
大田原症候群（146）	クロンカイト・カナダ症候群（289）	シトリン欠損症（318）
オクシピタル・ホーン症候群（170）	痙攣重積型（二相性）急性脳症（129）	紫斑病性腎炎（224）
オスラー病（227）	劇症肝炎（難治性肝炎のうち劇症肝炎）	脂肪萎縮症（265）
オリーブ橋小脳萎縮症（17）	平成26年12月31日以前に認定されている方は，平成27年1月以降も医療費助成が受けられます。	シャイ・ドレーガー症候群（17）
カーニー複合（232）		若年性特発性関節炎（107）
海馬硬化を伴う内側側頭葉てんかん（141）		若年発症型両側性感音難聴（304）
潰瘍性大腸炎（97）	結節性硬化症（158）	シャルコー・マリー・トゥース病（10）
下垂体性ADH分泌異常症（72）	結節性多発動脈炎（42）	ジュベール症候群関連疾患（177）
下垂体性ゴナドトロピン分泌亢進症（76）	血栓性血小板減少性紫斑病（64）	重症急性膵炎
下垂体性成長ホルモン分泌亢進症（77）	ゲルストマン・ストロイスラー・シャインカー病（23）	平成26年12月31日以前に認定されている方は，平成27年1月以降も医療費助成が受けられます。
下垂体性TSH分泌亢進症（73）		
下垂体性PRL分泌亢進症（74）	限局性皮質異形成（137）	
下垂体前葉機能低下症（78）		重症筋無力症（11）

病名（番号）	病名（番号）	病名（番号）
修正大血管転位症（208）	前頭側頭葉変性症（127）	乳幼児肝巨大血管腫（295）
シュワルツ・ヤンペル症候群（33）	線毛機能不全症候群（カルタゲナー症候群	尿素サイクル異常症（251）
徐波睡眠期持続性棘徐波を示すてんかん性	を含む）（340）	ヌーナン症候群（195）
脳症（154）	早期ミオクロニー脳症（147）	ネフロン癆（335）
神経細胞移動異常症（138）	ネイルパテラ症候群（爪膝蓋骨症候群）／	脳クレアチン欠乏症候群（334）
神経軸索スフェロイド形成を伴う遺伝性び	LMX1B 関連腎症（315）	脳腱黄色腫症（263）
まん性白質脳症（125）	総動脈幹遺残症（207）	脳内鉄沈着神経変性症（121）
神経線維腫症Ⅰ型（34）	総排泄腔遺残（293）	脳表ヘモジデリン沈着症（122）
神経線維腫症Ⅱ型（34）	総排泄腔外反症（292）	膿疱性乾癬（汎発型）（37）
神経有棘赤血球症（9）	ソトス症候群（194）	囊胞性線維症（299）
進行性核上性麻痺（5）	第 14 番染色体父親性ダイソミー症候群	パーキンソン病（6）
進行性家族性肝内胆汁うっ滞症（338）	（200）	バージャー病（47）
進行性骨化性線維異形成症（272）	ダイアモンド・ブラックファン貧血（284）	VATER 症候群（173）
進行性多巣性白質脳症（25）	大脳皮質基底核変性症（7）	肺静脈閉塞症／肺毛細血管腫症（87）
進行性白質脳症（308）	大理石骨病（326）	肺動脈性肺高血圧症（86）
進行性ミオクローヌスてんかん（309）	高安動脈炎（40）	肺胞蛋白症（自己免疫性又は先天性）（229）
心室中隔欠損を伴う肺動脈閉鎖症（214）	多系統萎縮症（17）	肺胞低換気症候群（230）
心室中隔欠損を伴わない肺動脈閉鎖症	（1）線条体黒質変性症（17）	ハッチンソン・ギルフォード症候群（333）
（213）	（2）オリーブ橋小脳萎縮症（17）	バッド・キアリ症候群（91）
スタージ・ウェーバー症候群（157）	（3）シャイ・ドレーガー症候群（17）	ハンチントン病（8）
スティーヴンス・ジョンソン症候群（38）	タナトフォリック骨異形成症（275）	PCDH19 関連症候群（152）
スミス・マギニス症候群（202）	多発血管炎性肉芽腫症（44）	非ケトーシス型高グリシン血症（321）
スモン	多発性硬化症／視神経脊髄炎（13）	肥厚性皮膚骨膜症（165）
平成 27 年 1 月以降も現行の医療費助成制度	多発性囊胞腎（67）	非ジストロフィー性ミオトニー症候群
の対象となります。	多脾症候群（188）	（114）
脆弱 X 症候群（206）	タンジール病（261）	皮質下梗塞と白質脳症を伴う常染色体優性
脆弱 X 症候群関連疾患（205）	単心室症（210）	脳動脈症（124）
成人発症スチル病（54）	弾性線維性仮性黄色腫（166）	肥大型心筋症（58）
脊髄空洞症（117）	胆道閉鎖症（296）	ビタミン D 依存性くる病／骨軟化症（239）
脊髄小脳変性症（多系統萎縮症を除く）	致死性家族性不眠症（23）	ビタミン D 抵抗性くる病／骨軟化症（238）
（18）	遅発性内リンパ水腫（305）	左肺動脈右肺動脈起始症（314）
脊髄髄膜瘤（118）	チャージ症候群（105）	ビッカースタッフ脳幹脳炎（128）
脊髄性筋萎縮症（3）	中隔視神経形成異常症／ドモルシア症候群	非典型溶血性尿毒症症候群（109）
セピアプテリン還元酵素（SR）欠損症	（134）	非特異性多発性小腸潰瘍症（290）
（319）	中毒性表皮壊死症（39）	皮膚筋炎／多発性筋炎（50）
前眼部形成異常（328）	腸管神経節細胞僅少症（101）	表皮水疱症（36）
線条体黒質変性症（17）	TNF 受容体関連周期性症候群（108）	ヒルシュスプルング病（全結腸型又は小腸
全身性アミロイドーシス（28）	TRPV4 異常症（341）	型）（291）
全身性エリテマトーデス（49）	低ホスファターゼ症（172）	ファイファー症候群（183）
全身性強皮症（51）	天疱瘡（35）	VATER 症候群（173）
先天異常症候群（310）	特発性拡張型心筋症（57）	ファロー四徴症（215）
先天性横隔膜ヘルニア（294）	特発性間質性肺炎（85）	ファンコニ貧血（285）
先天性核上性球麻痺（132）	特発性基底核石灰化症（27）	封入体筋炎（15）
先天性気管狭窄症／先天性声門下狭窄症	特発性血小板減少性紫斑病（63）	フェニルケトン尿症（240）
（330）	特発性血栓症（遺伝性血栓性素因によるも	複合カルボキシラーゼ欠損症（255）
先天性魚鱗癬（160）	のに限る）（327）	副甲状腺機能低下症（235）
先天性筋無力症候群（12）	特発性大腿骨頭壊死症（71）	副腎白質ジストロフィー（20）
先天性グリコシルホスファチジルイノシ	特発性多中心性キャッスルマン病（331）	副腎皮質刺激ホルモン不応症（237）
トール（GPI）欠損症（320）	特発性門脈圧亢進症（92）	ブラウ症候群（110）
先天性三尖弁狭窄症（311）	特発性後天性全身性無汗症（163）	プラダー・ウィリ症候群（193）
先天性腎性尿崩症（225）	ドラベ症候群（140）	プリオン病（23）
先天性赤血球形成異常性貧血（282）	中條・西村症候群（268）	（1）クロイツフェルト・ヤコブ病（23）
先天性僧帽弁狭窄症（312）	那須・ハコラ病（174）	（2）ゲルストマン・ストロイスラー・
先天性大脳白質形成不全症（139）	軟骨無形成症（276）	シャインカー病（23）
先天性肺静脈狭窄症（313）	難治性肝炎のうち劇症肝炎	（3）致死性家族性不眠症（23）
先天性副甲状腺低形成症（82）	平成 26 年 12 月 31 日以前に認定されている	プリオン病（ヒト由来乾燥硬膜移植による
先天性副腎皮質酵素欠損症（81）	方は，平成 27 年 1 月以降も医療費助成が受け	クロイツフェルト・ヤコブ病に限る）
先天性ミオパチー（111）	られます。	プロピオン酸血症（245）
先天性無痛無汗症（130）	難治頻回部分発作重積型急性脳炎（153）	閉塞性細気管支炎（228）
先天性葉酸吸収不全（253）	2q11.2 欠失症候群（203）	β−ケトチオラーゼ欠損症（322）

病名（番号）	病名（番号）	病名（番号）
ベーチェット病（56）	慢性特発性偽性腸閉塞症（99）	4p 欠失症候群（198）
ベスレムミオパチー（31）	ミオクロニー欠神てんかん（142）	ライソゾーム病（19）
ペリー病（126）	ミオクロニー脱力発作を伴うてんかん（143）	ラスムッセン脳炎（151）
ペルオキシソーム病（副腎白質ジストロフィーを除く）（234）	ミトコンドリア病（21）	ランドウ・クレフナー症候群（155）
片側巨脳症（136）	無虹彩症（329）	リジン尿性蛋白不耐症（252）
片側痙攣・片麻痺・てんかん症候群（149）	無脾症候群（189）	両大血管右室起始症（216）
芳香族 L-アミノ酸脱炭酸酵素欠損症（323）	無 β リポタンパク血症（264）	リンパ脈管筋腫症（89）
発作性夜間ヘモグロビン尿症（62）	メープルシロップ尿症（244）	リンパ管腫症／ゴーハム病（277）
ホモシスチン尿症（337）	メチルグルタコン酸尿症（324）	類天疱瘡（後天性表皮水疱症を含む）（162）
ポルフィリン症（254）	メチルマロン酸血症（246）	ルビンシュタイン・テイビ症候群（102）
マリネスコ・シェーグレン症候群（112）	メビウス症候群（133）	レーベル遺伝性視神経症（302）
マルファン症候群／ロイス・ディーツ症候群（167）	メンケス病（169）	レシチンコレステロールアシルトランスフェラーゼ欠損症（259）
慢性炎症性脱髄性多発神経炎／多巣性運動ニューロパチー（14）	網膜色素変性症（90）	レット症候群（156）
	もやもや病（22）	レノックス・ガストー症候群（144）
慢性血栓塞栓性肺高血圧症（88）	モワット・ウィルソン症候群（178）	ロスムンド・トムソン症候群（186）
慢性再発性多発性骨髄炎（270）	ヤング・シンプソン症候群（196）	肋骨異常を伴う先天性側弯症（273）
	遊走性焦点発作を伴う乳児てんかん（148）	

患

・先天性血液凝固因子欠乏症

　第 I 因子（フィブリノゲン）欠乏症

　第 II 因子（プロトロンビン）欠乏症

　第 V 因子（不安定因子）欠乏症

　第 VII 因子（安定因子）欠乏症

　第 VIII 因子欠乏症（血友病 A）

　第 IX 因子欠乏症（血友病 B）

　第 X 因子（スチュアートプラウア）欠乏症

　第 XI 因子（PTA）欠乏症

　第 XII 因子（ヘイグマン因子）欠乏症

　第 XIII 因子（フィブリン安定化因子）欠乏症

　フォン・ヴィルブランド病

・血液凝固因子製剤の投与に起因する HIV（ヒト免疫不全ウイルス）感染症

8　皮膚科特定疾患指導管理料

（B001　特定疾患治療管理料）
8　皮膚科特定疾患指導管理料
　イ　皮膚科特定疾患指導管理料（I）　　250点
　ロ　皮膚科特定疾患指導管理料（II）　　100点
注1　皮膚科，皮膚泌尿器科を標榜する保険医療機関において，各診療科の担当医師が，厚生労働大臣が定める疾患（別表第2・4，5，p.172）の患者に対して計画的な医学管理を継続して行い，療養指導を行った場合に，それぞれ**月1回**に限り算定。
　2　A000 初診料算定日及びその日から1月以内に行った指導の費用は，初診料に包括。
　3　入院患者又は退院日から1月以内の退院患者に

対して指導を行った場合，当該指導の費用は，入院基本料（A100 〜 A109）に包括。
　4　施設基準に適合している医療機関において，皮膚科特定疾患指導管理料を算定すべき医学管理を情報通信機器を用いて行った場合は，イ又はロの所定点数に代えて，それぞれ**218点**又は**87点**を算定。

　皮膚科特定疾患指導管理料は，**皮膚科領域（標榜診療科としては皮膚科および皮膚泌尿器科）の，継続的療養管理指導を要する疾患**について，医学管理・技術を評価して定められた医学管理料であり，内科領域での特定疾患療養管理料（B000）に対応するものである。

　指導管理料（I）の対象となるのは天疱瘡など 10 疾患，指導管理料（II）の対象となるのは尋常性白斑など 6 疾患である。I グループの疾患のほうがやや重く，専門性をより必要とする疾患群で，皮膚科専門医以外の医師が継続的に診療することは少ない。II グループの疾患は，皮膚科を標榜していない医療機関で，あるいは皮膚科を専任としていない医師がプライマリケアとして診療を行い，その後も引き続いて医療管理することもあり，I グループの疾患より相対的に軽症の疾患群といえる。

保険請求上の留意点

①（I），（II）のいずれについても，皮膚科，皮膚泌尿器科または皮膚科および泌尿器科，形成外科もしくはアレルギー科を標榜する医療機関でその診療科を専任とする医師が指導管理に当たった場合に算定できる指導管理料

であり，該当疾患についての臨床経験が豊かであっても，他の標榜診療科の診療を行っている医師が診療した場合には算定できない。

専任の医師が常勤であるか非常勤であるかは問題とされない。また，皮膚科特定疾患指導管理料は，標榜診療科についての規定はあるが，診療所であるか病院であるかによっての点数の差異はない。

②特定疾患療養管理料と同様に，算定に当たっては，「**計画的な医学管理を継続して行う**」こと，それに基づいて患者に「**療養上必要な指導を行う**」こと，「**それらの要点を診療録に記載する**」ことが求められている。診療録記載についての詳細な規定はなく，特定疾患療養管理料と同様に，常識的に記載されていれば，簡潔であって差し支えないと判断される。

③また，同管理料は月1回に限り，（Ⅰ）か（Ⅱ）のいずれか一方を算定する。

④情報通信機器を用いた医学管理については，オンライン指針に沿って診療を行った場合に算定する。

カルテへの記載事項

●診療計画，診療内容の要点を記載

適応疾患 【B001「8」「イ」】●天疱瘡，●類天疱瘡，●エリトマトーデス（紅斑性狼瘡）*1，●紅皮症，●尋常性乾癬，●掌蹠膿疱症，●先天性魚鱗癬，●類乾癬，●偏平苔癬，●結節性痒疹その他の痒疹*2

【B001「8」「ロ」】●帯状疱疹，●じんま疹，●アトピー性皮膚炎*3，●尋常性白斑，●円形脱毛症，●脂漏性皮膚炎（脂漏性湿疹，脂漏性乳児皮膚炎）

＊1 全身性エリトマトーデス（SLE）は該当しない
＊2 慢性型で経過が1年以上のものに限定
＊3 16歳以上の患者に限定で，外用療法を必要とするものに限る

9 外来栄養食事指導料

（B001 特定疾患治療管理料）
9 外来栄養食事指導料
  イ 外来栄養食事指導料1
    (1) 初回
      ① 対面で行った場合　　　　　　260点
      ② 情報通信機器等を用いた場合　235点
    (2) 2回目以降
      ① 対面で行った場合　　　　　　200点

      ② 情報通信機器等を用いた場合　180点
  ロ 外来栄養食事指導料2
    (1) 初回
      ① 対面で行った場合　　　　　　250点
      ② 情報通信機器等を用いた場合　225点
    (2) 2回目以降
      ① 対面で行った場合　　　　　　190点
      ② 情報通信機器等を用いた場合　170点
注1 「イ」(1)の①及び(2)①については，入院外患者で厚生労働大臣が定めるもの〔告示[4]第3・2(6)の2，『診療点数早見表2024年度版』p.1302，特別食は別表第3，図表9〕に対し，医師の指示に基づき管理栄養士が指導を行った場合に，初回指導月は月2回に限り，その他の月は月1回に限り算定。
  2 施設基準を満たす医療機関において，外来化学療法を実施している悪性腫瘍の患者に対して，医師の指示に基づき，当該保険医療機関の管理栄養士が，具体的な献立等により月2回以上の指導をした場合に限り，月の2回目の指導時に「イ」の(2)の①の点数を算定。ただし，B001-2-12外来化学療法診療料を算定した日と同日。
  3 届出医療機関において外来化学療法を実施している悪性腫瘍の患者に対して，医師の指示に基づき管理栄養士が指導を行った場合，**月1回に限り260点を算定**。
  4 「イ」の(1)の②及び(2)の②は，入院中の患者以外の患者であって，別に厚生労働大臣が定めるもの〔告示[4]第3・2(6)の2，『診療点数早見表2024年度版』p.1302〕に対して，医師の指示に基づき当該医療機関の管理栄養士が電話又は情報通信機器等により必要な指導を行った場合に，初回の指導を行った月にあっては月2回に限り，その他の月にあっては月1回に限り算定。
  5 「ロ」の(1)の①及び(2)の①は，診療所の外来患者で，別に厚生労働大臣が定めるもの〔※告示[4]第3・2(6)の2，『診療点数早見表2024年度版』p.1302，特別食は別表第3，図表9〕に対し，保険医療機関（診療所に限る）の医師の指示に基づき当該保険医療機関以外の管理栄養士が，具体的な献立等によって指導を行った場合，初回の指導を行った月は月2回に限り，その他の月は月1回に限り算定。
  6 「ロ」の(1)の②及び(2)の②は，入院外患者で厚生労働大臣が定めるもの〔告示[4]第3・2(6)の2，『診療点数早見表2024年度版』p.1302〕に対し，診療所の医師の指示に基づき当該診療所以外の管理栄養士が電話又は情報通信機器によって必要な指導を行った場合，初回の指導を行った月には月2回に限り，その他の月には月1回に限り算定。

特定疾患治療管理料の「9」外来栄養食事指導料，「10」入院栄養食事指導料，「11」集団栄養食事指導料は，いずれも**医師の指示に基づき，管理栄養士が行う特別食の栄養食事指導を評価**する医学管理料である。それぞれの算定要件を満たしていれば，「9」または「10」と「11」を

図表9　別表第3で定められた特別食

腎臓食
肝臓食
糖尿食
胃潰瘍食
貧血食
膵臓食
脂質異常症食
痛風食
てんかん食
フェニールケトン尿症食
楓糖尿症食
ホモシスチン尿症食
尿素サイクル異常症食
メチルマロン酸血症食
プロピオン酸血症食
極長鎖アシルーCoA脱水素酵素欠損症食
糖原病食
ガラクトース血症食
治療乳
無菌食
小児食物アレルギー食（外来栄養食事指導料および入院栄養食事指導料に限る）
特別な場合の検査食（単なる流動食および軟食を除く）

同一日に併せて算定できる。

《外来栄養食事指導料の対象となる特別食》

　対象となる特別食としては，**図表9**に示されている22種類が挙げられている。内容的にはかなり雑多な構成になっており，従来，入院中の患者に提供する治療食の名称としていたものに，家庭療養中の患者に対する生活指導の一環としての栄養指導食を追加した感がある。

　フェニールケトン尿症食，楓糖尿症食，ホモシスチン尿症食，ガラクトース血症食の4種類は，それぞれ，先天性代謝異常疾患である，フェニールケトン尿症，メープルシロップ尿症，ホモシスチン尿症（以上3種はアミノ酸代謝異常），ガラクトース血症（脂質代謝異常）に対応するもので，新生児スクリーニング検査で発見された病児に対する治療として重要である。

　その他の治療食については，対象となる患者の疾患名については特に細かな定めがないので，たとえば腎臓食であれば，糸球体腎炎，ネフローゼ症候群，慢性腎不全など多数の疾患が対象となる。

　図表9に掲げられている特別食以外に，**①心臓疾患および妊娠高血圧症候群などの患者への**減塩食，**②十二指腸潰瘍患者に対する潰瘍食，③侵襲の大きな消化管手術後の患者に対する潰瘍食，④クローン病・潰瘍性大腸炎などにより腸管機能が低下した患者に対する低残渣食，⑤高度肥満症**（肥満度＋40%以上またはBMI 30以上）**患者の治療食，⑥高血圧症患者に対する減塩食**（塩分総量6g未満），**⑦てんかん食**〔難治性てんかん（外傷性のものを含む），グルコーストランスポーター1欠損症またはミトコンドリア脳筋症の患者に対する治療食であって，グルコースに代わりケトン体を熱量源として供給することを目的に炭水化物量の制限と脂質量の増加が厳格に行われたものに限る〕なども，外来栄養食事指導料の算定対象となる。

　2016年の改定では，栄養指導の対象となる患者として，**①がん患者，②摂食機能または嚥下機能が低下した患者，③低栄養状態にある患者**が追加された。脳血管疾患・神経系難病，認知症，高齢による衰弱，歯科疾患などを基礎に嚥下障害・栄養不良状態の患者は数が多く，「地域包括ケア」に対応した改定として評価できるものである。

　低栄養とはもともと，①血中アルブミンが3.0g／dL以下，または②医師が低栄養状態の改善を要すると判断した患者であったが，2024年改定で，①がGLIM基準による栄養評価を行い，低栄養と判定された患者に変更された。

《管理栄養士の栄養指導と医師の指示》

　また，外来栄養食事指導料は，①当該保険医療機関の管理栄養士（常勤でなくてもよい）が，②熱量・熱量構成，蛋白質，脂質その他の栄養素の量，病態に応じた食事の形態等に係わる具体的指示（医師が必要と認めるもの）に基づき，③患者ごとにその生活条件，し好を勘案した食事計画等を必要に応じて交付し，④初回にあっては概ね30分以上，2回目以降にあっては概ね20分以上療養のために必要な，個別の栄養の指導を行うことが条件とされている。

　①③④の項目はよいとして，②の医師の具体的栄養食事指示については現実にはなかなかむずかしい。とはいえ，ここまで明文化されていると，「糖尿病初回指導，1600カロリー」「痛風食，プリン体制限とアルコール制限」程度の指示で

は要件を満たさないとされる恐れがある。熱量構成など，個別患者にとって必ずしも重要でない内容については，特に個別指示がない場合についての取り決めを当該保険医療機関において定めておくのがよいと考えられる。

フェニールケトン尿症など乳幼児の疾病の特別食が対象になっていることからわかるように，栄養食事指導は患者本人でなく，患者の介護・食事の調理にあたる家族であってもさしつかえないと考えられる。患者本人の同席は当然のぞましいが，特に規定はされていない。

2016 年の改定で，初回・2 回目以降の指導につき，30 分以上，20 分以上の指導を行うという指標が設けられるとともに，ほぼ 2 倍となる点数が設定された。

2020 年改定では，次の (1)〜(3) が行われた。
(1) 質の高いがん医療を評価し，外来がん化学療法の質向上のため外来栄養食事指導料の評価の見直しが行われた。
(2) 「ロ 外来栄養食事指導料 2」ができ，外部の栄養士との連携も評価されるようになった。ただし，日本栄養士会もしくは都道府県栄養士会が設置し運営する「栄養ケアステーション」または他の医療機関の栄養士に限られている。
(3) 情報通信機器を用いた場合の評価も追加されている。

2022 年改定では，初回の場合および外来栄養食事指導料 2 で 2 回目以降でも情報通信機器等を用いて栄養食事指導を行った場合の評価が追加された。

届出医療機関において，外来化学療法を行う悪性腫瘍患者に，医師の指示に基づき，当該医療機関の専門的知識を有する管理栄養士が，具体的な献立等により指導を行った場合，月 1 回に限り 260 点を算定できるようになった。

保険請求上の留意点

①厚生労働大臣が定める特別食を医師が必要と認めた者または（ア）がん患者，（イ）摂食機能または嚥下機能が低下した患者，（ウ）低栄養状態にある患者のいずれかに該当する者に対し，管理栄養士が医師の指示に基づき，食事計画案等を必要に応じて交付し，必要な栄養の指導を行った場合に算定する。

②初回の指導を行った月では月 2 回まで，その他の月では月 1 回に限り算定する。

③低栄養状態にある患者とは，次のいずれかを満たす患者をいう。
　ア　GLIM 基準による栄養評価を行い，低栄養と判定された患者
　イ　医師が栄養管理により低栄養状態の改善を要すると判断した患者

④「イ」の「(1)」の「①」については「イ」の「(1)」の「②」と，「イ」の「(2)」の「①」については「イ」の「(2)」の「②」と，「ロ」の「(1)」の「①」については「ロ」の「(1)」の「②」と，並びに「ロ」の「(2)」の「①」については「ロ」の「(2)」の「②」と同一月に併算定不可。

⑤「注 4」および「注 6」の指導を行う際の情報通信機器等の運用に要する費用は，療養の給付と直接関係ないサービス等の費用として別途徴収できる。

⑥外来栄養食事指導料の算定に当たって，管理栄養士は，患者ごとに栄養指導記録を作成するとともに，指導内容の要点，指導時間（「注 2」および「注 3」を除く）および指導した年月日（「注 4」および「注 6」に限る）を記載する。

レセプト摘要欄への記載事項

●「注 2」指導した年月日を記載

適応疾患 【特別食を必要とする疾患】●フェニールケトン尿症（フェニールケトン尿症），●楓糖尿症（メープルシロップ尿症），●ホモシスチン尿症，●ガラクトース血症，●糸球体腎炎，●ネフローゼ症候群，●慢性腎不全，●糖尿病，●胃潰瘍，●貧血，●痛風，●てんかん，●小児（16 歳未満）の食物アレルギー，●心臓疾患，●妊娠高血圧症候群，●十二指腸潰瘍，●侵襲の大きな消化管手術後，●クローン病・潰瘍性大腸炎等により腸管機能が低下した状態，●高度肥満症，●高血圧症，●脂質異常症，●がん，●摂食機能・嚥下機能低下，●低栄養状態

10　入院栄養食事指導料

（B001　特定疾患治療管理料）
10　入院栄養食事指導料
　イ　入院栄養食事指導料1
　　　（1）初回　　　　　　　　　　　260点
　　　（2）2回目　　　　　　　　　　200点
　ロ　入院栄養食事指導料2
　　　（1）初回　　　　　　　　　　　250点
　　　（2）2回目　　　　　　　　　　190点
注1　「イ」は，入院患者で厚生労働大臣が定めるもの〔告示〔4〕第3・2(6)，『診療点数早見表2024年度版』p.1302，特別食は別表第3，図表9〕に対し，保険医療機関の医師の指示に基づき当該保険医療機関の管理栄養士が指導を行った場合に，**入院中2回に限り算定**。
　　2　「ロ」は，診療所において，入院患者で厚生労働大臣が定めるもの〔告示〔4〕第3・2(6)の2〕に対し，保険医療機関の医師の指示に基づき当該保険医療機関以外の管理栄養士が指導を行った場合に，**入院中2回に限り算定**。

　入院栄養食事指導料は，**入院中の患者に対する，管理栄養士が行う栄養食事指導を評価**する医学管理料である。算定条件，算定対象などは，外来栄養食事指導料とほぼ同様であるが，算定できるのは入院中に2回（1週間に1回に限る）までとされている。

　2014年の診療報酬改定で，入院栄養食事指導料は，「1」「2」の区分が設けられた。従来からの指導料を「1」とし，有床診療所では，当該医療機関以外の管理栄養士が指導を行う場合にも算定できることにして，これを「2」として区別した。

　有床診療所では，直接雇用している管理栄養士がおらず，連携先の病院に所属する管理栄養士や栄養ケア・ステーションに所属する管理栄養士に出向を依頼することが少なくないことを考慮した改定である。

　2016年改定では，外来栄養食事指導料と，ほぼ同じ内容の対象患者の拡大，指導に費やす時間の指標（初回30分以上2回目以降20分以上），評価点数の増額が行われた。

　2020年改定では，退院後担当する医師や管理栄養士等と入院中の栄養管理に関する情報を共有した場合の加算がつけられた（注3）。

　2024年改定では2022年まであった注3が削除され，B011-6栄養情報連携料が新設された。

保険請求上の留意点

　厚生労働大臣が定める特別食を医師が必要と認めた者または（ア）がん患者，（イ）摂食機能または嚥下機能が低下した患者，（ウ）低栄養状態にある患者のいずれかに該当する者に対し，管理栄養士が医師の指示に基づき，食事計画案等を必要に応じて交付し，必要な栄養の指導を行った場合に算定する。

適応疾患　**【特別食を必要とする疾患】**●フェニールケトン尿症（フェニルケトン尿症），●楓糖尿症（メープルシロップ尿症），●ホモシスチン尿症，●ガラクトース血症，●糸球体腎炎，●ネフローゼ症候群，●慢性腎不全，●糖尿病，●胃潰瘍，●貧血，●痛風，●てんかん，●小児（16歳未満）の食物アレルギー，●心臓疾患，●妊娠高血圧症候群，●十二指腸潰瘍，●侵襲の大きな消化管手術後，●クローン病・潰瘍性大腸炎等により腸管機能が低下した状態，●高度肥満症，●高血圧症，●脂質異常症，●がん，●摂食機能・嚥下機能低下，●低栄養状態

11　集団栄養食事指導料

（B001　特定疾患治療管理料）
11　集団栄養食事指導料　　　　　　　80点
注　厚生労働大臣が定める特別食（別表第3，p.172）を必要とする複数の患者に対し，医師の指示に基づき当該保険医療機関の管理栄養士が栄養指導を行った場合に，月1回に限り算定。

　外来・入院栄養食事指導料は，個別の患者を対象に当該患者ごとに，患者の嗜好や生活条件を勘案した指導を行うものを対象としているが，集団栄養食事指導は，**複数の患者（2人以上15人以下）を対象にした指導を評価**するものである。対象疾患（特別食）などは，外来栄養食事指導料と同じである（小児食物アレルギー食を除く）。

　栄養食事指導にあたっては，実際の食品を作ったり，賞味したりするのが大変有効であるし，成人の生活習慣病などでは，外食の選び方，間食の取り方など多岐にわたる指導を行うには一定の時間が必要で，個別指導の15分程度では十分に対応できない問題がある。映像を見ての教育や調理や試食の実演なども含め，複数の患者を対象にした集団栄養指導は，特に糖尿病などの生活習慣病では能率的で効果も高い療養

指導法である。こうした集団栄養指導は，古くから患者会行事，糖尿病教室などとして多くの医療機関で行われてきた。保険診療で評価されるようになってからは，特に糖尿病患者を対象に行う医療機関が増えている。

　対象患者は入院・外来を問わず，またそれが混在していてもさしつかえない。実際の臨床では，糖尿病の教育・コントロール入院を常に一定数受け入れている病院などで，医師その他の医療スタッフの講義などと合わせて定期的に開催し，これに外来患者も参加させる方式がよく用いられる。入院患者，退院患者いずれの場合も，1回の指導時間が40分を超えた場合に，月1回に限り算定する。

　また，入院患者については，入院期間が2カ月を超える場合であっても，入院期間中に2回を限度として算定する。

　管理栄養士は，患者ごとに栄養指導記録を作成するとともに，指導内容の要点及び指導時間を記載することが求められている。個別指導とは異なり，本人不在で家族だけが参加することは保険診療としては認められない。

保険請求上の留意点

　厚労大臣が定める特別食を医師が必要と認めた者に対し，管理栄養士が医師の指示に基づき，複数の患者を対象に指導を行った場合に患者1人につき月1回に限り算定する。

適応疾患　**【特別食を必要とする疾患】**●フェニールケトン尿症（フェニルケトン尿症），●楓糖尿症（メープルシロップ尿症），●ホモシスチン尿症，●ガラクトース血症，●糸球体腎炎，●ネフローゼ症候群，●慢性腎不全，●糖尿病，●胃潰瘍，●貧血，●痛風，●てんかん，●心臓疾患，●妊娠高血圧症候群，●十二指腸潰瘍，●侵襲の大きな消化管手術後，●クローン病・潰瘍性大腸炎等により腸管機能が低下した状態，●高度肥満症，●高血圧症，●脂質異常症など

12　心臓ペースメーカー指導管理料

（B001　特定疾患治療管理料）
12　心臓ペースメーカー指導管理料
　イ　着用型自動除細動器による場合　　　360点

　ロ　ペースメーカーの場合　　　　　　　300点
　ハ　植込型除細動器又は両室ペーシング機能付き植込型除細動器の場合　　　　520点
注1　体内植込式心臓ペースメーカー等を使用している患者（「ロ」は入院外患者に限る）に対し，療養指導を行った場合に，月1回に限り算定。
　2　**導入期加算**（K597ペースメーカー移植術，K598両心室ペースメーカー移植術，K599植込型除細動器移植術又はK599-3両室ペーシング機能付き植込型除細動器移植術を行った日から3月以内に加算）：**140点**
　3　B000特定疾患療養管理料との併算定不可。
　4　**植込型除細動器移行期加算**〔基準を満たす医療機関において，「イ」を算定する患者に対して，植込型除細動器の適応の可否確定までの期間等に使用する場合，初回算定月から**3月**を限度として，月1回に限り加算〕：**31,510点**
　5　**遠隔モニタリング加算**（「ロ」「ハ」の算定患者について，基準を満たす医療機関にて前回の受診の翌月から今回の受診の前月までの期間，遠隔モニタリングを用いて療養指導を行った場合に加算）：**260点または480点**に当該期間の月数（指導月に限り，**11月**を限度）を乗じて得た点数

　心臓ペースメーカー指導管理料は，**外来通院中の体内植込式心臓ペースメーカー等装着患者**に，専門的な指導管理を行うことを評価する医学管理料である。

《ペースメーカーとその種類》

　植込式（埋込式とも呼ばれる。これまで"埋込式"との標記であったが，2012年改定で"植込式"へと改められた）心臓ペースメーカーとして一般的であり，広く普及しているのは，**洞不全症候群（SSS）や房室ブロックなどの徐脈性不整脈による意識消失（アダムス・ストークス症候群）や徐脈性心不全を改善する**ことを目的にして装着するものである（**図表10**）。診療報酬点数表では，**K597ペースペーカー移植術**に規定されており，単に心臓ペースメーカーという場合には，これを指していると考えてよい。

　心臓内で自発リズムをどの部位で感知し，どの部位で刺激電流を流すかの違いによって，VVI，AAI，DDD（Aは心房，Vは心室のこと）などの略称で呼ばれるいくつかのペーシングモードがあり，ペーシングカテーテル（リード）が1本のもの，2本のものがある。例えば，AAIは洞不全症候群が対象であるが，房室伝導が正常である場合に適用され，心房壁に固定されたカテーテル電極が心房内電流を感知し，刺激電流もこのカテーテル電極から放出され

図表10　心臓ペースメーカーイメージ図

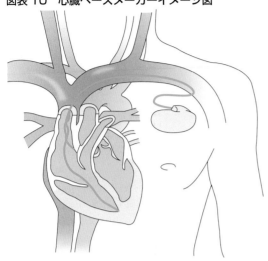

る。近年は，VVI，AAIを植え込むケースが減少し，心房・心室の両方にリードを植え込んだDDD方式が多数を占めている。

　K598 両心室ペースペーカー移植術で植え込まれる両心室ペースメーカーとは，左右それぞれの心室にペーシングカテーテルが装着され，左右心室の伝導障害をカバーし，心臓リズムを補正して血行動態を改善しようとするもので（心臓再同期療法CRT），重症心不全患者の治療に用いられる，特殊なペースメーカーである。実際のカテーテルは，右心房，右心室心尖部，冠静脈経由後側壁静脈部に留置される。

　K599 植込型除細動器移植術で移植される植込型除細動器（ICD）とは，血行動態が破綻する心室頻拍や，心室細動を起こす患者に対して発作時に作動させることを目的にした機器である。通常は右心室心尖部に固定した電極で頻拍発作を感知したときに，抗頻拍ペーシングまたは直流通電してこれを停止させる。一般社会に普及している自動体外式除細動器（AED）が，ハイリスク患者の体内に装着されていると想像すればわかりやすい。

　K599-3 両室ペーシング機能付き植込型除細動器移植術で植え込まれるのは，上述の両心室ペースメーカーと除細動器の機能を併せもつもので，CRT-Dと呼ばれる。

　両心室ペースメーカー，ICD，CRT-Dは，

循環器専門病院を除き，一般中小病院や診療所で管理するケースは少ないと考えられる。

《外来での指導管理の実際》

　ペースメーカー装着患者の外来管理の基本は，患者に問診し，診察を行い，体表面心電図（通常の心電図）検査を行うことである。一般的なペースメーカーについては，ペースメーカー・リードのトラブルの有無は，こうした基本的診療で発見されることが多い。患者の日常生活指導にあたっては，電気自動車の充電器で充電する場合や，強い電磁波を発生する機器（肩こり治療器）などに注意が必要である。しかし，こうした診療や指導だけでは心臓ペースメーカー指導管理料を算定することはできず，B000特定疾患療養管理料を算定できるにとどまる。

　心臓ペースメーカー指導管理料は，**ペースメーカー機能測定装置を用いて，ペースメーカーのパルス幅，スパイク間隔，マグネットレート，刺激閾値，感度などの機能指標を計測すること，それに基づいて，患者への指導，必要な場合にはプログラムの変更を行った場合に算定できる**ものである。最新型のペースメーカーでは作動上のイベントを記録する機能をもっているものがあり，それを確認することもできる。

　逆に言えば，こうしたプログラマー等による機器のチェックのための費用をまかなうものとして，この指導管理料が設定されていると言える。

　ペースメーカー機能の検査は，リードの不良の早期発見，電池寿命の延長，確実安全なペーシングのうえで重要であり，通常3ないし6カ月ごとに行われる。通常のペースメーカーであれば，植込み後1年を経過した安定患者では6カ月ごとのチェックをルーチンとしている医療機関が多い。植込み後の日常管理をかかりつけ医に委ねている場合には，概ね6カ月ごとに患者に案内状や電話通知などで連絡し，専門外来受診を指導しているようである。

　ペースメーカー指導管理を行った際には，患者の所持するペースメーカー手帳（**図表11**）に測定データなどを記載し，経過観察や緊急時の参考データとする。

図表 11　ペースメーカー手帳

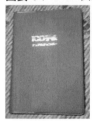
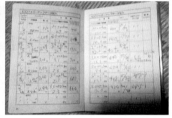

図表 12　遠隔モニタリング装置（手動式）

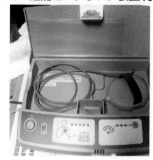

《遠隔モニタリングによる管理》

　最新のペースメーカーや植込型除細動器（ICD），心臓再同期療法のための CRT-D は，絶えず電極リードを含めた機器の状況や，不整脈の出現などの患者心臓の状況を確認し記録している。これらの情報（電池，充電時間，リード抵抗値，心内電位波高，閾値，ペーシング率，不整脈やそれに対する ICD 作動状況，心不全の状態など）が，電話回線を通じて自宅から専用のサーバーに送られ，医師，看護師らはインターネットを介してサーバーにアクセスし，送られた植込機器の情報を確認することができるようになった。この新しい**遠隔医療システムによるペースメーカーチェックが「遠隔モニタリング」**である。当然ながら，送られた情報は，厳重なセキュリティに守られた専用のサーバーに保管されており，限られた医師や看護師だけが確認することができるようになっている。

　遠隔モニタリングに対応した植込機器とそのモニターには，①患者・家族が手動で操作し情報の読み取りを行うと自動的に送信される「手動型」，②植込機器の情報が無線で自動的に読み取られ自動送信される「自動型」の2種類がある。

　図表12は，ICD を植え込んである患者のベッドサイドに置かれた手動式の遠隔モニタリング装置で，電話回線に接続されている。

《着用型除細動装置》

　2014年改定で，心臓ペースメーカー指導管理料「ロ」として「着用型自動除細動器による場合」が加えられた（2016年改定で「イ」に変更）。所定点数は 360 点だが，「注4」に移行期加算 31,510 点という高い点数が定められている。

　着用型自動除細動器（Wearable Cardioverter Defibrillator；WCD）は，体内植込式の除細動器（ICD）と，一般にもよく知られている AED（自動体外式除細動器）の中間に位置するもので，患者が胸部に着用する除細動器である。早期心臓突然死につながる不整脈（心室細動または心室頻拍）が起こった際に自動的に感知し，電気的除細動治療が行われる。

　装置は心電図を測定する電極，除細動用の電極，電池一体型の不整脈検出・除細動器，相互をつなぐ導線からなり，それらを配置・一体化したベストの形態をとっている（**図表13・14**）。

　対象となるのは，**心室細動などの致死的不整脈のハイリスク患者**である。家族性突然死症候群（QT 延長症候群）やブルガダ（Brugada）症候群などの特異的な不整脈もあるが，虚血性心疾患や弁膜症などによる心不全，心筋梗塞後，冠動脈再建術後などで，心室性不整脈があり，心室頻拍や心室細動の既往があるケースも対象となる。急性期に心室細動を起こしたが除細動器で救命された心筋梗塞の患者で，退院後も一定期間，不整脈の再発が危惧される場合なども含まれる。

　着用型除細動器を常時着用することにより，心臓の状態を連続して監視し，心臓突然死につながる不整脈（心室細動または心室頻拍）が起こった際に自動で除細動治療が行われる。AED による除細動は目撃者や介助者が必要であるが，WCD はそれを必要とせずに早いタイミングで除細動が可能である。植込型と異なり，使用の開始・終了が容易であり，心臓突然死のリスクが高い一定期間に限って使用することが可能である。

　WCD の保険適応（機器リース料を含む加算点数が算定できる）期間は，3 カ月までとされ

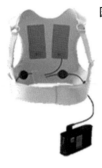

図表13 着用型自動除細動器 (Life Vest)（旭化成ゾールメディカル株式会社）

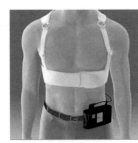

図表14 着用型自動除細動器（Life Vest）の着用イメージ）（旭化成ゾールメディカル株式会社）

ている。致死的不整脈のハイリスク状態は，ICD（植込型除細動器）の適応と考えられており，WCD は，適応判定までのつなぎとして位置づけられている。なお，WCD の機器リース料は従来月額40万円程度であったため，設定された加算点数では医療機関側の「持ち出し」になるという指摘もあった。

2020年改定では，植込型除細動器又は両室ペーシング機能付き植込型除細動器の場合が520点となり，ペースメーカーの場合は300点となった。

保険請求上の留意点

①ペースメーカー移植術，植込型除細動器移植術から3カ月以内の機器チェックには，導入期加算がある。これは，1カ月以内に複数回のチェックを必要としたり，プログラムの微調整などの手間がかかることを考慮したものである。

②心臓ペースメーカー指導管理料を算定できる医療機関として，電気除細動器，一時的ペーシング装置，ペースメーカー機能計測装置（ペーサーグラフィー，プログラマー等）等を有することが条件にあげられている。多機能の機能測定装置は，操作技術員も含めて機器メーカーが出張提供している場合も多いようである。

③ペースメーカー機能計測装置を使って計測したデータは，指導内容の要点とともに，診療録に記載しなければならない。

④ペースメーカー移植術，植込型除細動器移植

術を行った医療機関以外であっても，要件を満たせば，心臓ペースメーカー指導管理料は算定できる。

⑤訪問診療の対象となっている在宅寝たきり患者などでは，訪問医の求めで機器メーカーの技術員がペースメーカー機能検査に出張してくれるが，要件（一時ペーシング装置の所有など）を満たしていない診療所では心臓ペースメーカー指導管理料の算定は見合わせるべきである。

⑥植込型除細動器移行期加算の算定は3カ月に限られている。また，着用型自動除細動器の使用開始日と次のいずれに該当するかを明細書の摘要欄に記載する。

ア 心室頻拍又は心室細動による心臓突然死のリスクが高く，植込型除細動器（以下ICDという）の適応の可否が未確定の患者を対象として，除細動治療を目的に，ICD の適応の可否が確定するまでの期間に限り使用する場合

イ ICD の適応であるが，患者の状態等により直ちには ICD が植え込めない患者を対象として，ICD の植え込みを行うまでの期間に限り使用する場合

⑦「注5」の遠隔モニタリング加算は，遠隔モニタリングに対応した体内植込式心臓ペースメーカー，植込型除細動又は両室ペーシング機能付き植込型除細動器を使用している患者について，来院時に算定することができる。なお，この場合において，プログラム変更に要する費用は所定点数に含まれる。

当該加算は11カ月分を限度に，来院時に算定する。すなわち，12カ月ぶりに対面した際には，要件を満たす遠隔モニタリング指導への加算として，「260点又は480点」にプラスして「260点×11」または「480点×11」を算定する。

⑧患者の急変等により患者が受診し，療養上必要な指導を行った場合は，「ロ」又は「ハ」を算定できる。

カルテへの記載事項

●計測した機能指標の値，指導内容の要点を添付または記載

レセプト摘要欄への記載事項
● 「注2」ペースメーカー移植術を行った年月日を記載
● 「注4」植込型除細動器移行期加算を算定する場合，直近の算定年月および使用開始日，関連通知（5）（上記⑥）のア又はイに規定するもののうち該当するものを選択して記載
● 「注5」遠隔モニタリング加算を算定した場合，直近の算定年月を記載

対象患者　●体内植込式心臓ペースメーカー（特定保険医療材料のペースメーカー，植込型除細動器，両室ペーシング機能付き植込型除細動器，着用型自動除細動器）を使用している患者〔シックサイナス症候群（洞不全症候群），房室ブロック，アダムス・ストークス症候群，心室頻拍，心室細動など〕

13　在宅療養指導料

（B001　特定疾患治療管理料）
13　在宅療養指導料　　　　　　　　　170 点
注1　在宅療養指導管理料（C100〜C121）の各指導管理料の算定患者，装着した器具の管理に配慮が必要な患者又は退院後1月以内の慢性心不全の患者に対して，医師の指示に基づき看護師，助産師又は保健師が在宅療養指導を個別に行った場合に，月1回（初回指導月は月2回）に限り算定。
2　1回の指導時間は30分超であること。

　在宅療養指導料は，**在宅療養中の患者に，保健師，助産師または看護師が療養に関して具体的・実践的な指導を行うこと**を評価した診療報酬項目である。栄養食事指導料とともに，医師でない職種が行う指導を対象にしている点が特徴である。

　対象は，①**在宅療養指導管理料**（C100〜C121，図表15参照）算定の対象となる患者，②**医療器具を装着している患者**（現在のところ，それに対応する在宅療養指導管理料はない。医療器具としては，人工肛門，人工膀胱，気管カニューレ，留置カテーテル（膀胱など），ドレーン等などがあげられている），③**退院後1月以内の慢性心不全の患者**（2024年改定により追加）——である。

　算定できるのは，医療機関の外来において，保健師・助産師・看護師がかけもちではなく，個別に30分以上かけて，プライバシーの保てる専用の場所で指導を行った場合である。患者

の自宅を訪問しての指導では算定できない。

　在宅療養にあたって，時間をかけた個別指導が必要な医療処置を有する患者としては，在宅人工呼吸，経管栄養，自己腹膜灌流，中心静脈栄養などがあるが，これらの指導の多くは入院中に十分行われているのが普通で，外来通院や訪問診療になってから，外来で30分以上かけて指導する機会は少ないと考えられる。

　患者の自宅を訪問して行う在宅療養指導料は算定できないが，これはむしろ訪問看護・指導料の対象と考えられる。1回の在宅患者訪問看護・指導料（保健師，助産師または看護師による場合，週3日まで）が現在580点であることを考えると，外来での在宅療養指導料の点数はかなり低評価と言えるかもしれない。

　実際の在宅療養指導料の対象患者としては，糖尿病患者のインスリン自己注射と自己血糖管理に対する個別指導が最も多いと推定される。インスリン注射導入を教育入院などで行えない患者では，外来通院で開始することになり，何回か時間をかけての指導が必要である。また導入後も，生活指導・栄養管理・注射実施点検などで個別指導が必要になることが多い。

　30分以上かけて指導するなどの算定条件を考慮すると，ほかには在宅酸素療法，人工肛門管理，鼻マスク呼吸器（CPAP＝「Continuous Positive Airway Pressure」）（睡眠時無呼吸症候群）などが比較的数多く対象になると考えられる。

　時間や手間，保健師・看護師の人件費などを考慮すると，在宅療養指導料はあまり有利な診療報酬とは言えず，実際に患者の指導にかかっているコストを補うにとどまる。

　2020年改定では，医療機関における業務効率化・合理化の観点から医師が看護師等への指示事項を診療録に記載することという規定が削除された。

　2024年改定では，対象患者に退院後1月以内の慢性心不全の患者が追加された。

保険請求上の留意点
①次のいずれかの患者に対して指導を行った場合に，初回指導月は2回に限り，その他の月は1回に限り算定する。
　ア　在宅療養指導管理料を算定している患者

図表 15　在宅療養指導管理料一覧

在宅療養指導管理料	主な適応
C100 退院前在宅療養指導管理料	退院前提の試験外泊患者
C101 在宅自己注射指導管理料	糖尿病，血友病，慢性肝炎など
C101-2 在宅小児低血糖症患者指導管理料	小児低血糖症
C101-3 在宅妊娠糖尿病患者指導管理料	妊娠中の糖尿病患者
C102 在宅自己腹膜灌流指導管理料	慢性腎不全
C102-2 在宅血液透析指導管理料	慢性腎不全
C103 在宅酸素療法指導管理料	呼吸不全，心不全
C104 在宅中心静脈栄養法指導管理料	経口栄養不能状態（腸管大量切除，腸管機能不全）
C105 在宅成分栄養経管栄養法指導管理料	経口栄養不能状態
C105-2 在宅小児経管栄養法指導管理料	経管栄養法を必要とする 15 歳未満の患者
C105-3 在宅半固形栄養経管栄養法指導管理料	半固形栄養が必要な経口摂取不能な者
C106 在宅自己導尿指導管理料	神経因性膀胱
C107 在宅人工呼吸指導管理料	ALS，呼吸不全
C107-2 在宅持続陽圧呼吸療法指導管理料	睡眠時無呼吸症候群
C107-3 在宅ハイフローセラピー指導管理料	慢性閉塞性肺疾患（COPD）
C108 在宅麻薬等注射指導管理料	悪性腫瘍，筋萎縮性側索硬化症，筋ジストロフィー，心不全，呼吸不全
C108-2 在宅腫瘍化学療法注射指導管理料	悪性腫瘍
C108-3 在宅強心剤持続投与指導管理料	在宅心不全患者
C108-4 在宅悪性腫瘍患者共同指導管理料	悪性腫瘍
C109 在宅寝たきり患者処置指導管理料	寝たきり状態（褥瘡など）
C110 在宅自己疼痛管理指導管理料	難治性疼痛
C110-2 在宅振戦等刺激装置治療指導管理料	パーキンソン病，本態性振戦に伴う振戦等
C110-3 在宅迷走神経電気刺激治療指導管理料	てんかん
C110-4 在宅仙骨神経刺激療法指導管理料	便失禁,過活動膀胱
C110-5 在宅舌下神経電気刺激療法指導管理料	閉塞性睡眠時無呼吸症候群
C111 在宅肺高血圧症患者指導管理料	原発性肺高血圧
C112 在宅気管切開患者指導管理料	気管切開患者（気道感染，誤嚥反復など）
C112-2 在宅喉頭摘出患者指導管理料	喉頭摘出を行っている患者
C114 在宅難治性皮膚疾患処置指導管理料	表皮水疱症
C116 在宅植込型補助人工心臓（非拍動流型）指導管理料	植込型補助人工心臓（非拍動流型）を使用している患者
C117 在宅経腸投薬指導管理料	パーキンソン病
C118 在宅腫瘍治療電場療法指導管理料	テント上膠芽腫

在宅療養指導管理料	主な適応
C119 在宅経肛門的自己洗腸指導管理料	脊髄障害，二分脊椎などで重度の便失禁，便秘症
C120 在宅中耳加圧療法指導管理料	メニエール病，遅発性内リンパ水腫
C121 在宅抗菌薬吸入療法指導管理料	マイコバクテリウム・アビウムコンプレックス(MAC)による肺非結核性抗酸菌症であって，多剤併用療法による前治療において効果不十分な患者

現在，在宅療養指導管理料は上記の 35 種類が保険診療で規定されている。このうち，「C100 退院前在宅療養指導管理料」は，入院中の患者の退院前の一時外泊に適用されるもので，異色な存在であり，これ以外の 34 種類が，本来の在宅療養指導管理料と言える。

　イ　入院中の患者以外の患者で器具を装着し，管理に配慮を要する患者
　ウ　退院後 1 月以内の患者で，過去 1 年以内に心不全による入院が 1 回以上ある慢性心不全の患者(治療抵抗性心不全患者を除く)
②指導を行う保健師，助産師また看護師は，在宅療養支援能力向上のための適切な研修を修了していることが望ましい。

対象患者　●在宅療養指導管理料を算定している患者または,外来患者で器具（人工肛門,人工膀胱,気管カニューレ,留置カテーテル,ドレーン等）を装着していて，管理に配慮を要する者，●退院後 1 月以内の患者であって過去 1 年以内に心不全による入院が，当該退院に係る直近の入院を除き 1 回以上ある慢性心不全の患者

14　高度難聴指導管理料

（B001　特定疾患治療管理料）
14　高度難聴指導管理料
　イ　K328 人工内耳植込術を行った日から起算して
　　3 月以内の期間に行った場合　　　　　　500 点
　ロ　イ以外の場合　　　　　　　　　　　　420 点
注1　施設基準を満たす医療機関において，高度難聴の患者に対して療養指導を行った場合に算定。
　2　K328 人工内耳植込術を行った患者は**月 1 回**,その他の患者は**年 1 回**に限り算定。
　3　K328 人工内耳植込術を行った患者に対し，人

図表16 耳の構造と難聴の種類

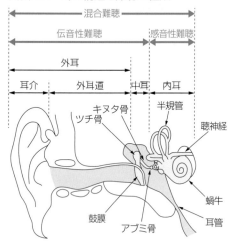

工内耳用音声信号処理装置の機器調整を行った場合、人工内耳機器調整加算として6歳未満の乳幼児は3月に1回に限り、6歳以上の患者は6月に1回に限り800点を加算。

高度難聴指導管理料は、**耳鼻咽喉科において、人工内耳植込術を行った患者や、高度の難聴患者に対して行う療養指導を評価**した医学管理料である。

《難聴とは》

医学的には聴力が健常者より30dB以上低下している状態を難聴と呼ぶが、その障害の重さから軽度・中度・高度・重度難聴に区分されている。両耳の平均dBが70以上であると、身体障害者福祉法に基づく身体障害者手帳の交付の対象であり、高度難聴の区分に入る。100dB以上の音が聞こえない状態は聾（ろう）とも呼ばれる。

難聴は、その原因によって、伝音性難聴・感音性難聴・混合性難聴に分けられる（**図表16**）。

伝音性難聴とは、鼓膜・耳小骨など外耳または中耳の傷害が原因となっている難聴で、内耳の感覚細胞へ十分な音が届かない状態で、原因疾患の治療で改善することもあり、一般には補聴器によって音を増幅することで、言葉の聞き取りの改善が期待できる。

感音性難聴とは、音の振動を感知する内耳の感覚細胞の障害（内耳性難聴）、または感覚細胞から脳へ信号を送る聴神経や中枢聴覚路の障害（後迷路性難聴）によるものである。補聴器で音を増幅しても、必ずしも聞き取りが十分に改善するとは限らない。

混合性難聴は伝音性難聴と感音性難聴の両者を併発しているものをいう。

難聴を訴える状態としては、このほかに心理要因などによる機能性難聴、詐病などがある。

これらの難聴の診断には、理学検査、エックス線検査、SISIテスト、ABLBテスト、自記オージオメトリーなどの専門的検査が行われる。

《人工内耳》

難聴が高度になり、70dBレベルになるのは、感音性難聴もしくは混合性難聴であり、電話のベル、自動車のクラクション、強いドアノック音などの生活・環境音はある程度聞こえても、言語理解はむずかしく、聞こえるが、何を言っているかわからない状態になる。補聴器を使用しても言葉の不明確さは十分改善できず、視覚情報（唇の動きやジェスチャーなど）と併せて理解するようになる。

このような高度難聴患者のうち、特に重度の患者について、**内耳に電極を埋め込み、電気刺激によって聴神経に情報を伝え、言語を理解させようとするのが人工内耳**である。聴力レベルでいうと、成人では90dB、幼少児でも90dB以上のケースが対象とされる。中途失聴患者だけでなく、先天聾あるいは言語能力習得前に失聴した小児も対象となるが、後者では特に長期にわたる専門的リハビリテーションが必要になる。

人工内耳は半植込式で、体内には受信装置（側頭部の皮膚の下）とリードおよび電極（蝸牛部に挿入、留置）がある。体外には外部装置（集音マイク、speech processer、皮下電極刺激装置）があり、経皮的に信号が体内に送られる。

中途失聴者では、人工内耳で聞く音は以前の自然の音とは異なるが、徐々に改善し、数カ月のリハビリテーションで話者の識別も可能になると言われる。

人工内耳の効能として、言葉の聞き取り・環境音の認識の改善のほか、自分の発声の音量コントロールや構音の改善、ときに耳鳴りの改善などがあり、メンタル面での改善も大きい。

人工内耳手術後には、専門医師・スタッフに

よるリハビリテーションが欠かせない。頭部への衝撃予防など，日常生活上の指導も必要である。

2020年改定で人工内耳機器調整加算が追加された。耳鼻咽喉科の常勤医師または耳鼻咽喉科の常勤医師の指示を受けた言語聴覚士が人工内耳用音声信号処理装置の機器調整を行った場合に算定できる。

人工内耳用材料の算定留意事項として，人工内耳用材料の交換に係る費用は，破損した場合等においては算定できるが，単なる機種の交換等の場合は算定できない。

2022年改定では，指導を行う耳鼻咽喉科医師は，補聴器に関する指導の適切な研修を修了していることが望ましいとされた。

保険請求上の留意点

①算定の対象となるのは，高度難聴と診断された感音性難聴・混合性難聴患者，聴力60dB以上の伝音性難聴患者，人工内耳植込術を受けた患者である。人工内耳植込患者については月1回，その他については年1回限りの算定となる。

②算定にあたっては，必要な耳鼻咽喉科学的検査（別途算定可）を行い，それに基づいた療養指導を行うことが条件となる。また，算定できるのは，必要な施設基準を満たしている施設に限られる（届出を行う必要はない）。

③常勤医師1名以上配置との要件があるが，非常勤医師の常勤換算が可能である。

④人工内耳植込術後3カ月以内の患者については，特に療養指導に注意や手間がかかることを考慮して点数が高く設定されている。

カルテへの記載事項

●指導内容の要点を記載

レセプト摘要欄への記載事項

●「イ」を算定した場合，人工内耳植込術を行った年月日を記載
●「ロ」を算定した場合，前回算定年月日（初回である場合は初回である旨）を記載
●「注3」人工内耳機器調整加算を算定する場合，前回算定年月日（初回の場合は初回である旨）を記載

対象患者　●人工内耳植込術を行った患者，
●伝音性難聴で両耳の聴力レベルが60dB以

上の患者，●混合性難聴または感音性難聴の患者

15　慢性維持透析患者外来医学管理料

（B001　特定疾患治療管理料）
15　慢性維持透析患者外来医学管理料　　2,211点
注1　外来の慢性維持透析患者に対し検査結果に基づき医学管理を行った場合に，月1回に限り算定。
2　検査・画像診断のうち次に掲げるものは所定点数に包括。また，D026 尿・糞便等検査判断料，血液学的検査判断料，生化学的検査（Ⅰ）判断料，生化学的検査（Ⅱ）判断料又は免疫学的検査判断料は別に算定不可。
イ　尿中一般物質定性半定量検査
ロ　尿沈渣（鏡検法）
ハ　糞便検査
　　糞便中ヘモグロビン定性
ニ　血液形態・機能検査
　　赤血球沈降速度（ESR），網赤血球数，末梢血液一般検査，末梢血液像（自動機械法），末梢血液像（鏡検法），ヘモグロビン A1c（HbA1c）
ホ　出血・凝固検査
　　出血時間
ヘ　血液化学検査
　　総ビリルビン，総蛋白，アルブミン（BCP改良法・BCG法），尿素窒素，クレアチニン，尿酸，グルコース，乳酸デヒドロゲナーゼ（LD），アルカリホスファターゼ（ALP），コリンエステラーゼ（ChE），アミラーゼ，γ-グルタミルトランスフェラーゼ（γ-GT），ロイシンアミノペプチダーゼ（LAP），クレアチンキナーゼ（CK），中性脂肪，ナトリウム及びクロール，カリウム，カルシウム，鉄（Fe），マグネシウム，無機リン及びリン酸，総コレステロール，アスパラギン酸アミノトランスフェラーゼ（AST），アラニンアミノトランスフェラーゼ（ALT），グリコアルブミン，1,5-アンヒドロ-D-グルシトール（1,5AG），1,25-ジヒドロキシビタミンD_3，HDL-コレステロール，LDL-コレステロール，不飽和鉄結合能（UIBC）（比色法），総鉄結合能（TIBC）（比色法），蛋白分画，血液ガス分析，アルミニウム（Al），フェリチン半定量，フェリチン定量，シスタチンC，ペントシジント　内分泌学的検査
　　トリヨードサイロニン（T_3），サイロキシン（T_4），甲状腺刺激ホルモン（TSH），副甲状腺ホルモン（PTH），遊離トリヨードサイロニン（FT_3），C-ペプチド（CPR），遊離サイロキシン（FT_4），カルシトニン，心房性 Na 利尿ペプチド（ANP），脳性 Na 利尿ペプチド（BNP）
チ　感染症免疫学的検査
　　梅毒血清反応（STS）定性，梅毒血清反応（STS）半定量，梅毒血清反応（STS）定量
リ　肝炎ウイルス関連検査
　　HBs 抗原，HBs 抗体，HCV 抗体定性・定量
ヌ　血漿蛋白免疫学的検査
　　C 反応性蛋白（CRP），血清補体価（CH_{50}），免疫グロブリン，C_3, C_4, トランスフェリン（Tf），β_2-マイクログロブリン

　　ル　心電図検査
　　ヲ　写真診断
　　　　単純撮影（胸部）
　　ワ　撮影
　　　　単純撮影（胸部）
　3　腎代替療法実績加算（腎代替療法の基準に適合
　　している届出医療機関は加算）：**100点**

　慢性維持透析患者外来医学管理料は，**外来通院中の維持透析患者について，大部分の臨床検査を包括**した医学管理料である。対象者は，透析導入後3カ月以上が経過し，定期的な血液透析を必要としているが，安定した状態にある，外来通院中の**慢性腎不全患者**である。

《慢性腎不全の治療の概要》

　慢性腎不全は，**不可逆的に腎臓の諸機能が低下する状態**で，機能ネフロン数の減少が基本にある。原因疾患にかかわらず，正常な腎臓の30%以下の働きしかできなくなった状態を腎不全という。年齢，性別によって違いがあるが，血中クレアチニン（CRE）が2mg/dL以上になると該当することが多い。

　慢性腎不全が進行すると，**体液調節機能が破綻し，尿毒症物質が蓄積**されるようになるが，それだけにはとどまらない。腎臓には糸球体濾過，尿細管の再吸収といった尿の生成，老廃物の排出というよく知られている基本機能のほかに，**免疫**（細胞性免疫への関与），**内分泌**（傍糸球体装置によるレニンの分泌やエリスロポエチンの分泌），**代謝**（ビタミンDの活性化，キニン・カリクレイン・プロスタグランジンの分泌など）があり，慢性腎不全ではこれらの機能の障害も現れてくる。エリスロポエチン減少による腎性貧血は，その代表的なものである。

　通常，外来管理中の患者のクレアチニンが5～7mg/dLあたりになると血液浄化療法の導入を検討し，患者へのインフォームドコンセント，具体的な準備としてのシャント作成手術などが行われる。

　血液浄化療法には，**人工腎臓による血液透析**（人工透析，HDともいう）と，**自己腹膜灌流**（腹膜透析，PDともいう。腹腔内への透析液の注入・排出を繰り返す）の二つの方法がある。

　血液透析は血液を体外に取り出し，人工腎臓装置の透析膜を通して血液を浄化し，体内に戻

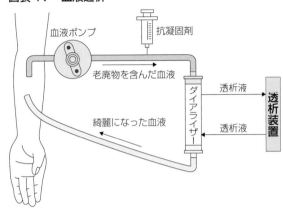

図表17　血液透析

血液ポンプ　　抗凝固剤
老廃物を含んだ血液
綺麗になった血液
ダイアライザー
透析液　→　透析装置
透析液

す方法であり，新規に血液浄化療法が必要になる毎年約4万人の大部分が，この方法を選択している。

《血液浄化療法》

　血液浄化療法の適応に至った慢性腎不全患者は，**標準的には，1回3～5時間，週に3回（月水金または火木土が一般的）の血液透析が必要**である。残腎機能や全身状態（特に心臓機能）により，時間・回数は若干異なる。

　血液透析では，患者の血管に2本のカニューレを挿入し，血液を体外へ導出して限外濾過と溶質除去を行う。毎分100～250mLという相当の血流量を得るため，あらかじめ手術（内シャント造設術）により作成された動脈と静脈を体表近くで交通させた内シャントを利用し，ここにカニューレを穿刺する。内シャントは，通常，手首のすぐ上で橈骨動脈と橈側皮静脈を吻合して作られ，大量の動脈血が流れ込む橈側皮静脈を透析のたび穿刺することになる。

　内シャントを穿刺し，血液ポンプで取り出された患者の血液は，ダイアライザーへ送り込まれる（**図表17**）。透析液供給装置からは，透析液（濃縮液を精製水によって35倍に希釈し，温度，濃度をチェックしたもの）がダイアライザーに供給される。体外の透析装置に血液が循環する際に血液が凝固することを防ぐ目的で，抗凝固薬（ヘパリンなど）が持続注入されている。

　透析の前後で，血圧・脈拍・体重などの基本的チェック，定期的な血液検査，尿検査（自尿がある場合），胸部エックス線検査などが行わ

れる。

《慢性維持透析患者外来医学管理料の要件》

　慢性維持透析患者外来医学管理料では，患者ごとに必要な検査を実施し，その結果に基づいて計画的な医療管理を行うことが求められている。慢性維持透析患者に行われる臨床検査の大部分は，「注2」の包括項目に掲げられている，尿中一般物質定性半定量検査，糞便・潜血反応検査，末梢血液一般・凝固能検査，血液化学検査，内分泌学的検査，感染症免疫学的検査，肝炎ウイルス関連検査，血漿蛋白免疫学的検査などの検体検査と，心電図検査・胸部エックス線検査であるので，実態として，**医学管理の技術料と検査料を包括**したものと言ってよい。

　「検査は必要にして十分」というのは建前的美辞麗句であり，一般的に検査点数を出来高払いにすれば，査定されない限り「十分な検査」を行う傾向が生まれ，包括化すれば，医療機関は検査を「必要最低限」に絞る風潮が生まれるものである。検査項目や頻度については，関連医学会からのガイドラインを参考に，患者ごとに計画することになる。

　同管理料の点数は，透析現場の実情調査や学会の指針を踏まえて設定されたものと考えられるが，例えば，慢性活動性肝炎や甲状腺機能低下症などの合併症をもっている患者の透析を担当する医療施設では，検査料のコストがかなりかかることになり，医療経営上無視できないため，他の医療施設との診療分担・連携も選択肢となるであろう。

　これらの検査のうち，血液透析中の慢性腎不全患者でよく実施される検査の意義を**図表18**にまとめた。

　包括化されていない検査で，一般の透析診療所で行われる検査としては，超音波検査（腹部・頸部・心臓）や腫瘍マーカー，感染症合併時の細菌等検査，薬剤血中濃度などが多いようである。心エコーはおおむね年1回の頻度で腎不全による心疾患の評価のために行われる。また，長期透析患者は腎臓癌リスクが高いため，腹部エコーの定期実施が推奨されている。

　2014年の改定で，慢性維持透析患者に実施する臨床検査のうち，糖尿病で汎用される

図表18　維持血液透析中の汎用臨床検査

尿素窒素（BUN），クレアチニン（CRE）
腎機能を簡単に示す基本的検査。クレアチニンは骨格筋由来の代謝産物であり，体格や運動量の影響を受ける。尿素窒素は蛋白質の代謝産物であり，感染症，ステロイド，消化管出血や食事内容などに影響される。両者を見ながら腎機能を評価する。体の老廃物を除去できているかどうかの指標。
透析が十分かどうかを，透析前後にBUNで評価したものは尿素除去率という。

ナトリウムおよびクロール，カリウム
体液の電解質バランスをみる。特に高カリウム。BUN・CREと並ぶ基本検査。

β_2-マイクログロブリン
透析長期合併症であるアミロイドーシスの原因となるので，30mg/L未満となるようにする。

カルシウム，P（リン）およびHPO$_4$
カルシウムは低下，リンは増加しやすい（本文参照）。

PTH
透析患者では二次性副甲状腺機能亢進症のため，高値となる。適宜コントロールを行う。

心房性Na利尿ペプチド（ANP）
心不全のマーカーである。BNPと比較してより心房の負荷，すなわち容量負荷の状態を反映する。正常値は8.0～32.2pg/mLである。透析中の患者では透析後採血で40～60pg/mL程度が望ましい。

脳性Na利尿ペプチド（BNP）
心不全のマーカーである。心室負荷，心不全をより反映すると考えられている。正常値は18.4pg/mL以下である。透析管理のためというより，腎不全による心疾患の進行を評価するのが目的である。

末梢血液一般検査，鉄，総鉄結合能（TIBC），不飽和鉄結合能（UIBC）
腎性貧血の程度，鉄欠乏性貧血の合併を評価する。

胸部単純エックス線写真
肺うっ血や心拡大がないかを評価する。

HbA1c，貧血症での鉄欠乏状態を評価するUIBC，TIBCおよび梅毒血清検査反応半定量・定量が，医学管理料の包括点数の対象となり，別途算定できなくなった。

《長期透析患者の合併症》

　長期透析患者は，主としてビタミンD活性化障害のため，低カルシウム血症になりやすい。一方，リン酸排泄は低下するため，血清リン酸濃度が上昇する。**低カルシウム血症**および**高リン酸血症**の二つの刺激により，PTH（副甲状腺ホルモン）分泌が増加する**二次性副甲状腺機能亢進症**が出現する。

　副甲状腺は甲状腺の周囲にある米粒大の小さな組織で，分泌されるPTHは，骨から血液中へのカルシウム溶出を促し，体内のカルシウム

のバランスを図っている。

　PTHにより，骨を壊す破骨細胞が活性化されると，骨からのカルシウム放出が増大する。その結果，**骨粗鬆症**および**異所性石灰沈着**が起こりやすくなる。異所性石灰沈着は動脈硬化性病変の進行を促して，心血管系や脳血管系の障害発生を高めることになり，透析患者の予後に大きく影響する。

　副甲状腺機能亢進症治療として，パルス療法，副甲状腺切除手術，シナカルセト塩酸塩（商品名・レグパラ錠）投与などが行われている場合には，カルシウム・リンを繰り返し測定して評価することが必要なため，これらの場合についてはカルシウム・リンの検査は，月2回以上実施した分についても，月2回までは，別途検査料を算定することができるようになっている。PTHは月2回以上実施する場合は，月1回に限り別に算定できる。

保険請求上の留意点

(1) 同管理料を算定している場合，肺炎併発の胸部エックス線検査など，合併症・併発症で臨床検査を数回行うことがあっても，包括項目に掲げられている項目は別途算定することはできない。その場合，実施した検査項目をレセプトに記載する必要はない。

(2) 包括項目に含まれない臨床検査を行った場合には検査料を算定できるが，その必要性をレセプトに記載することが求められている。

(3) 以下のア～カの場合，2回目以降の検査料が別途算定可（レセプト摘要欄に記載）。

　ア　出血性合併症を伴った患者が手術のため入院し退院した場合，退院月の翌月における末梢血液一般検査

　イ　副甲状腺機能亢進症に対するパルス療法施行時の，①カルシウム，②無機リン，③PTH検査（①②は2回目以後の検査を月2回に限り，③は月1回に限り算定可）

　ウ　副甲状腺機能亢進症により副甲状腺切除を行った患者に対する，①カルシウム，②無機リン，③PTH検査（①②は退院月の翌月から5カ月間に限る）

　エ　シナカルセト塩酸塩，エテルカルセチド，エボカルセト又はウパシカルセトナトリウ

ムの初回投与から3カ月以内の患者に対する，①カルシウム，②無機リン，③PTH検査（①②は2回目以後の検査を月2回に限り，③は月1回に限り算定可）

　オ　透析導入後5年以上経過した透析アミロイド症に対して，ダイアライザーの選択に当たりβ_2-マイクログロブリン除去効果の確認が必要な場合，その選択日の属する月を含めた3カ月間に行ったβ_2-マイクログロブリン検査（2回目以後の検査について月1回に限り算定可）

　カ　高アルミニウム血症とヘモクロマトージスを合併した透析患者に対して，デフェロキサミンメシル酸塩を投与している期間中におけるアルミニウム（Al）の検査

(4) 腎代替療法に関して，別に厚生労働大臣が定める施設基準に適合している届出医療機関においては，腎代替療法実績加算として，100点を加算する。

カルテへの記載事項

●特定の検査結果および計画的な治療管理の要点の添付又は記載

レセプト摘要欄への記載事項

●本管理料に包括される検査以外の検体検査を算定する場合，その必要性を記載
●本管理料を算定した月において本管理料に包括されていないE001の「1」単純撮影（胸部を除く）およびE002「1」単純撮影（胸部を除く）を算定した場合，撮影部位を記載
●本管理料を算定する患者について，当該管理料に関する保医発通知「(10)」のア～カ（『診療点数早見表2024年度版』p.262）に掲げる要件に該当するものとして，それぞれ算定した場合，該当するものを記載

適応疾患　●慢性腎不全（安定した状態にある外来慢性維持透析患者）

16　喘息治療管理料

（B001　特定疾患治療管理料）
16　喘息治療管理料
　イ　喘息治療管理料1
　　(1) 1月目　　　　　　　　　　　　　　　　75点
　　(2) 2月目以降　　　　　　　　　　　　　　25点
　ロ　喘息治療管理料2　　　　　　　　　　　　280点
注1　「イ」は，外来の喘息患者に対して，ピークフローメーターを用いて計画的治療管理を行った場合に，月1回に限り算定。

2　**重度喘息患者治療管理加算**〔「イ」は，届出医療機関において，重度喘息の 20 歳以上の患者〔中等度以上の発作により当該保険医療機関に緊急受診（A000 初診料「注 7」，A001 再診料「注 5」又は A002 外来診療料「注 8」の加算を算定したもの）した回数が過去 1 年間に 3 回以上あるものに限る〕に対して，治療計画を策定時に指導内容を文書で交付し，週 1 回以上，検査値等を報告させた上で管理した場合に，**月 1 回に限り加算**〕：1月目 **2,525 点**。2 〜 6 月目は **1,975 点**

3　「ロ」は，入院外の喘息患者（6 歳未満又は 65歳以上のものに限る）で，吸入ステロイド薬服用時に吸入補助器具を必要とするものに対し，吸入補助器具を用いた服薬指導等を行った場合に，初回に限り算定。

　喘息治療管理料 1 とは，外来通院中の喘息患者に，**ピークフローメーターを用いた計画的治療管理を行った場合**に算定できるものである。

　喘息治療管理料 2 は，6 歳未満または 65 歳以上の喘息の患者であって，**吸入ステロイド薬を服用する際に吸入補助器具を必要とするものに対して，吸入補助器具を患者に提供し，服薬指導等を行った場合**に，初回に限り算定できるものである。

　喘息は B000 特定疾患療養管理料の対象疾患であり，外来での療養指導や医学管理の技術料はそちらで評価されている（喘息治療管理料と特定疾患療養管理料は併算定可）。喘息治療管理料は，ピークフローメーターを使用しての治療管理の費用をまかなうことと，それによって（保険適用にすることによって），ピークフローメーターの普及を促す意味もある。

　「**ピークフロー**」とは，**力いっぱい息を吐き出したときの息の強さ（速さ）**，すなわち**呼気の「瞬間最大風速」**のことを指す医学用語である。このピークフローの値を測ることで，患者が自覚的に息苦しさを感じるかどうかにかかわらず，気管支の状態を客観的に知ることができ，状況に応じた治療法の選択・指導に役立てることができる。

　ピークフローの測定器具はピークフローメーターと呼ばれる小型軽量の器具（**図表 19**）で，数社から販売されている。家庭用自動血圧計程度の価格で市販されているので，すでに自費で購入して使用している患者も少なくない。ピークフローメーターの取扱いはむずかしくなく，危険性もほとんどない。

図表 19　アセス　ピークフローメーター
（フィリップス・レスピロニクス合同会社）

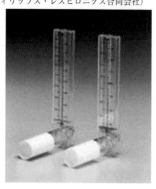

《ピークフローメーター》

　ピークフローは毎日，朝・（昼）・夜の 1 日 2 〜 3 回測定して（同じ時間帯に連続して測定したときにはその最もよい数値を採用），これを記録する。専用の記録ノートも供給されている。ピークフロー値の日内の変化が大きいときは，気管支の状態が不安定で過敏性が高まっている徴候である。

　ピークフローの標準値は，年齢と身長に関連している。年齢と身長を標準予測式に当てはめて計算し，患者ごとにピークフローの標準値を求めておく（ピークフローメーターの機種により異なる）。標準値および自己最良値からの低下の程度により，安定状態，要注意状態，発作前状態が予測可能となる。

　一般に，ピークフロー値が自己最良値の 80 〜 100％であれば，喘息の症状はほとんどなく，日常活動に支障は起きない。内服薬・外用薬などは基礎的，継続的に使用するものだけでよい。喘息コントロールは良好と判定され，この状態が 3 カ月以上続いていれば長期管理薬の減量や休止を検討することになる。

　ピークフロー値が自己最良値の 50 〜 80％に低下すると，患者には，せき，ぜん鳴，胸部不快感などの軽い喘息発作症状あるいはその前駆症状があらわれ，日常の活動に支障を生じる。生活上の無理を避け，喘鳴症状があるときには，β_2 刺激薬の吸入を行うよう，あらかじめ指導しておくのが普通である。

　いわゆる喘息発作状態（安静時にも喘鳴・咳込み，呼吸困難があり，通常の日常活動が困難）

では，ピークフロー値は自己最良値の50％以下になっている。β_2刺激薬の吸入や発作時内服薬・経口ステロイド薬を使用するのがよく，それで症状の改善がみられなければ，医師の診察と点滴注射などが必要になる。

　以前は，症状悪化の判断，追加的薬物使用は患者の自覚症状と自己判断に頼っていたが，不安の強い患者では客観的にはそう悪くないのに薬を多用する傾向が生まれたり，逆にピークフロー値が低下し，不安定になってきているのに無理をして強い発作状態に至ってしまう患者もいるなどの問題があった。ピークフローメーターを活用することによって，より適切な管理が可能となった。

《喘息治療管理料1の算定》

　喘息治療管理料1は，**ピークフローメーター，測定日誌などを患者に供与し，計画的な治療管理を行ったときに算定**する。器具等の費用は管理料に含まれている，というよりその費用をまかなうための診療報酬であると言ってよい。

　初回月は75点，2月目以降は25点の算定であるから，毎月来院している患者であれば，1年間で350点になる。ピークフローメーターの市販価格はおおむねこの程度である。したがって，すでにピークフローメーターを自費で購入して使用している患者については，喘息治療管理料は算定できない。

《喘息治療管理料2の算定》

　2016年改定で，喘息治療管理料は「1」と「2」に区分された。

　ピークフローメーターを用いた治療管理料1とは別に，**吸入ステロイド剤を処方・服用させる患者に，吸入補助器具を使用する方法を指導した場合には喘息治療管理料2が算定できる**。対象となるのは，65歳以上の高齢者および6歳未満の幼児で，通常の吸入用ステロイド剤の吸入服用がうまくできない患者である。指導に当たっては，文書を用いた指導，診療録への要点記載が必要とされている。吸入補助器具の費用は管理料に含まれる。喘息治療管理料2は，初回1回に限り算定できる。

保険請求上の留意点

(1)　喘息治療管理料を算定する保険医療機関は，特に届出は必要ないが，次の機械・器具を備えている必要がある。ただし，これらの機械・器具を備えた別の医療機関と常時連携体制をとっている場合には，②の装置だけで構わない。

①酸素吸入設備，気管内挿管または気管切開の器具，レスピレーター，気道内分泌物吸引装置，動脈血ガス分析装置

②スパイロメトリー用装置，胸部エックス線撮影装置

(2)　重度喘息患者治療管理加算

　喘息治療管理料の「注2」には，重度喘息患者に関する治療管理料が規定されており，「喘息治療管理料の重度喘息患者治療管理加算」と呼ばれる。この加算は，一般の喘息治療管理料とは対象患者・算定要件，算定できる期間，算定のための施設要件が異なり，設定点数も高く，別の医学管理料であると認識するほうがよい。

　重度喘息患者治療管理加算対象の患者のイメージは，「中等度以上の発作により時間外緊急受診することがたびたびあり，ときに入院治療も必要で，ピークフローメーターやスパイロメトリー装置などを自ら操作して毎日記録して自己管理に努め，毎週受診等により医療機関の指導管理を受けている」成人患者である。条件をすべて満たして算定対象となる患者は，実態としてそう多くはない。

　当然ながら，当該患者については，報告されるピークフロー値，1秒量などの検査値や患者の状態に基づいて，随時治療計画を見直し，薬剤の服用方法や増悪時の対処法などの指導が必要であり，これらは文書でも交付しなければならない。

①重度喘息患者治療管理加算を算定できるのは，施設基準を満たし，届出した保険医療機関に限る。施設基準として最も重要なのは，専任の看護師または准看護師が常時配置されており，患者からの問い合わせに24時間対応できることである。喘息治療管理に必要な器械・器具が具備され，緊急時の入院体制が確保されていることも必要となる。

②当該患者が重症喘息患者であることが必要条件で，その指標として加算を算定する前1年間に，中等度以上の発作による時間外緊急受診が3回以上あることが規定されている。

③一般の喘息治療管理料と同様，ピークフローメーターの供与は必須であるが，それに加えて，スパイロメーターの供与も必要であり，提供した機器によってピークフロー値・1秒量などを毎日測定させ，それらを週1度以上報告してもらう条件も付加されている。

④加算が算定できるのは，喘息治療管理料「1」についてであり，初回算定から6カ月間である。

カルテへの記載事項

●吸入補助器具を提供する患者に服薬指導等を行う際，吸入補助器具の使用方法等について文書を用いた上で患者等に説明し，指導内容の要点を診療録に記載

レセプト摘要欄への記載事項

●本管理料の加算を算定した場合，当該加算に係る第1回目の治療管理を行った年月日を記載

適応疾患　●喘息（「1」はピークフローメーターを用いて計画的な治療管理を行っている喘息患者，「2」は6歳未満または65歳以上で，吸入ステロイド薬を服用する際に吸入補助器具を必要とする喘息患者）

17　慢性疼痛疾患管理料

（B001　特定疾患治療管理料）
17　慢性疼痛疾患管理料　　　　　　　**130点**
注1　診療所において，外来の慢性疼痛に係る疾患を主病とする患者に対して，療養指導を行った場合に，月1回に限り算定。

2　J118介達牽引，J118-2矯正固定，J118-3変形機械矯正術，J119消炎鎮痛等処置，J119-2腰部又は胸部固定帯固定，J119-3低出力レーザー照射及びJ119-4肛門処置の費用（薬剤の費用を除く）は，所定点数に包括。

慢性疼痛疾患管理料は，様々な慢性的な疼痛疾患に対して，疼痛による運動制限などを緩和する目的で，**器具使用やマッサージなどによる治療**（図表20～23）を行い〔一般に「物療」（物理療法の略）と呼ばれる〕，**療養上必要な指導**

を行った場合に算定できる治療管理料である。

対象となる疾病としては，変形性膝関節症，筋筋膜性腰痛症（いわゆる腰痛症）が例示されているが，特別の規定はないので，**慢性の疼痛と運動制限をきたす疾患であればすべて対象となる**。上述の2疾患のほか，変形性脊椎症，腰椎すべり症，肩関節周囲炎（いわゆる五十肩）などが，よくみられるものである。これらの疾患は診療科としては整形外科疾患であるので，整形外科の診療所が主に関係するが，対象が数多い一般的な疾病であるため，内科・外科などを標榜している診療所でも物療は少なからず行われている。

物療処置としては，①J118介達牽引，②J118-2矯正固定，③J118-3変形機械矯正術，④J119消炎鎮痛等処置，⑤J119-2腰部または胸部固定帯固定，⑥J119-3低出力レーザー照射，⑦J119-4肛門処置があげられている。これらの処置料は同管理料に含まれる。また，同管理料を算定しない場合については，これらの処置料は，かなり以前には出来高で重複算定できるものがあったが，今日では，何種類かを同時実施しても一律35点（肛門処置を除く）で，重複して算定することはできない。**図表20～23**によく行われる物療処置を示す。

《対象疾患と算定要件》

変形性膝関節症，腰痛症，変形性脊椎症，肩関節周囲炎など，対象疾患の大部分は，B000特定疾患療養管理料の対象疾病ではない。これらの患者の病状を評価し適切な物療を処方したり，その効果を判定し適切な指導を行う医学管理技術を再診料以外にも評価するために設けられた治療管理料が慢性疼痛疾患管理料である。

しかしながら，以下の理由で，同管理料は対象となる患者であっても，実際にはあまり算定されていない可能性が高い。

まず，特定疾患療養管理料の算定対象となる疾患を併せもっている場合，その両方を算定することはできず，診療所においては特定疾患療養管理料のほうが点数が高いので，そちらを算定することになるためである。

さらには，同管理料には，物療の処置点数が含まれるとされているため，同管理料算定の当

図表20　頸椎牽引

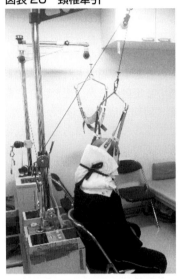

図表21　腰椎牽引

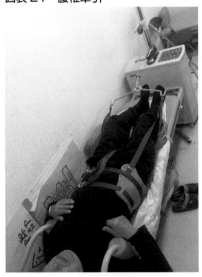

図表22　マッサージ

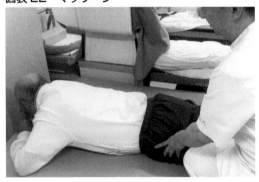

図表23　マイクロ波治療

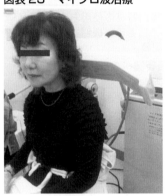

該月には，頻回の物療を実施してもその処置料が算定できなくなり，4回以上物療で通院している患者では診療報酬が下がってしまうからである。

このため，同管理料を算定するほうが医療経営上有利であるのは，ほかに医学管理料を算定できる合併症がなく，その月に3回以下の物療通院しかしていない場合である。医師の診療や評価を受けるために通院したときだけその保険医療機関で物療を受け，それ以外の日の物療は接骨院等で受けたり，家庭で行っているケースなどもある。

こうしたことから，同管理料は，対象となる患者について算定するかどうかは医療機関の自由であり，診療月ごとに算定しても算定しなくても差し支えない。

レセプト摘要欄への記載事項

●当該患者に対し最初に当該管理料を算定した場合に限り，算定年月日を記載

適応疾患　●変形性膝関節症，●筋筋膜性腰痛症，●変形性脊椎症，●腰椎すべり症，●肩関節周囲炎（五十肩）など

18　小児悪性腫瘍患者指導管理料

（B001　特定疾患治療管理料）

18　小児悪性腫瘍患者指導管理料　　　　550点

注1　小児科標榜保険医療機関において，悪性腫瘍を主病とする15歳未満の入院外患者に対し，治療管理を行った場合に，月1回に限り算定。ただし，B000 特定疾患療養管理料又はB001「5」小児科療養指導料との併算定は不可。

2　A000 初診料算定日及び当該初診日の同月内に

　3　入院患者又は退院日から1月以内の退院患者に行った指導の費用は，入院基本料（**A100～A109**）に包括。

　4　在宅療養指導管理料（**C100～C121**），B001「8」皮膚科特定疾患指導管理料の算定患者に対する指導の費用は，各指導管理料に包括。

　5　届出医療機関において本指導管理料を算定すべき医学管理を情報通信機器を用いて行った場合，所定点数に代えて，**479点**を算定。

　小児悪性腫瘍患者指導管理料は，文字どおり，**15歳未満の小児であり悪性腫瘍を主病とする患者を対象とする外来での医学管理料**である。その専門性に鑑み，小児科（小児外科を含む）を標榜する保険医療機関だけが算定できる。

　小児の悪性腫瘍は，成人と比較して，白血病などの造血器腫瘍や肉腫が多く，狭義の「癌（病理組織学的に上皮から発生するもの）」は少数であるが，一般の人々にわかりやすい呼称として「小児がん」とひらがな表記されることもある。

　15歳未満の小児悪性腫瘍（通称小児がん）は，人口10万人あたり約12.3人の発生があり，うち約半数が白血病・悪性リンパ腫などの造血器腫瘍である。残りの半数（血液疾患以外のものは固形腫瘍とも呼ばれる）も，骨，軟骨，脂肪，筋肉，血管等といった非上皮性細胞由来の結合組織細胞に発生する悪性腫瘍（「癌」と区別する場合に「肉腫」と呼ばれる）の割合が多い。

　小児悪性腫瘍患者指導管理料は，外来管理中の小児悪性腫瘍患者について，診療・指導を行った場合にのみ，月1回算定できるもので，患者を伴わない家族のみとの面談指導や電話再診では算定することはできない。

　また，初診の月，退院後1カ月以内に算定することはできない。

　そのほか，在宅療養指導管理料やB001「8」皮膚科特定疾患指導管理料を算定している場合には併せて算定することはできない。

　算定できるのは小児科（小児外科を含む）を標榜している医療機関に限られるが，診療する医師についての規定はないので，たとえば，成人も含めた悪性腫瘍の診療を担当している腫瘍内科・化学療法科・放射線科などの医師が行う場合でも算定は可能である。

　2022年改定で，新規に「情報通信機器を用

いた場合の評価対象」となった医学管理であり，オンライン指針に沿った診療を行った場合に算定できる。

保険請求上の留意点

　情報通信機器を用いた医学管理については，オンライン指針に沿って診療を行った場合に算定する。

カルテへの記載事項

●治療計画，指導内容の要点を記載

適応疾患　【造血器系】●白血病，●悪性リンパ腫，【固形腫瘍】●神経芽細胞腫（神経芽腫），●脳腫瘍，●網膜芽細胞腫，●ウイルムス腫瘍（Wilms腫瘍），●原発性肝癌，●軟部悪性腫瘍（軟部組織悪性腫瘍），●その他（精巣腫瘍，卵巣腫瘍など）など

19　削除

20　糖尿病合併症管理料

（B001　特定疾患治療管理料）
20　糖尿病合併症管理料　　　　　　　**170点**
注1　届出医療機関において，糖尿病足病変ハイリスク要因を有し，指導の必要性を認めた入院外患者に対し，医師又は医師の指示に基づき看護師が指導を行った場合に，月1回に限り算定。
　2　1回の指導時間は30分以上であること。

　糖尿病に罹患してから数年以上を経て発症する慢性期合併症はきわめて多彩である。なかでも，微小血管障害を基礎として起こる**糖尿病性神経障害・糖尿病性網膜症・糖尿病性腎症**は，糖尿病の「三大合併症（triopathy）」として代表的なものである。また，原因は糖尿病に限らないが，虚血性心疾患，脳梗塞，閉塞性動脈硬化症などの大血管の障害も糖尿病の合併症として高率で見られる。さらに，感染症に対する抵抗力の低下も重要なファクターである。

　糖尿病性神経障害，大血管および微小血管の循環障害，易感染性を背景として，糖尿病患者の足には様々な病変が出現する。虚血性の皮膚色変化，乾燥，静脈怒張，浮腫，鶏眼（ウオノメ）や胼胝（タコ）（**図表24**）などの皮膚の角質異常，爪の変形や肥厚，足の変形，足白癬症や蜂窩織炎などの感染症，潰瘍（**図表25**）などがしばしば見られ，これらは「糖尿病性足病

図表24　胼胝の悪化

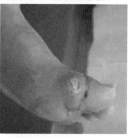

図表25　潰瘍

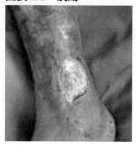

図表26　糖尿病足病変へのケア・指導の実際例 （フットケア外来の内容）
（1）皮膚乾燥や亀裂へのケア
・皮膚を無理にはがさない。軽石でこすらない。 ・足浴のすすめ。 ・皮膚の湿潤を保つ（ウレパールなどの保湿軟膏など）。
（2）皮膚感染症予防指導
・白癬菌症には局所に外用薬を塗る。 ・掻き壊さない。
（3）鶏眼（ウオノメ）・胼胝（タコ）・疣（イボ）など
・損傷・感染から壊疽の原因になりうるので放置しない。 ・切除（鶏眼・胼胝）または冷凍除去（疣）を行う。
（4）爪の手入れ（ネイルケア）
・爪白癬はできる限り内服抗真菌薬で治すようにする。 ・爪変形には爪切りとやすりでトリミングを行う。 ・爪周囲炎を繰り返す陥入爪は手術で切除。
（5）履物の指導
・足趾の形状に見合った靴を使用する。運動時はクッション性のよい靴下と運動靴。 ・ウオノメ・タコには圧力吸収素材の中敷を使用する。
（6）足の観察と異常時の早期受診の勧め
（7）熱傷・低温熱傷への注意

変」と総称される。

　糖尿病合併症管理料は，**様々な糖尿病合併症のうち，糖尿病性足病変に限定して，その予防・処置・療養指導を対象とした医学管理料**である。

　糖尿病合併症管理料算定の対象となるのは，外来通院中の糖尿病性足病変ハイリスク患者である。ハイリスク要件としては，①足潰瘍または足趾・下肢切断の既往，②閉塞性動脈硬化症，③糖尿病神経障害のいずれかを有することと規定されている。

　糖尿病合併症管理料を算定する際には，対象となる患者に，足病変に対する一般処置を必要に応じて実施するとともに，足の状態の観察方法や足のセルフケアの仕方，履物の選択などの指導を30分以上かけて行う必要がある。具体的な処置や指導内容の例を**図表26**に示した。

《糖尿病合併症管理料の施設基準》

　同管理料を算定できるのは，当該保険医療機関内に糖尿病足病変の指導を担当する専任の常勤医師または当該医師の指示を受けた看護師（いずれも当該指導についての相当な経験を有し，かつ看護師については当該指導に係る研修を受けたものに限る）が配置されているという施設基準に適合しているとして届け出た保険医

療機関で，専任の常勤医師（非常勤医師の常勤換算可）または当該医師の指示を受けた専任の看護師が指導・管理した場合である。実際問題として，専任医師が30分以上かけてケアや具体的指導にかかりきりになるとは考えにくく，フットケア専任の看護師によるケアと療養指導に対する診療報酬と理解される。

　内容の割には点数は低額であるが，B001「9」外来栄養食事指導料など，ほかの医学管理料や在宅療養指導管理料と同月および同日の併算定が可能である。

　糖尿病足病変の治療・療養指導に熱心な医療機関の医学管理を評価して制定された医学管理料と言える。

保険請求上の留意点

①施設基準を満たしている旨の届出が必要である。

②1回の指導に30分以上かける必要がある。

③算定できるのは月に1回である。

④病状評価と療養指導計画を作成し，実施した指導内容とともに診療録に記載する。

カルテへの記載事項

●糖尿病足病変ハイリスク要因に関する評価結果・指導計画，実施した指導内容を記載

適応疾患　●糖尿病足病変ハイリスク患者（足潰瘍・足趾切断・下肢切断の既往，閉塞性動脈硬化症，糖尿病神経障害）

21　耳鼻咽喉科特定疾患指導管理料

（B001　特定疾患治療管理料）
21　耳鼻咽喉科特定疾患指導管理料　　150点
注1　耳鼻咽喉科の標榜保険医療機関において，耳鼻咽喉科の担当医師が，厚生労働大臣が定める入院外患者〔告示［4］第3・2⑩，『診療点数早見表2024年度版』p.1302〕に対して，継続的な医学管理と療養指導を行った場合に，月1回に限り算定。
　2　A000 初診料算定日及び当該初診日から1月以内に行った指導の費用は，初診料に包括。
　3　退院患者に退院日から1月以内に行った指導の費用は，入院基本料（A100～A109）に包括。

耳鼻咽喉科特定疾患指導管理料は，**小児（15歳未満）の滲出性中耳炎に対する，耳鼻咽喉科医師の継続的医学管理を評価**した治療管理料である。

耳は，外耳・中耳・内耳の3つの部分に分かれるが，鼓膜の内側の耳小骨のある空間が中耳である。中耳は耳管と呼ばれる管で鼻の奥とつながっている。中耳炎とは，中耳に炎症が起こる病気であり，単に中耳炎というときは細菌やウイルスの感染によって起こる急性の中耳炎のことを指すが，ほかに，慢性中耳炎，滲出性中耳炎，真珠腫性中耳炎に区別される。

滲出性中耳炎とは，鼓膜の奥の中耳腔に液体（滲出液）がたまる中耳炎を指す。中耳腔に液体がたまると，鼓膜や耳小骨の動きが悪くなり，外耳道を伝わってきた音が鼓膜から耳小骨，内耳へと伝わることが障害されることになる。このために，「耳に栓をしたような」「自分の声が響くような」感覚を自覚する。小児ではそうした訴えができず，聴力低下も高度ではないため，気づかれにくいことがしばしばある。

滲出性中耳炎は，感染の原因となっている鼻やのどの治療を行うとともに，鼓膜を切開して滲出液を排出する治療が行われるが，滲出液の除去のあと，再び貯留が起こらないための治療が必要となる。

　　　　*　　　*　　　*

耳鼻咽喉科特定疾患指導管理料の対象となるのは，15歳未満の患者で，発症後3カ月以上遷延しているか，または過去1年以内に3回以上繰り返し発症している滲出性中耳炎の患者である。こうした患者では，感染の予防のための療養指導，通気療法や，抗アレルギー薬投与，ときに中耳内チューブ留置などが必要で，専門医による計画的医療管理が重要である。

保険請求上の留意点

①特に施設基準はなく，届出要件もない。
②耳鼻咽喉科を標榜する保険医療機関で耳鼻咽喉科を専任とする医師が指導を行ったときに算定できる。
③当該保険医療機関から退院した日から1カ月以内，初診日から1カ月以内には算定することはできない。

カルテへの記載事項

●診療計画，指導内容の要点を記載

適応疾患　●滲出性中耳炎（15歳未満で，疾患の反復や遷延がみられるものに限る）

22　がん性疼痛緩和指導管理料

（B001　特定疾患治療管理料）
22　がん性疼痛緩和指導管理料　　200点
注1　届出医療機関において，WHO方式のがん性疼痛の治療法に基づき，緩和ケアに係る研修を受けた保険医が計画的治療管理及び療養指導を行い，麻薬を処方した場合に，月1回に限り算定。
　2　別に厚生労働大臣が定める施設基準に適合しているものとして地方厚生局長等に届け出た保険医療機関において，がん性疼痛緩和のための専門的な治療が必要な患者に対して，当該患者又はその家族等の同意を得て，当該保険医療機関の保険医が，その必要性及び診療方針等について文書により説明を行った場合に，**難治性がん性疼痛緩和指導管理加算**として，患者1人につき1回に限り所定点数に100点を加算する。
　3　**小児加算**（患者が15歳未満の小児である場合に加算）：50点
　4　届出医療機関において，本指導管理料を算定すべき医学管理を情報通信機器を用いて行った場合，所定点数に代えて，**174点**を算定。

がん性疼痛緩和指導管理料は，**がん性疼痛を有する患者の症状緩和のために麻薬処方を行っている場合に，その医学管理を評価**した管理料である。

がん患者の疼痛緩和のために，古い時代から

図表27　緩和ケア研修会の例

第○回　○○市医師会緩和ケア研修会
会場：○○市立市民センター **内容**：がん性疼痛等の身体症状および精神症状に対する緩和ケア，コミュニケーション技術，在宅における緩和ケア **研修項目** **1日目**：緩和ケア概論，がん性疼痛，がん性疼痛事例検討，オピオイドの開始——など **2日目**：呼吸困難，消化器症状，精神症状，コミュニケーションロールプレイ，コミュニケーション講義，地域連携と治療・療養の場の選択——など

麻薬系鎮痛薬の使用は行われてきたが，20数年前までは，終末期に至るまで使用を躊躇する医師も少なくなく，結果的に患者に苦痛を我慢させる傾向がみられた。長時間作用の経口服用麻薬の登場，患者本人へのがん告知の一般化と並行したかたちで，麻薬性鎮痛薬の使用が普及していった。

しかし，麻薬免許登録，麻薬管理体制問題（注射薬使用や院内処方の場合），処方箋を受けつける調剤薬局側の体制整備の遅れなどもあって，一般診療所レベルでは，なお麻薬使用が必要な進行がん患者の受入れに難があるケースが少なくない。このことが，緩和療法がメインとなった進行がん患者の療養場所の選択にも影響を与えてきた。一方で，麻薬系鎮痛剤処方の急速な普及に伴い，使用に習熟していない医師が処方の必要性に迫られ，戸惑ったり，適切な処方量や補助薬品の併用に苦慮したりする状況も見られるようになった。

このため，適切ながん性疼痛患者への緩和療法の普及のため，関係学会や医師会により，緩和療法のテキスト配布や，研修会の開催が進められている（**図表27**）。

がん性疼痛緩和指導管理料は，適切な治療計画（WHO方式）に基づき，麻薬処方を行う医療機関に対して，付加的に技術料を算定できるようにしたもので，がん患者の緩和療法の普及とその適切な管理を促すものである。

《緩和ケア担当医師の配置》

がん性疼痛緩和指導管理料の算定には，施設基準に適合しているとの届出が必要とされているが，その内容は，「保険医療機関内に，緩和ケアを担当する医師（緩和ケアに係る研修を受けたものに限る）が配置されていること」だけである。

以前は，**研修未修了の医師が指導管理を行った場合に算定できるがん性疼痛緩和指導管理料2があり，経過措置が設けられていたが廃止**となり，緩和ケアに係る研修を受けた医師が実施することが必須要件となった。

《がん性疼痛緩和の治療法》

がん性疼痛の症状緩和の治療法としては，WHO方式の治療法に従うことがルールとして確立されている。詳細は『がんの痛みからの解放— WHO方式がんの疼痛治療法—第2版』を参照されたい。その要点を以下にまとめる。

進行したがん患者のがん性疼痛を緩和する治療薬剤は，①ジクロフェナクナトリウム，メロキシカム，ロキソプロフェンナトリウムなどの非ステロイド抗炎症剤（NSAIDs）やアセトアミノフェン，②ペンタゾシン，ブプレノルフィンなどの麻薬類似薬品やリン酸コデイン・少量のオキシコドンなど，弱オピオイドと総称されるもの，③モルヒネ，オキシコドン，フェンラニルなどの（いわゆる麻薬と呼ばれる）強オピオイド——の3種類に大別される。これらの鎮痛剤以外に，鎮痛補助剤として，抗うつ剤，抗痙攣剤，抗不整脈剤，ステロイドホルモン，トランキライザーなどがよく用いられる。

WHO疼痛ラダーでは，これらの薬物を①→②→③の順に段階的に投与すること，5つの原則（経口的に，時間を決めて規則正しく，段階計画に沿って，患者ごとに個別的な量で，細かな配慮をして）で投与することを勧めている（**図表28**）。

2022年改定で，新規に「情報通信機器を用いた場合の評価対象」となった医学管理であり，オンライン指針に沿った診療を行った場合に算定できる。

2024年改定で介護老人保健施設入所者に対する算定が可能となった。また，難治性がん性疼痛緩和指導管理加算が新設された（注2）。放射線治療と神経ブロックを行う体制を評価するものである。

図表28　疼痛ラダー

```
3  強オピオイド（例；モルヒネ）
2  弱オピオイド（例；コデインなど）              鎮痛補助薬
1  非オピオイド系鎮痛剤
   （例；アセトアミノフェン，イブプロフェン，
    インドメタシンなど）
```

経口的に（by mouth）

時刻を決めて規則正しく（by the clock）

除痛ラダーにそって効力の順に（by the ladder）

患者ごとの個別的な量で（for the individual）

その上で細かな配慮を（with attention to detail）

保険請求上の留意点

①がん性疼痛の症状緩和を目的として麻薬を投与しているがん患者に対して，WHO方式のがん性疼痛の治療法に従って副作用対策等を含めた計画的な治療管理を継続して行い，療養上必要な指導を行い，麻薬処方を行った月に1回だけ算定できる。

②入院・外来・在宅（訪問診療）のいずれも算定できる。

③15歳未満の小児に対する加算（50点）がある。

④情報通信機器を用いた医学管理については，オンライン指針に沿って診療を行った場合に算定する。

カルテへの記載事項

●麻薬の処方前の疼痛の程度（疼痛の強さ，部位，性状，頻度等），麻薬の処方後の効果判定，副作用の有無，治療計画，指導内容の要点を記載

●（難治性がん性疼痛緩和指導管理加算を算定する場合）説明内容の要点を診療録に記載

対象患者　●がん性疼痛を伴うがん患者

23　がん患者指導管理料

（B001　特定疾患治療管理料）
23　がん患者指導管理料
　イ　診療方針等について文書等で提供　　500点
　ロ　心理的不安を軽減するための面接　　200点
　ハ　抗悪性腫瘍剤の投薬・注射について文書により
　　　説明　　200点
　ニ　医師が遺伝子検査の必要性等について文書により
　　　説明　　300点

注1　「イ」は，届出医療機関において，がん診断後の患者に対して，患者の同意を得て，保険医が看護師と共同して診療方針等を話し合い，その内容を文書等により提供した場合又は入院外の末期の悪性腫瘍の患者に対して，患者の同意を得て，保険医療機関の保険医が看護師と共同して，診療方針等について十分に話し合った上で，当該診療方針等に関する当該患者の意思決定に対する支援を行い，その内容を文書等により提供した場合に1回に限り算定（B005-6がん治療連携計画策定料を算定した保険医療機関とB005-6-2がん治療連携指導料を算定した保険医療機関が，それぞれ当該指導管理を実施した場合は，各医療機関において1回算定）。

2　「ロ」は，届出医療機関において，がん診断後の患者に対して，患者の同意を得て，保険医又は保険医の指示に基づき看護師若しくは公認心理師が，心理的不安軽減のための面接を行った場合に，6回に限り算定。

3　「ハ」は，届出医療機関において，継続して抗悪性腫瘍剤の投薬又は注射を受けているがん患者に対して，患者の同意を得て，保険医又は保険医の指示に基づき薬剤師が，投薬・注射の前後にその必要性等について文書により説明を行った場合に，6回に限り算定。

4　「ニ」は，届出医療機関において，厚生労働大臣が定める患者〔※告示，［4］第3・2（12）ハ，『診療点数早見表2024年度版』p.1303〕に対し，当該患者の同意を得て，当該医療機関の保険医が，D006-18BRCA1／2遺伝子検査の血液を検体とするものを実施する前に，その必要性及び診療方針等を文書により説明を行った場合，患者1人につき1回に限り算定。

5　「ロ」について，A226-2緩和ケア診療加算，B001「18」小児悪性腫瘍患者指導管理料，B001「22」がん性疼痛緩和指導管理料又はB001「24」外来緩和ケア管理料は，併算定不可。

6　「ハ」について，B001「18」小児悪性腫瘍患者指導管理料，B001-2-12外来腫瘍化学療法診療料，B008薬剤管理指導料，F100処方料「注6」の加算又はF400処方箋料「注5」の加算は，併算定不可。

7　届出医療機関において，本指導管理料を算定すべき医学管理を情報通信機器を用いて行った場合，「イ」「ロ」「ハ」又は「ニ」の所定点数に代えて，それぞれ435点，174点，174点又は261点を算定。

　がん患者指導管理料は，2012年の改定で新規に設けられた「がん患者カウンセリング料」の内容を拡大充実するとともに，名称を変更したものである。がん患者指導管理料「イ」は従来の「がん患者カウンセリング料」にほぼ対応している。

がん（ひらがな表記する場合は，肉腫・白血病など「癌」以外の悪性腫瘍を含む）と診断された患者に，診断内容（疾患名・病状・病期など），治療方針などについて，患者が十分に理解し，納得したうえで治療方針を選択できるように説明し，質問に答えて相談にのることは，「インフォームド・コンセント」と呼ばれる。

ややもすると，医療側の病状理解と治療方針を承諾させる方式といったニュアンスをもたれる「ムンテラ（ムントテラピー，会話による治療）」という言葉に替わって，患者の納得と同意を重視した用語としてインフォームド・コンセントは医療現場に定着してきている。がん患者指導管理料は，この**インフォームド・コンセントを評価する**もので，カウンセリングという用語では，患者の側からの疑問や葛藤，療養上の悩みに応えるという心理学的アプローチだけが連想されるきらいがあるため，名称が変更されたものである。

《がん患者指導管理料の算定と対象》

がん患者指導管理料「イ」は，**診断結果と治療方針について患者が十分に理解し，治療方針を選択できるよう説明と相談を行うことを評価**している。医療側からの一方的説明に終わらず，患者の疑問・質問を引き出し，十分な理解や率直な意思の表明ができるように，**医師だけでなく看護師の同席が必要**とされている。必要に応じてケースワーカーその他の職種の参加が望ましいことはもちろんである。がん患者指導管理料「イ」は，施設基準を満たし届出を行った医療機関が1回だけ算定するものであるが，がん治療連携を行っている2つの医療機関についてはそれぞれ1回ずつ算定が可能である。

がん患者指導管理料「ロ」は，**がんの臨床診断がなされ，患者に診断内容を説明したあと，治療開始後の各段階で適宜実施されるカウンセリングと療養指導を対象**としたもので，患者の身体症状・精神症状の評価を行い，病状・診療方針・診療計画・日常生活上での注意点の説明のほか，患者の心理的不安を軽減する指導を行うことを評価するもので，**医師・看護師または公認心理師が当該指導を行ったときに算定することができる**とされているが，主として看護師

のカウンセリングを念頭に新たに設けられたといってよい。1人の患者につき，6回まで算定することが可能である。

がん患者指導管理料「ロ」の算定対象となる患者は，がんと診断され継続して治療を行うもののうち，病状の理解・意思決定・心理状態などに何らかの問題があると評価された患者で，STAS-J[※1]（図表29）で2項目以上が2以上に該当するもの，またはDCS[※2]（Decisional Conflict Scale）（図表30）40点以上のものと規定されている。対象となるのは一部のケースのような印象を受けるが，STAS-J評価項目をみれば理解できるように，2項目以上が評価2以上というのは，大部分の患者が該当するといってよい。むしろこうした規定が設けられたのは，治療の各段階で，患者の精神状態の評価をきちんと行うことをもとめたものと解釈できる。

がん患者指導管理料「ハ」は，**抗悪性腫瘍剤（抗がん剤）の投薬または注射を受ける患者に対して，その開始前および実施中に適宜行う説明とカウンセリング，療養指導を対象**としたもので，薬剤の効能・用法・投与計画・副作用の種類とその対策・日常生活上の注意・副作用対応薬剤の使用法などについて説明し，対応することを評価するもので，**医師または薬剤師が当該指導を行ったときに算定することができる**。主として，薬剤師の行うインフォームド・コンセントを念頭に新たに設けられた。がん患者指導管理料「ロ」と同様に，1人の患者に6回まで算定することができる。

2020年改定で，医師が遺伝子検査の必要性等について文書により説明を行った場合の評価が追加された。検査をする前にBRCA1／2遺伝子検査の必要性および診療方針について話し合った場合に算定できる。

BRCA1／2遺伝子にはDNAの傷を修復して細胞のがん化を抑制する働きがある。このBRCA遺伝子に変異があると乳がんや卵巣がんになる確率が高くなると言われている。

《がん患者指導管理料の施設基準》

がん患者指導管理料を算定できるのは，がん治療の経験があり，緩和ケアの研修を修了した医師，がん患者の看護経験が豊富でがん患者の

図表29　STAS-J（日本語版）

STAS日本語版

記入者氏名：＿＿＿＿　記入時：　年　月　日　記入開始時刻：　時　分

★当てはまる番号に○をつけてください。

1. 痛みのコントロール：痛みが患者に及ぼす影響
0＝なし
1＝時折の、または断続的な単一の痛みで、患者が今以上の治療を必要としない痛みである。
2＝中程度の痛み。時に調子の悪い日もある。痛みのため、病状からくる二次的な障害（たとえば、日常生活動作に支障をきたす）。
3＝しばしばひどい痛みがある。痛みによって日常生活動作や物事への集中力に著しく支障をきたす。
4＝持続的な耐えられないような激しい痛み。他のことを考えることができない。

2. 症状が患者に及ぼす影響：痛み以外の症状が患者に及ぼす影響
症状名（　　　）
0＝なし
1＝時折の、または断続的な単一または複数の症状があるが、日常生活を普通に送っており、患者が今以上の治療を必要としない症状である。
2＝中程度の症状。時に調子の悪い日もある。病状からくると、可能性ある日常生活動作に支障をきたすことがある。
3＝たびたび強い症状がある。症状によって日常生活動作や物事への集中力に著しく支障をきたす。
4＝持続的な耐えられないような激しい症状。他のことを考えることができない。

3. 患者の不安：不安が患者に及ぼす影響
0＝なし
1＝変化を気にしている。身体面や行動面に不安の徴候は見られない。集中力に影響はない。
2＝今後の変化や問題に対して張り詰めた気持ちで過ごしている。時々、身体面や行動面に不安の徴候が見られる。
3＝しばしば不安に関わる徴候や、物事への集中力の乱れが見られる。身体面や行動面に不安の徴候を示す。
4＝持続的に不安やおそれに強くとらわれている。他のことを考えることができない。

4. 家族の不安：不安が家族に及ぼす影響
家族とは患者にとって最も重要な人と定義する。その方が複数いる場合、最も緊張や不安を抱いている人とする。
注：家族は時間の経過により変化する可能性もあります。変化があった場合、コメント欄に記入してください。
0＝なし
1＝変化を気にしている。身体面や行動面に不安の徴候は見られない。集中力に影響はない。
2＝今後の変化や問題に対して張り詰めた気持ちで過ごしている。時々、身体面や行動面に不安の徴候が見られる。
3＝しばしば不安に関わる徴候や、物事への集中力の乱れが見られる。身体面や行動面に不安の徴候を示す。
4＝持続的に不安やおそれに強くとらわれている。他のことを考えることができない。

コメント
（　　　　　　　）

5. 患者の病状認識：患者自身の予後に対する理解
0＝予後について十分に認識している。
1＝予後を2倍まで長く、または短くは短く見積もっている。例えば、2～3ヶ月であろう予後を6ヶ月と考えている。
2＝回復すること、または長く生きることに自信が持てない。例えばこの病気で死ぬかもしれないので、近く死ぬことになるかもしれないと考えている。
3＝非現実的に思っている。例えば、予後が3ヶ月しかない時に、1年後には普通の生活や仕事に復帰できると期待している。
4＝完全に回復すると期待している。

6. 家族の病状認識：家族の予後に対する理解
0＝予後について十分に理解している。
1＝予後を2倍まで長く、または短くは短く見積もっている。例えば、2～3ヶ月であろう予後を6ヶ月と考えている。
2＝回復すること、または長く生きることに自信が持てないので、例えばこの病気で死ぬかもしれないので近く死ぬことになるかもしれないと考えている。
3＝非現実的に思っている。例えば、予後が3ヶ月しかない時に1年後には普通の生活や仕事に復帰することを期待している。
4＝患者が完全に回復することを期待している。

7. 患者と家族とのコミュニケーション：患者と家族とのコミュニケーションの深さと頻度
0＝率直かつ誠実なコミュニケーションが、言語的・非言語的になされている。
1＝時々、または家族の誰かとの間では制限されたコミュニケーションしかなされていない。
2＝状況を認識してはいるが、その事について話し合いがなされていない。患者も家族も現状を認識しているが、どちらかが、あるいは両者が、パートナーとは話し合っていない。
3＝状況認識が一致せずコミュニケーションがうまくいかないため、気を使いながら会話が行われている。
4＝うわべだけのコミュニケーションがなされている。

8. 職種間のコミュニケーション：患者と家族の困難な問題についての、スタッフ間での情報交換の早さ、正確さ、充実度
（　　　）関わっている人（職種名）を明記してください
0＝詳細かつ正確な情報が関係スタッフ全員にその日のうちに伝えられる。
1＝主要スタッフ間では正確な情報伝達が行われる。その他のスタッフ間では、不正確な情報伝達や遅れが生じることがある。
2＝管理上の小さな変更は、重要な変更は、主要スタッフ間でも1日以上遅れて伝達される。
3＝重要な変更が数日から1週間遅れて伝達される。例）退院時の病棟から在宅担当医への申し送りなど
4＝情報伝達がさらに遅れるか、全くない。他のどのようなスタッフがいつ訪ねているのかわからない。

9. 患者・家族に対する医療スタッフのコミュニケーション：患者や家族が必要とした時に医療スタッフが提供する情報の充実度
0＝すべての情報が提供されている。患者や家族は気兼ねなく尋ねることができる。
1＝情報は提供されているが、十分に理解されてはいない。
2＝要求に応じて事実は伝えられるが、患者や家族はそれらの多くの情報を知る可能性に気づいていない。
3＝言い逃れをしたり、実際の状況や質問を避けたりする。
4＝質問への回答を避けたり、訪問を避けたりする。実際の状況を正確に伝えず、患者や家族を悩ませる。

【特記事項】

★評価できない項目は、理由に応じて以下の番号を記入してください。
7. 入院直後や家族がいるが面会に来ないなど、情報が少ないため評価できない場合
8. 家族がいないため、家族に関する項目を評価できない場合
9. 認知状態の低下や深い鎮静により評価できない場合

2005年4月改訂

図表30　Decisional Conflict Scale（日本語版）

治療を受けるかどうか決めることについて，あなたの今のお気持ちをお尋ねします。以下の質問紙1つ1つについて，ご自分の気持ちに最も当てはまると思うもの1つに☑のようにチェックをいれてください。	とてもそう思う	そう思う	どちらでもない	そう思わない	全くそう思わない
1　私にとってどの選択肢が利用可能であるか知っている	☐	☐	☐	☐	☐
2　各選択肢の有益性を知っている	☐	☐	☐	☐	☐
3　各選択肢の危険性と副作用を知っている	☐	☐	☐	☐	☐
4　どの有益性が自分にとって最も重要であるのかはっきりしている	☐	☐	☐	☐	☐
5　どの危険性と副作用が自分にとって最も重要であるのかはっきりしている	☐	☐	☐	☐	☐
6　有益性，危険性と副作用のどれがより重要であるかはっきりしている	☐	☐	☐	☐	☐
7　選択するための十分な支援を他者から受けている	☐	☐	☐	☐	☐
8　他者からの圧力を受けることなく選択している	☐	☐	☐	☐	☐
9　選択をするための十分な助言を得ている	☐	☐	☐	☐	☐
10　どの選択肢が自分にとって最良であるのかはっきりしている	☐	☐	☐	☐	☐
11　何を選択すべきかについて自信がある	☐	☐	☐	☐	☐
12　この決定をするのは，私にとっては容易である	☐	☐	☐	☐	☐
13　十分な情報を得て選択をしたと感じている	☐	☐	☐	☐	☐
14　私の決定は自分にとって何が重要かを示している	☐	☐	☐	☐	☐
15　私の決定は変わることはないと思う	☐	☐	☐	☐	☐
16　自分の決定に満足している	☐	☐	☐	☐	☐

カウンセリングに係る研修を修了した選任の看護師が，それぞれ1名以上配置され，（地方厚生局長に）届け出た施設に限られる。

　医師の緩和ケア研修の内容は，「がん性疼痛緩和指導管理料」と同じで，緩和ケア研修会または指導者研修会を修了した医師である。一般には厚生労働省健康局長通知に準拠した緩和ケア研修会として，医師会や中核病院，関連学会の主催で行われる研修会が各地で開催されている。

　看護師については，5年以上のがん患者看護経験があること，がん患者のカウンセリング等に係る適切な研修（国や医療関係団体等が主催し，6カ月以上の研修期間があり，修了証が交付されるもので，がん看護またはがん看護関連領域における専門的な知識・技術を有する看護師の養成を目的としたもの）を修了した者であることが求められている。研修すべき内容としては，**図表31**に示す項目が挙げられている。具体的には，日本看護協会認定看護師教育課程や看護系大学院の専門看護師教育課程が該当するが，かなりハードルが高い要件となっている。

　療養指導を行う場所については，診療室でも

図表31　がん患者のカウンセリングに係る看護師の研修内容

①がん看護またはがん看護関連領域に必要な看護理論および医療制度等の概要
②臨床倫理（告知，意思決定，インフォームドコンセントにおける看護師の役割）
③がん看護またはがん看護関連領域に関するアセスメントと看護実践
④がん看護またはがん看護関連領域の患者および家族の心理過程
⑤セルフケアへの支援および家族支援の方法
⑥がん患者のための医療機関における組織的取組みとチームアプローチ
⑦がん看護またはがん看護関連領域におけるストレスマネジメント
⑧コンサルテーション方法

差し支えないが，患者の求めがあれば個室で行えるよう準備する必要がある。

[*1] **STAS-J（Support Team Assessment Schedule）**：ホスピス・緩和ケアにおける評価尺度。「痛みのコントロール」「症状が患者に及ぼす影響」「患者の不安」「家族の不安」「患者の病状認識」「家族の病状認識」「患者と家族のコミュニケーション」「医療専門職間のコミュニケーション」「患者・家族に対する医

療専門職とのコミュニケーション」の9項目からなり，医療専門職による「他者評価」という方法をとるため，患者に負担を与えない。

※2 **Decisional Conflict Scale（DCS）**：Ottawa Hospital Reserch Institute が開発した患者の意思決定の葛藤を測定する尺度。16 の質問項目があり，とてもそう思う＝0点，そう思う＝1点，どちらでもない＝2点，そう思わない3点，全くそう思わない＝4点としてすべての項目の回答を合計して，16で除したあと 25 をかけてスコアを算出する。患者の置かれている葛藤の状態が，「葛藤がない＝0」から「極めて高い葛藤状態＝100」の間の値で示される。

2022 年改定で，新規に「情報通信機器を用いた場合の評価対象」となった医学管理であり，オンライン指針に沿った診療を行った場合に算定できる。

また，「イ」の場合に，入院中の患者以外の末期の悪性腫瘍の患者に対して，本人の同意を得て，医師と看護師が診療方針を話し合い，支援した場合が明記された。

保険請求上の留意点

①患者本人が同席していることが必要である。

②1 人の患者には1回しか算定できない（別の悪性腫瘍が発症した場合を除く）。

③「イ」は，研修要件を満たす医師・看護師の両者が参加しなければならない。

④「イ」「ハ」「ニ」とも説明・指導の内容を文書等により患者に提供する。

⑤意識障害や重度の認知症等で患者の十分な理解や医師の確認が得られない場合は算定できない。

⑥外来・入院のいずれの場合も算定できる。

⑦看護師又は公認心理師が療養指導を行い，「ロ」を算定する場合，担当医にその情報提供を行う。

⑧薬剤師が療養指導を行い，「ハ」を算定する場合，担当医に指導内容のほか，副作用情報などの情報提供を行い，必要に応じて薬剤処方（抗がん剤，副作用対策処方，麻薬処方）に関する提案を行う。

⑨情報通信機器を用いた医学管理については，

オンライン指針に沿って診療を行った場合に算定する。

カルテへの記載事項

● 「イ」「ロ」指導内容等の要点を診療録又は看護記録に記載
● 指導内容等の要点を記載
● 「ハ」の場合，指導内容等の要点を記載又は，説明に用いた文書の写しを添付
● 「ニ」の場合，説明及び相談内容等の要点を記載

レセプト摘要欄への記載事項

● 「ロ」「ハ」を算定した場合，当該患者に対して過去に当該指導管理料を算定した年月日を記載

対象患者 ● 悪性腫瘍と診断された患者

24 外来緩和ケア管理料

（B001 特定疾患治療管理料）
24 外来緩和ケア管理料 **290 点**
注1 届出医療機関において，緩和ケアを要する入院外患者（症状緩和のため麻薬投与中の患者に限る）に対して，保険医，看護師，薬剤師等が共同して療養指導を行った場合に，月1回に限り算定。
2 **小児加算**（15 歳未満の小児の場合）：**150 点**
3 B001「22」がん性疼痛緩和指導管理料は併算定不可。
4 **外来緩和ケア管理料（特定地域）**〔厚生労働大臣が定める地域（告示［3］別表第6の2，『診療点数早見表 2024 年度版』p.1284）にある届出医療機関が所定点数に代えて算定〕：**150 点**
5 届出医療機関において，本管理料を算定すべき医学管理を情報通信機器を用いて行った場合，所定点数に代えて，**252 点**〔注4を算定すべき医学管理を情報通信機器を用いて行った場合にあっては，131 点〕を算定。

進行したがん患者では，疼痛，倦怠感，呼吸困難，不安，抑うつなどの身体症状や精神症状を訴えることがしばしばみられる。こうした**身体・精神症状の緩和のために，医師・薬剤師・看護師などが専従のチーム（緩和ケアチーム）を作り，共同して療養指導にあたることを評価**した医学管理料である。本管理料は，2012 年に新設された。

従来より，入院患者に対する同目的の緩和ケア専従チームが整えられた病院では，A226-2 緩和ケア診療加算を算定することができたが，2012 年診療報酬改定で A226-3 有床診療所緩和ケア診療加算や本管理料が新設されたことにより，算定対象が有床診療所に入院中の患者および外来通院中の患者にも拡大された。

図表32 緩和ケア実施計画書

(別紙様式3)

緩和ケア実施計画書

氏名	(ふりがな)		年齢	ID	

生年月日 明・大・昭・平・令　年　月　日　　歳

主訴

診断	1）	5）
	2）	6）
	3）	7）
	4）	8）

現病歴　　年　月　日

既往歴　　年　月　日

身体症状　　【重症度】　　　　　【症状の性質, 分布】
1. 痛み　　　□なし □軽 □中 □重
2. 呼吸困難　□なし □軽 □中 □重
3. 倦怠感　　□なし □軽 □中 □重
4. 発熱　　　□なし □軽 □中 □重
5. 口渇　　　□なし □軽 □中 □重
6. 咳・痰　　□なし □軽 □中 □重
7. 食欲不振　□なし □軽 □中 □重
8. 嘔気・嘔吐 □なし □軽 □中 □重
9. 腹部膨満感 □なし □軽 □中 □重
10. 便秘　　　□なし □軽 □中 □重
11. 尿閉, 失禁 □なし □軽 □中 □重
12. 浮腫　　　□なし □軽 □中 □重
13. 栄養障害　□なし □軽 □中 □重
14. その他(具体的に)

身体活動　全般　□0. 問題なし □1. 軽度の症状もあるも, 軽い労働は可能 □2. 時に介助が必
状態　　　　　要, 一日の半分以上は起きている □3. しばしば介助が必要, 一日の半分以上臥
　　　　　　　床している □4. 常に介助が必要, 終日臥床している

歩行　□問題なし □要介助 □不可　　排泄　□問題なし □ポータブル □要介助
食事　□問題なし □要介助 □不可　　入浴　□問題なし □要介助 □不可

精神状態　　　　　　【重症度】
1. 不安　　　□なし □軽 □中 □重
2. 抑うつ　　□なし □軽 □中 □重
3. せん妄　　□なし □軽 □中 □重
4. 不眠　　　□なし □軽 □中 □重
5. 眠気　　　□なし □軽 □中 □重
6. その他 (具体的に)

その他の問題
□家族
□経済
□仕事・趣味・交際などの
　活動や生きがい
□その他

本人の希望	家族の希望

治療目標 (優先順に)　②　　　　　　　③
①

緩和治療・検査計画
□薬物療法
□精神療法 (カウンセリング, リラクセーション)
□理学・作業療法
□栄養食事管理
□その他

備考

説明日　　　　　年　　　　　月　　　　　日

本人の署名	家族の署名	(続柄 　　　)
主治医	精神科医	
緩和ケア医	緩和ケア担当看護師	
緩和ケア担当薬剤師	(緩和ケア担当管理栄養士)	

《外来緩和ケアチーム》

外来緩和ケア管理料を算定するには，「**緩和ケアを行うにつき十分な体制**」と「**緩和ケアチーム**」の整備が求められる。具体的には，身体症状を担当する医師と精神症状を担当する医師(いずれも3年以上の経験と緩和ケア研修を修了した者であること)，相当の経験と研修を修了した看護師(5年以上の経験と緩和ケア病棟等における研修を修了した者であること)および薬剤師から構成される緩和ケアチーム(いずれか1人が専従であればよい。チームの診察患者が1日15人以内の場合は，いずれも専任で可)の設置が必要である。緩和ケアチームは，医療機関の組織上明確に位置づけられており，週1回程度のカンファランス開催も必要条件とされている。

緩和ケアチームは，A226-2緩和ケア診療加算のチームと兼任が可能であるが，1チームあたり1日に取り扱える患者(本管理料を算定できる患者)は30人以内とされている(ただし，

「注4」を算定する場合には15人以内)。また，定められた様式(別紙様式3)(**図表32**)の緩和ケア実施計画書を作成し，患者に説明・交付する必要がある。

なお，こうした緩和ケアチーム体制の整備は，診療所においては無理があり，がん診療拠点病院や大学付属病院，少なくとも中規模以上の病院でければ困難と考えられる。

《外来緩和ケア管理料の対象患者》

2020年改定で，がん患者のみでなく，後天性免疫不全症候群又は末期心不全患者も対象に追加された。

外来緩和ケア管理料の算定対象となるのは，**進行したがん患者のうち，症状緩和のために麻薬処方(経口薬剤，貼付外用剤，座薬，注射薬の種類は問わない)を行っている患者，後天性免疫不全症候群又は末期心不全の患者**である。悪性腫瘍の場合は適切な治療計画(WHO方式がん性疼痛治療法)で，疼痛・苦痛緩和のためにNSAIDs(非ステロイド性消炎鎮痛剤)や弱

オピオイド（麻薬規制を受けないペンタゾシンなどの薬剤）を用いている段階では算定することはできない。

《「末期心不全の患者」の診断基準と医師要件》

末期の心不全とはアからウまでの基準およびエからカまでのいずれかの基準に該当するものをいう。

ア　心不全に対して適切な治療が実施されていること

イ　器質的な心機能障害により，適切な治療にかかわらず，慢性的にNYHA重症度分類Ⅳ度の症状に該当し，頻回または持続的に点滴薬物療法を必要とする状態であること

ウ　過去1年以内に心不全による急変時の入院が2回以上あること

エ　左室駆出率20%以下である場合

オ　医学的に終末期であると判断される場合

カ　エまたはオに掲げる場合に準ずる場合

また，末期の心不全患者を対象とする医師要件は「末期心不全の患者を対象とした症状緩和治療」の3年以上の経験でもよい。

緩和ケアチームの医師は，悪性腫瘍の患者に対して緩和ケアに係る診療を行う場合には，以下のアまたはイのいずれかの研修を修了している者であること。また，末期心不全の患者に対して緩和ケアに係る診療を行う場合には，ア，イまたはウのいずれかの研修を修了している者であることが求められている。

ア　がん等の診療に携わる医師等に対する緩和ケア研修会の開催指針に準拠した緩和ケア研修会

イ　緩和ケアの基本教育のための都道府県指導者研修会（国立研究開発法人国立がん研究センター主催）等

ウ　日本心不全学会により開催される基本的心不全緩和ケアトレーニングコース

後天性免疫不全症候群の患者を診療する際には当該研修を修了しなくても本管理料を算定できる。

《医療資源の乏しい地域への配慮》

2014年改定では，医療資源の少ない地域（以下，「医療資源過疎地域」）に配慮した評価が入院医療・外来医療について行われている。**図表**

33（特定地域）には37地区の二次医療圏が具体的に指定されているが，看護師不足が深刻な地域が多くを占めている。

「医療資源過疎地域」に配慮した診療報酬としては，A308-3地域包括ケア病棟入院料のほか，A226-2緩和ケア診療加算，A233-2栄養サポートチーム加算（特定地域）やA236褥瘡ハイリスク患者ケア加算（特定地域），A246入退院支援加算，などチームで診療を行う入院基本料等加算について，専従要件を緩和した評価が行われている。

外来診療における医学管理料関係では，外来緩和ケア管理料，B001「27」糖尿病透析予防指導管理料について，チーム医療の専従要件を緩和した評価が行われている。

外来緩和ケア管理料の場合，「緩和ケア診療を行うにつき必要な体制を整備する」ことが要件とされ，一般地域の場合に求められる「十分な体制」でなくても許容される。ただし，150点と一般地域より低い点数が設定されている。算定できるのは，特定機能病院，許可病床数が400床以上の病院，DPC対象病院及び一般病棟入院基本料に係る届出において急性期一般入院料Ⅰのみ届け出ている病院を除く保険医療機関に限られている。

2022年改定で，新規に「情報通信機器を用いた場合の評価対象」となった医学管理であり，オンライン指針に沿った診療を行った場合に算定できる。

2024年改定で，介護老人保健施設入所者の悪性腫瘍患者も対象となった。また，施設基準において，介護保険に対する助言に携わる時間（原則として10時間以下）が，緩和ケアチームの専従業務に含まれることが明確化された。

保険請求上の留意点

①適切な治療計画に基づき，がん患者に麻薬処方を行う医療機関では，B001「22」がん性疼痛緩和指導管理料を算定することが定められているが，外来緩和ケア管理料との同時算定はできない。

②患者が15歳未満の小児の場合には，150点の加算が認められている。

③情報通信機器を用いた医学管理については，

図表33　医療資源の少ない特定地域

都道府県		二次医療圏／市町村	都道府県		二次医療圏／市町村
北海道	1	江差町，上ノ国町，厚沢部町，乙部町及び奥尻町の地域	石川県	16	輪島市，珠洲市，穴水町及び能登町の地域
			福井県	17	大野市及び勝山市の地域
	2	日高町，平取町，新冠町，浦河町，様似町，えりも町及び新ひだか町の地域	山梨県	18	市川三郷町，早川町，身延町，南部町及び富士川町の地域
	3	稚内市，猿払村，浜頓別町，中頓別町，枝幸町，豊富町，礼文町，利尻町，利尻富士町及び幌延町の地域	長野県	19	木曽郡の地域
				20	大町市及び北安曇野郡の地域
			岐阜県	21	高山市，飛騨市，下呂市及び白川村の地域
	4	根室市，別海町，中標津町，標津町及び羅臼町の地域	愛知県	22	新城市，設楽町，東栄町及び豊根村の地域
			滋賀県	23	長浜市及び米原市の地域
青森県	5	五所川原市，つがる市，鰺ヶ沢町，深浦町，鶴田町及び中泊町の地域		24	高島市の地域
	6	むつ市，大間町，東通村，風間浦村及び佐井村の地域	兵庫県	25	豊岡市，養父市，朝来市，香美町及び新温泉町の地域
岩手県	7	花巻市，北上市，遠野市及び西和賀町の地域	奈良県	26	五條市，吉野町，大淀町，下市町，黒滝村，天川村，野迫川村，十津川村，下北山村，上北山村，川上村及び東吉野村の地域
	8	大船渡市，陸前高田市及び住田町の地域			
	9	宮古市，山田町，岩泉町及び田野畑村の地域	島根県	27	雲南市，奥出雲町及び飯南町の地域
	10	久慈市，普代村，野田村及び洋野町の地域		28	海士町，西ノ島町，知夫村及び隠岐の島町の地域
秋田県	11	大仙市，仙北市，美郷町，横手町，湯沢市，羽後町及び東成瀬村の地域	香川県	29	小豆郡の地域
			長崎県	30	五島市の地域
山形県	12	新庄市，金山町，最上町，舟形町，真室川町，大蔵村，鮭川村及び戸沢村の地域		31	小値賀町及び新上五島町の地域
				32	壱岐市の地域
				33	対馬市の地域
東京都	13	大島町，利島村，新島村，神津島村，三宅村，御蔵島村，八丈町，青ヶ島村及び小笠原村の地域	鹿児島県	34	西之表市及び熊毛郡の地域
				35	奄美市及び大島郡の地域
			沖縄県	36	宮古島市及び多良間村の地域
新潟県	14	十日町市，魚沼市，南魚沼市，湯沢町及び津南町の地域		37	石垣市，竹富町及び与那国町の地域
	15	佐渡市の地域			

　上記のほか，離島振興法第2条第1項の規定により離島振興対策実施地域として指定された離島の地域，奄美群島振興開発特別措置法第1条に規定する奄美群島の地域，小笠原諸島振興開発特別措置法第4条第1項に規定する小笠原諸島の地域及び沖縄振興特別措置法第3条第3号に規定する離島の地域に該当する地域

オンライン指針に沿って診療を行った場合に算定する。

カルテへの記載事項

●患者に説明・交付した緩和ケア診療実施計画書の写しを添付

対象患者　●がん性疼痛の症状緩和のために麻薬処方を受けている外来患者で，身体的症状または精神症状をもつ者，●後天性免疫不全症候群の患者，●末期心不全の患者

25　移植後患者指導管理料

（B001　特定疾患治療管理料）
25　移植後患者指導管理料
　イ　臓器移植後の場合　　　　　　　　300点
　ロ　造血幹細胞移植後の場合　　　　　300点
注1　届出医療機関において，臓器移植後又は造血幹細胞移植後の入院外患者に対して，保険医，看護師，薬剤師等が共同して計画的な医学管理を継続して行った場合に，月1回に限り算定。
　2　B000 特定疾患療養管理料との併算定は不可。

　3　届出医療機関において，本指導管理料を算定すべき医学管理を情報通信機器を用いて行った場合，「イ」又は「ロ」の所定点数に代えて，それぞれ261点を算定。

　移植後患者指導管理料は，（臓器）移植を受けた患者に対する外来通院中の計画的医学管理・療養指導を評価して，2012年の診療報酬改定で定められた医学管理料である。

　移植とは，組織や臓器を移し植える医療行為のことで，広い意味では，熱傷で大きく損傷した皮膚に自己の皮膚を移植する自家移植や，人工材料を用いて臓器を修復する人工移植を含めるが，ここでは，「提供者（ドナー）」から「受給者（レシピエント）」に臓器・組織を移植する同種間（人間と人間），他家（自己以外の組織を移し変える）移植のことを指している。

《対象となるもの》

　本管理料「イ　臓器移植後の場合」の対象と

なるのは，**心臓・肺臓・腎臓・肝臓・膵臓・小腸などの臓器移植**である（角膜移植を除く）。腎臓・肝臓は生体間での移植が可能であり，日本では生体間移植のほうが多いが，それ以外の臓器はドナーが脳死と判定された後に臓器を摘出して移植する脳死移植として行われる。

本管理料「**ロ　造血幹細胞移植後の場合**」の造血幹細胞移植とは，一般には**骨髄移植**の名前で知られている。白血病や再生不良性貧血などの血液難病の患者に，ドナーの正常な骨髄細胞を静脈内に注入して移植する治療のことである。骨髄移植に用いられる造血幹細胞は，末梢血からの回収や臍帯血など，骨髄以外にも入手方法が多様化してきたので造血幹細胞移植と呼ばれるようになった。

《拒絶反応と免疫抑制剤》

移植治療では，組織の適合性が重視される。ドナーの組織はレシピエントの組織と適合していることが必要で，適合していなければ，免疫システムが移植組織を異物として攻撃する反応が強く現れる。移植臓器が破壊されるだけでなく発熱，悪寒，吐き気，疲労感，急激な血圧の変動などであり，これが拒絶反応である。

組織の適合性は血液型のほか，細胞の表面にあるヒト白血球抗原（HLA）あるいは主要組織適合遺伝子複合体（MHC）と呼ばれる分子の検査で調べるが，主要な点で一致していてもまったく拒絶反応がないということはありえず，免疫システムの能力を抑える免疫抑制薬の使用が必要になる。様々なタイプの免疫抑制薬が用いられるが，副腎皮質ステロイドホルモンはじめ，免疫抑制薬の大半は免疫システム全体を抑制するため，細菌・ウイルスなどの感染症と闘ったりがん細胞を破壊するための免疫システムの力まで弱めるため，患者（レシピエント）は感染症やある種のがんを発症するリスクが高くなる。免疫抑制剤は移植後の年月経過とともに使用量を減らすが，原則的には一生涯継続する必要がある。

《人員要件と施設要件》

こうした**移植後患者に特有の病態に沿った多職種連携による専門的な療養指導・外来管理を評価**したのが移植後患者指導管理料である。

臓器移植治療の経験をもつ常勤医師（非常勤医師の常勤換算可），臓器移植医療の経験があり研修を終了した常勤看護師，免疫抑制状態の薬剤管理経験のある常勤薬剤師が配置され，移植後療養指導の専門外来体制が整えられている医療機関において算定できる。

移植後患者の療養指導を行うのは移植医療を行った医療機関であることが多く，また移植後患者指導管理料の施設条件のハードルの高さからみて，算定できる医療機関のほとんどは病院になる。

2022年改定で，新規に「情報通信機器を用いた場合の評価対象」となった医学管理であり，オンライン指針に沿った診療を行った場合に算定できる。

保険請求上の留意点

①臓器等移植後の患者であっても，移植後の患者に特有な療養指導を必要としない状態となった場合は算定できない。

②B000特定疾患療養管理料との併算定はできない。

③情報通信機器を用いた医学管理については，オンライン指針に沿って診療を行った場合に算定する

対象患者　●臓器移植（角膜移植を除く）後または造血幹細胞移植後の患者

〈参考・GVHD〉

GVHD（移植片対宿主病）とは，臓器移植に伴う合併症の一つである。移植された臓器（移植片，グラフト）からみると，レシピエントの体は異物である。GVHDとはドナー（臓器提供者）の臓器が，レシピエントの臓器を攻撃することによって起こる症状の総称である。拒絶反応は，レシピエントの免疫応答によってドナーの移植片が攻撃されることをいうが，GVHDでは，攻撃する側と攻撃される側が反対になる。

GVHDは様々な臓器移植の後に発生するが，特に免疫組織を直接移植する造血幹細胞移植（骨髄移植など）後にみられる。いわゆる移植には含めないが，ときに輸血後にも発症することがある。

26　植込型輸液ポンプ持続注入療法指導管理料

（B001　特定疾患治療管理料）
26　植込型輸液ポンプ持続注入療法指導管理料
810点
注1　植込型輸液ポンプ持続注入療法（髄腔内投与を含む）を行っている入院外患者に対し，指導管理を行った場合に算定。
　2　導入期加算（植込術施行3月以内）：140点

　植込型輸液ポンプ持続注入療法とは，**体内に植込まれた輸液ポンプを通じて，患者の体内の特定部分に薬剤を持続的に注入する治療法**である。がんの化学療法や鎮痛治療，肺高血圧症などで使用されるような，体外の輸液ポンプから薬剤を皮下・静脈，髄腔などに注入するものと異なり，モーター，ポンプヘッド，電源および電気回路が一体化した輸液ポンプを体内に植込んで使用する治療法である。植込まれた輸液ポンプは，体外からモード，レート等（薬剤の注入量等）のプログラムを操作することが可能である。

　機能や構造としては，植込型心臓ペースメーカーを想定すると理解しやすい。心臓ペースメーカーは皮下に本体を植込み，本体から出たペーシングリードを心臓内に挿入固定している。設定されたプログラムに従い，電気刺激（電流）を発生させ，心臓内に送るのが基本的機能である。植込型輸液ポンプでは，皮下に植込まれた本体から，輸液用カテーテルが出て，目的部位（髄腔）に挿入・固定されている。電流ではなく，本体に充填された薬剤がポンプにより微量押し出され，カテーテルから目的部位に注入される。**図表34**は植込型輸液ポンプの本体である。

　器械の原理からは様々な適応病態が考えられるが，現在のところ実際に適用されているのは，**重度の痙性麻痺患者を対象に，薬剤（バクロフェン）を髄腔内投与**するに留まる。このため，このポンプはITB（Intrathecal Baclofen：髄腔内バクロフェン）ポンプとも呼ばれている。バクロフェン（商品名リオレサール，ギャバロンなど）は，GABA受容体の作動薬で，痙縮を和らげる薬剤として用いられる。脳血管障害，脳性麻痺，痙性脊髄麻痺，脊髄血管障害，脊髄

図表34　植込型輸液ポンプ（髄腔内バクロフェン注入用ポンプ）（株式会社バーデック）

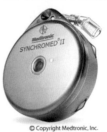

© Copyright Medtronic, Inc.

損傷後遺症，脳・脊髄術後後遺症などが適応である。ITBポンプから髄腔内にまで挿入されたカテーテルを通して，バクロフェンを直接髄腔内に投与するため，ごく少量の薬剤投与で効果を得ることができる。

　心臓ペースメーカーに負けず劣らず，ITBポンプ・髄腔カテーテルともにたいへん高額な器機である。またK190-3 重症痙性麻痺治療薬髄腔内持続注入用植込型ポンプ設置術 37,130点，K190-4 重症痙性麻痺治療薬髄腔内持続注入用植込型ポンプ交換術 8,380点が手術料として定められている。心臓ペースメーカーと違い，消費した薬剤を補給する必要があり，再充填 780点（K190-5）が別に定められている。

■保険請求上の留意点

　植込型輸液ポンプを使用中の患者に対する必要な指導，投与量の確認や変更（プログラム変更）を行った場合，1カ月に1回の算定が可能である。植込術を行った日から3カ月以内の期間に行った場合は，導入期加算140点も算定できる。

■カルテへの記載事項

●指導内容の要点を記載

■レセプト摘要欄への記載事項

●植込術を行った年月日を記載

適応疾患　●重度の痙性麻痺〔植込型輸液ポンプ持続注入療法（髄腔内投与含む）を行っている外来患者〕

27　糖尿病透析予防指導管理料

（B001　特定疾患治療管理料）
27　糖尿病透析予防指導管理料　　　　350点
注1　届出医療機関において，糖尿病患者〔厚生労働

大臣が定める者〔告示［4］第3・2⒂ロ，『診療点数早見表2024年度版』p.1303〕に限る〕であって，医師が透析予防に関する指導の必要性を認めた入院外患者に対して，医師，看護師又は保健師及び管理栄養士等が共同して指導を行った場合に，**月1回に限り算定。**

2　B001「9」外来栄養食事指導料及びB001「11」集団栄養食事指導料は，所定点数に包括。

3　**糖尿病透析予防指導管理料（特定地域）**〔厚生労働大臣が定める地域（告示［3］別表第6の2，『診療点数早見表2024年度版』p.1284）にある届出医療機関が所定点数に代えて算定〕：**175点**

4　**高度腎機能障害患者指導加算**（届出医療機関で，高度腎機能障害の患者に対して医師が指導を行った場合）：**100点**

5　届出医療機関において，糖尿病透析予防指導管理料を算定すべき医学管理を情報通信機器を用いて行った場合，所定点数に代えて，**305点**〔注3に規定する糖尿病透析予防指導管理料（特定地域）を算定すべき医学管理を情報通信機器を用いて行った場合にあっては，152点〕を算定。

糖尿尿病性腎症は，糖尿病性網膜症，糖尿病性神経症とともに糖尿病の3大合併症とされている。腎不全が進行し新たに血液透析が必要となる患者は2021年に約4万人程度いると言われているが，その原因疾患としては，1998年以降，糖尿病性腎症が慢性糸球体腎炎を上回り，第1位となっている。また，慢性腎炎が基礎疾患である血液透析患者に比べて糖尿病性腎症による透析患者は合併症も多く，予後は相対的に不良とされている。

そもそも，今日の厚生政策の主要な柱である特定健診・生活習慣病の早期発見・生活指導の目的の半分程度は，糖尿病・糖尿病予備群患者の早期発見にあると言ってよく，極論すれば，糖尿病腎症による血液透析患者増加による医療費増大を予防医学の面から抑制しようとするものである。糖尿病透析予防指導管理料は，**糖尿病患者の病期進行・糖尿病腎症による腎不全状態への悪化を予防するための医学管理料**として2012年の診療報酬改定で設けられた。

《管理料の対象患者》

糖尿病透析予防指導管理料の対象となるのは，生活食事指導だけではHbA1c※がNGSP6.5未満の良好な状態に至っていないか，内服薬あるいはインスリンによる治療を必要とする糖尿病患者のうち，糖尿病性腎症の病期第2期以上の患者（現に透析療法を行っている者を除

く）とされている。

糖尿病腎症は，無症状・無徴候の第1期から，透析療法が必要な第5期まで，5段階（1，2，3，4，5）に区分されている（**図表35**）。糖尿病透析予防指導管理料は第2期以上第4期までの患者が対象であるが，このうちもっとも軽い第2期は，腎機能はまだおおむね正常で微量のアルブミン尿が認められる時期である。糖尿病発症から数年を経過した患者の相当数の患者が当てはまる。ちなみに，尿検査試験紙で蛋白が陽性反応を示すのは，第3期と判定される。

※**HbA1c**：ヘモグロビンA1cとは赤血球の中にある酸素を運ぶヘモグロビンに血液中の糖が結びついたものであり，過去1-2カ月の血糖コントロールの指標となる。

2012年4月以降日本で使用されていたHbA1c値であるJDS値は国際的に使われているNGSP値に変更となった。

《糖尿病の外来診療》

糖尿病の外来診療では，通常の問診・一般的理学診察，定期的な尿・血糖・HbA1cの検査，生活食事指導が行われており，栄養士による個別食事指導も広く行われている。

2024年改定前までは，診療所外来であれば，個別食事指導を含む診療が行われた月には，B000特定疾患療養管理料225点およびB001「9」外来栄養食事指導料260点（初回）を合わせて485点を算定することができたので，この透析予防指導管理料を上回っており，このことからこの管理料は**病院外来における糖尿病診療を対象にしたもの**であったと思われる。

管理料算定のためには，施設要件を満たしたうえで届出が必要である。基本は，経験を有する専任の医師，経験を有し研修を終了した看護師または薬剤師，経験を有する管理栄養師からなる透析予防診療チームが存在していることであり，このほか糖尿病教室などの患者・家族教育が行われていることが求められている。また1年間の予防活動の実績を報告することも義務付けられている。

《医療資源の乏しい地域への配慮》

2014年改定では，医療資源の少ない地域に配慮した評価が入院医療・外来医療について行

図表35　糖尿病性腎症病期分類

病　期	尿中アルブミン・クレアチニン比（UACR, mg/g），尿中蛋白・クレアチニン比（UPCR, g/g）	推算糸球体濾過量（eGFR, mL/分/1.73m²）
正常アルブミン尿期（第1期）	UACR 30 未満	30 以上
微量アルブミン尿期（第2期）	UACR 30～299	30 以上
顕性アルブミン尿期（第3期）	UACR 300 以上または UPCR 0.5 以上	30 以上
GFR 高度低下・末期腎不全期（第4期）	問わない	30 未満
腎代替療法期（第5期）	透析療法中あるいは腎移植後	

われることになった（「24」外来緩和ケア管理料の解説参照）。

「注3」の糖尿病透析予防指導管理料（特定地域）は，「当該療養を行うにつき必要な体制が整備されていること」が施設要件となっており，一般地域の場合に求められる「十分な体制」でなくても許容される。ただし，175点と一般地域の場合より低い点数が設定されている。算定できるのは，一般病棟入院基本料（急性期一般入院料1を除く）を算定する病棟をもつ病院（特定機能病院，許可病床400床以上の病院，DPC 対象病院を除く）に限られている。

《高度腎機能障害患者指導加算》

2018年改定では，腎不全期患者に行う運動療法に対する「腎不全期患者指導加算」が「**高度腎機能障害患者指導加算**」に変更された。対象となるのは **eGFR が 45 未満である（腎不全に陥っていない）高度腎機能障害患者から腎不全期患者まで**である。

一般的に，運動は腎機能に悪影響が生じるおそれがあり，控えたほうがよいという印象がもたれている。一方で，糖尿病の一般生活療法，食事療法とともに運動療法は重要な柱とみなされている。腎機能障害のある患者でも，適度な有酸素運動によって尿蛋白減少などの効果がみられることも知られている。

ステージ1やステージ2では，特に運動制限はない。ステージ3の場合にも，糖尿病コントロールへの改善効果を重視して，特に激しい内容でない限り運動療法は有効であり，主治医と相談しつつ積極的に行うほうがよいというコンセンサスが生まれてきている。問題となるのは，ステージ4やステージ5の腎不全期の運動療法である。

過度の運動は腎臓に負担をかけることがあり，糖尿病コントロール，腎機能の推移を見ながら患者に適切な運動量や方法の指導が必要である。しかし，長期的には運動は腎機能に悪化をもたらさず活動を過度に制限すべきではないとも言われている。

《情報通信機器を用いて行った場合》

施設基準届出医療機関において，糖尿病透析予防指導管理料を算定すべき医学管理を情報通信機器を用いて行った場合は，所定点数に代えて，情報通信機器を用いた場合の点数305点（特定地域は152点）を月1回に限り算定する。

なお，オンライン診療を行う場合は，「オンライン診療の適切な実施に関する指針」（『診療点数早見表2024年度版』医学通信社，p.58）に沿って行うこと。

保険請求上の留意点

①B001「9」外来栄養食事指導料，B001「11」集団栄養食事指導料との併算定はできない〔そのほかの医学管理等及び在宅療養指導管理料（C100～C121）とは併算定可〕。

②情報通信機器を用いた医学管理については，オンライン指針に沿って診療を行った場合に算定する。

カルテへの記載事項

●糖尿病性腎症のリスク要因に関する評価結果，指導計画および実施した指導内容を添付または記載

●情報通信機器を用いた診療により実施した指導内容，指導実施時間等を記載

レセプト摘要欄への記載事項

●ヘモグロビン A1c の値または内服薬やインスリン製剤を使用している旨を記載

適応疾患　●糖尿病（HbA1c が NGSP 6.5 以上または内服薬処方またはインスリン治療を

行っているもので,糖尿病性腎症第2期以上)の外来通院患者(在宅療養患者を除く)

28　小児運動器疾患指導管理料

(B001　特定疾患治療管理料)
28　小児運動器疾患指導管理料　　250点
注　届出保険医療機関において,運動器疾患を有する20歳未満の入院外患者に対し,小児の運動器疾患に関する専門知識を有する医師が,計画的な医学管理と指導を行った場合に,6月に1回(初回算定日の属する月から起算して6月以内は月1回)に限り算定。ただし,同一月にB001「5」小児科療養指導料との併算定不可。

20歳未満で,先天性股関節脱臼などの運動器疾患のある患者が対象となる管理料である。

対象となる患者の年齢が,2020年改定で6歳未満から12歳未満へ,2022年改定で12歳から20歳未満へ拡大された。

立つ・歩く・走るなどの移動や体の動きに関わる臓器(骨,関節,筋肉,腱,靭帯,神経など)のことを運動器といい,小児に関する運動器の疾患が小児運動器疾患である。

《管理料の対象になる主な疾患》

主な疾患としては,**先天性股関節脱臼,脊柱側弯症や斜頚,内反足,脳性麻痺**などがある。定期的な観察やリハビリテーション,治療や医学管理が必要とされる疾患も多い。

先天性股関節亜脱臼は,脱臼は生まれたあとに発症するという議論から,「発育性股関節形成不全」と呼ばれるようになってきている。罹患率は新生児1000人に1人程度であり,男女比は1:5〜9で女児に多い。最近は罹患率が以前よりも低下してきている。歩き出すようになってから,腰や体を曲げるような変な歩き方をするなどの症状が出る。乳児期に発見された場合,装具療法を行う。整復が得られない場合や患児が大きくなりすぎてうまく行かない場合には,入院し牽引療法が行われる。約95%前後は以上の治療で改善するが,残り約5%が手術の適応となる。整復が行われたあとも成長の経過親察など医学的管理を要する。

頻度として多いものとして**脊柱側弯症**があり,生まれつき脊柱などの形に異常があるため成長とともに左右差が出て側彎となる**先天性側弯症**や原因が不明の**特発性側弯症**(脊柱管側弯症の約8割)などがある。特発性側弯症では,3歳以前に発症する乳幼児期側弯症,4歳から9歳に発症する学童期側弯症,10歳以降に発症する思春期側弯症に分けられる。治療は,側弯の角度と年齢,骨成熟度によって決められ,専門医による定期的な経過観察,装具療法,手術療法などがある。

2020年改定で紹介という条件がなくなった。しかしながら施設基準に係る届出が必要となった。十分な経験を有する整形外科を担当する常勤医師が配置され必要な体制が整備されていることが求められている。

以前は6カ月に1回算定であったが,2020年改定で初回算定月より6カ月以内は月1回算定できるようになった。

保険請求上の留意点

①入院中の患者以外の患者で,運動器疾患に対し継続的な管理を必要とするものに,専門的な管理を行った場合に算定する。小児の運動器疾患に関する研修修了医師が,治療計画に基づき療養上の指導を行った場合に算定できる。

②同一月にB001「5」小児科療養指導料を算定している患者には算定できない。

カルテへの記載事項

●毎回の指導の要点を記載。

レセプト摘要欄への記載事項

●前回算定年月(初回である場合は初回である旨)を記載

対象患者　●先天性股関節脱臼,●斜頚,●内反足,●ペルテス病,●脳性麻痺,●脚長不等,●四肢の先天奇形,●良性骨軟部腫瘍による四肢変形,●外傷後の四肢変形,●二分脊椎,●脊髄係留症候群又は側弯症を有する患者,●装具を使用する患者,●医師が継続的なリハビリテーションが必要と判断する状態の患者,●手術適応の評価等,成長に応じた適切な治療法選択のため継続的な診療が必要な患者

29　乳腺炎重症化予防ケア・指導料

(B001　特定疾患治療管理料)
29　乳腺炎重症化予防ケア・指導料

イ　乳腺炎重症化予防ケア・指導料1
(1)　初回　　　　　　　　　　　　500点
(2)　2回目から4回目まで　　　　150点
ロ　乳腺炎重症化予防ケア・指導料2
(1)　初回　　　　　　　　　　　　500点
(2)　2回目から8回目まで　　　　200点
注1　「イ」は，届出医療機関において，乳腺炎が原因となり母乳育児に困難を来している入院外患者に対して，医師又は助産師が乳腺炎に係る包括的なケア及び指導を行った場合に，1回の分娩につき4回に限り算定。
2　ロについては，別に厚生労働大臣が定める施設基準に適合しているものとして地方厚生局長等に届け出た保険医療機関において，入院中の患者以外の患者であって，乳腺炎が悪化し区分番号K472に掲げる乳腺膿瘍切開術を行ったことに伴い母乳育児に困難を来しているものに対し，医師又は助産師が乳腺膿瘍切開創の管理を含む乳腺炎に係る包括的なケア及び指導を行った場合に，1回の分娩につき8回に限り算定。

乳腺炎とは，**乳腺がつまって炎症が起こり，乳房に発赤，腫れ，発熱，痛みがあり，授乳機能に支障をきたす病状**である。出産は女性にとって人生の大きな出来事の一つであり，母親にとっては，出産前後はストレスがたまりやすい時期である。産後の体調が不安定な時期に，育児や家事などが加わると乳腺炎にもなりやすくなる。

乳腺炎の症状には，乳房が痛くて何もする気にならない，岩のように乳房がかたくなる，熱でだるいなどがある。乳腺炎は，**できるだけ早く乳房マッサージを開始し，症状が取れるまで乳房マッサージ継続すること**が重要であり，そのままにしていると，うつ乳性乳腺炎から細菌感染が合併し化膿性乳腺炎になり，さらに放置すると膿をためた乳腺膿瘍へ進むこともある。

助産師が行うケアとして，効果的な直接授乳への支援（ポジショニング，ふくませ方），母親の安楽と休養への支援（解熱鎮痛剤による対症療法の提案，十分な休養，家族のサポート，すぐ授乳ができるように母子同床を勧めるなど），セルフケアと情緒的な支援（適切な栄養と水分，冷シップの使用，乳腺炎の症状を知ってもらう，助産師への相談のタイミングを知らせる，誘因を取り除き，予防に努めるなど）がある。

乳腺炎は，主に助産師および医師（産科・乳腺外科など）などで対応されることが多い疾患

である。

2024年改定で，乳腺膿瘍切開術を行ったことに伴い母乳育児に困難を来した患者に対して，指導料2が算定できるようになった。

保険請求上の留意点

①「イ」は乳腺炎の患者で，乳腺炎が原因で母乳育児に困難がある患者に対して，医師がケアおよび指導の必要性があると認めた場合で，経験を有する医師・助産師が，患者に対して次のことを行った場合に，分娩1回につき4回に限り算定する。
・乳房のマッサージや搾乳等の乳腺炎に係るケア
・授乳や生活に関する指導
・心理的支援等の乳腺炎の早期回復，重症化および再発予防に向けた包括的なケアおよび指導

②「ロ」は乳腺炎の患者で，乳腺膿瘍切開術を行ったことで母乳育児に困難な患者に対して，経験を有する医師・助産師が，乳腺膿瘍切開創の感染予防管理，排膿促進および切開創を避けた授乳指導，包括的なケアおよび指導を行った場合に，分娩1回につき8回に限り算定する。

③「イ」算定後に乳腺膿瘍切開術を行った場合，引き続き「ロ」を分娩1回につき8回に限り算定できる。

カルテへの記載事項

●医師または助産師が作成した計画に基づいて実施した内容を記載

レセプト摘要欄への記載事項

●通算算定回数（当該月に実施されたものを含む）を記載

対象患者　●乳腺炎が原因で母乳育児に困難を来している外来患者

30　婦人科特定疾患治療管理料

（B001　特定疾患治療管理料）
30　婦人科特定疾患治療管理料　　　　250点
注1　婦人科又は産婦人科を標榜する届出医療機関において，入院外の器質性月経困難症の患者で，ホルモン剤（**器質性月経困難症に対して投与されたものに限る**）を投与している患者に対して，婦人科又は産婦人科の担当医師が，患者の同意を得て，

計画的な医学管理を継続して行い，療養指導を行った場合，3月に1回に限り算定。

2　**A000** 初診料を算定する初診の日に行った指導又は当該初診の日から1月以内に行った指導の費用は，初診料に含まれる。

　器質性月経困難症でホルモン剤を投与している患者に算定できるものである。

　月経困難症とは，月経の際に生じる症状（生理痛と呼ばれる下腹部痛や腰痛，倦怠感，頭痛，吐き気，精神的に不安定な状態等）のうち，日常生活に支障をきたし，治療が必要なほど症状の重いものを指す。

　何らかの原因疾患（子宮内膜症，子宮筋腫等）がある場合が器質性月経困難症で，原因疾患がないものが機能性月経困難症と呼ばれる。

《器質性月経困難症の治療》

　治療としては，痛みに対しては鎮痛剤，精神症状には抗不安薬や睡眠薬の使用，または漢方薬の使用も試みられる。

　以上のような対症療法で改善が期待できない場合に，内分泌療法として，ホルモン剤が使用される。

　器質的月経困難症の治療にあたっては，関連学会のガイドラインを踏まえた薬物療法が求められている。

　器質性月経困難症の場合は原因となっている疾患の治療が必要となる場合もある。

《器質性月経困難症の原因疾患》

　子宮内膜症とは，本来は子宮の内側にしか存在しないはずの子宮内膜組織が子宮以外の場所（卵巣や腹膜など）で増殖し，剥離を繰り返す疾病である（**図表36**）。

　子宮筋腫は平滑筋線維で構成される子宮の良性腫瘍であり，子宮筋の内外，中層に大小さまざまな結節状，球状の腫瘤を形成する（**図表37**）。

　婦人科特定疾患治療管理料は，これらの子宮内膜症や子宮筋腫などの原因疾患による器質的月経困難症でホルモン剤を投与している患者に対して，婦人科または産婦人科医が患者の同意のもと，計画的な医学管理を行い，療養上の指導を行った場合に算定できる管理料である。

《婦人科特定疾患治療管理料の施設基準》

　施設基準としては以下が必要となる。

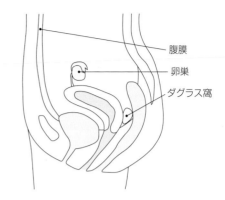

図表36　子宮内膜症の発症しやすい場所

腹膜
卵巣
ダグラス窩

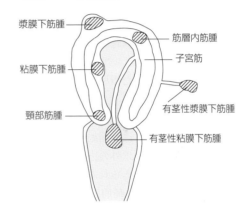

図表37　子宮筋腫

漿膜下筋腫
粘膜下筋腫
頸部筋腫
筋層内筋腫
子宮筋
有茎性漿膜下筋腫
有茎性粘膜下筋腫

(1)　当該保険医療機関内に婦人科疾患の診療を行うにつき十分な経験を有する常勤の医師が1名以上配置されていること。

(2)　(1) に掲げる医師は，器質性月経困難症の治療に係る適切な研修を修了していること。

　また，ここでいう適切な研修とは，以下のものが該当する

ア　国又は医療関係団体等が主催する研修であること

イ　器質性月経困難症の病態，診断，治療及び予防の内容が含まれているもの

ウ　通算して6時間以上のもの

カルテへの記載事項

●毎回の指導の要点を記載

対象患者　●器質性月経困難症でホルモン剤を投与している患者

31　腎代替療法指導管理料

（B001　特定疾患治療管理料）
31　腎代替療法指導管理料　　　　　　**500点**
注1　届出医療機関において，慢性腎臓病の患者（別
　　に厚生労働大臣が定める者〔※告示〔4〕第3・2
　　(19) ロ，『診療点数早見表2024年度版』p.1304〕
　　に限る）で，入院外患者に対して，患者の同意を
　　得て，看護師と共同して，患者と診療方針等につ
　　いて十分に話し合い，その内容を文書等により提
　　供した場合に，患者1人につき**2回**に限り算定。
　2　1回の指導時間は30分以上。
　3　届出医療機関において，本指導管理料を算定す
　　べき医学管理を情報通信機器を用いて行った場
　　合，所定点数に代えて，**435点**を算定。

　慢性腎臓病で3月前までの直近2回のeGFR
がいずれも30未満の者，または急性進行性糸
球体腎炎等による腎障害により急速な腎機能低
下を認め，不可逆的に慢性腎臓病に至ると判断
される者に対して，血液透析，腹膜透析，腎移
植の腎代替療法のうち，いずれについても情報
提供することを評価した指導管理料である。入
院中以外の者が対象となる。

　日本では，血液透析が圧倒的に多くの患者に
適応されている中で，透析開始前の保存期腎不
全の段階から血液透析以外の方法も提案するこ
とを評価するものと考えられる。

　「腎代替療法」は，比較的近年に用いられる
ようになった腎疾患治療用語である。

　糸球体腎炎，糖尿病性腎症，腎硬化症などの
慢性腎臓病は，長い年月をかけて腎臓機能障害
が進行し，尿の生成・老廃物の排泄，塩分バラ
ンスの調節などの腎臓の主要な機能を十分果た
せなくなる。そうした腎機能不全が進行すると，
自らの腎臓だけでは，体の中の老廃物や余分な
水分を排泄することが限界に達し，様々な末期
腎不全症状が出現する。

　こうした腎不全進行期に，腎臓に成り代わっ
て老廃物や余分な水分を排泄する治療が必要に
なる。この腎不全進行期の腎臓機能を代替する
治療のことを総称して，「腎代替療法」と呼ば
れることになった。

　腎代替療法としては，腎移植，血液透析，腹
膜透析がある。

《腹膜透析とは》

　腹膜透析は腹膜を使った透析である。
　腹膜とは，胃，腸などの内臓表面や腹壁の内
面を覆っている膜のことである。腹腔内に透析
液を一定時間入れておくと，腹膜を介して血液
中の老廃物や塩分，余分な水分などが腹腔内の
透析液側に移動する。老廃物や水分などが透析
液に十分に移行した時点で透析液を体外に取り
出すことで，血液がきれいに浄化される。この
仕組みで透析を行うのが腹膜透析である（**図表
38**）。

《腎臓移植とは》

　腎移植は献腎移植（脳死・心停止後提供され
た腎）や生体腎移植（親族等から提供される）
の2つの方法がある。腎移植では，透析や腎不
全の合併症からの解放や食事制限の緩和，妊娠
や出産の可能性が高まるなど利点もあるが，拒
絶反応を防止するため免疫抑制剤を飲み続ける
必要がある。

《腎代替療法指導管理料の施設基準》

　腎代替療法指導管理料を算定するには，1回
の指導時間は30分以上が必要となる。患者1
人に対して2回算定できる。

　腎代替療法指導管理料の施設基準は，当該療
法を行うにつき十分な体制が整備され，必要な
実績を有し，十分な経験を有する常勤の腎臓内
科を担当する医師が配置され，腎臓病に関する
指導について十分な経験を有する看護師が適切
に配置されていることが求められている。

　また以下の要件も必要となる。

ア　C102在宅自己腹膜灌流指導管理料を過去
　　1年間で12回以上算定していること。

イ　腎移植について，患者の希望に応じて適切
　　に相談に応じており，かつ，腎移植に向けた
　　手続きを行った患者が前年度に3人以上いる
　　こと。なお，腎移植に向けた手続き等を行っ
　　た患者とは，臓器移植ネットワークに腎臓移
　　植希望者として新規に登録された患者又は生
　　体腎移植が実施され透析を離脱した患者をい
　　う。

　上記に加えて，当該保険医療機関内に，以下
の職種が連携して診療を行う体制があることも
必要となる。

ア　腎臓内科の診療に従事した経験を3年以上
　　有する専任の常勤医師

イ　5年以上看護師として医療に従事し，腎臓

図表 38　腹膜透析

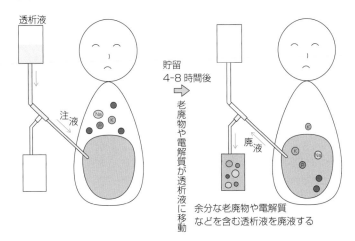

透析液

貯留
4-8 時間後

注液

老廃物や電解質が透析液に移動

廃液

余分な老廃物や電解質
などを含む透析液を廃液する

病患者の看護について 3 年以上の経験を有する専任の常勤看護師

・腎臓病について患者及びその家族等に対する説明を目的とした腎臓病教室を定期的に実施することなどである。

2022 年改定で，新規に「情報通信機器を用いた場合の評価対象」となった医学管理であり，オンライン指針に沿った診療を行った場合に算定できる。

保険請求上の留意点

経験を有する常勤医師および専任看護師が，腎代替療法の情報提供が必要と判断した場合に，指導を行い，患者が理解し，納得したうえで治療方針を選択できるように説明・相談を行った場合に，患者 1 人につき 2 回に限り算定する。

カルテへの記載事項

●指導内容等の要点を診療録に記載。なお，説明に用いた文書の写しの診療録への添付により診療録への記載に代えることができる

レセプト摘要欄への記載事項

●腎代替療法指導管理料を 2 回算定する場合，その医療上の必要性を詳細に記載
●腎代替療法指導管理料の（2）のアに該当する場合，直近の血液検査における eGFR の検査値について，（6）の（イ）から（ハ）のうちいずれか該当するものを選択して記載
●腎代替療法指導管理料の（2）のイに該当する場合，腎代替療法指導管理料の実施について適切な時期と判断とした理由を記載

対象患者　入院中以外の者で，●慢性腎臓病で 3 月前までの直近 2 回の eGFR がいずれも 30 未満の者，又は，●急性進行性糸球体腎炎等による腎障害により急速な腎機能低下を認め，不可逆的に慢性腎臓病に至ると判断される者

32　一般不妊治療管理料

（B001　特定疾患治療管理料）
32　一般不妊治療管理料　　　　　　250 点
注1　届出医療機関において，入院外の不妊症患者で一般不妊治療を実施しているものに対し，患者の同意を得て計画的な医学管理を継続して行い，指導を行った場合，3 月に 1 回に限り算定。ただし，B001「33」生殖補助医療管理料の算定患者については算定不可。
　2　A000 初診料を算定する初診日に行った指導又は初診日の同月内に行った指導の費用は，初診料に含まれる。

不妊とは，妊娠を望む健康な男女が避妊をしないで性交をしているにもかかわらず，**一般的に 1 年経っても妊娠しないもの**をいう。

通常の夫婦生活を送っていると，1 年で 80％，2 年で 90％の夫婦に赤ちゃんが授かるとされている。残りの 10％が不妊症と考えられ，タイミングを見計らっても自然に妊娠する可能性は低くなる。

不妊というと女性だけの問題と思われがちだが，決してそうではない。WHO（世界保健機関）の 1998 年の発表によると，不妊の原因が男性

のみにある場合が24％，女性のみの場合が41％，男女ともにある場合が24％，不明が11％と報告されている。

　不妊治療の検査で原因が見つかった場合，まず，原因となる病気を治療する。検査で異常が見つからなければ，排卵と射精のタイミングをより正確に合わせる**タイミング法**を行う。その後，「**人工授精**」，「**体外受精**」，「**顕微授精**」などを検討する。

タイミング法：排卵のタイミングに合わせて性交を行うよう指導するものであり，一般不妊治療管理料で包括評価される。

《K884-2 人工授精（1,820点）》

　不妊症の患者に対して，人工授精を実施した場合の評価が新設された。

　人工授精は，**精液を注入器で直接子宮に注入し，妊娠を図る技術**である。主に，**夫側の精液の異常，性交障害などの場合**に用いられる。採取した精液から精子を回収し，妊娠しやすい期間に，細いチューブで子宮内に注入し妊娠を試みるものである（**図表39**）。

　当該患者またはそのパートナーが，①精子・精液の量的・質的異常，②射精障害・性交障害，③精子－頚管粘液不適合，④機能性不妊に該当する場合であって，妊娠を目的として実施した場合に算定できる。

　人工授精の実施に当たっては，密度勾配遠心法，連続密度勾配法またはスイムアップ法等により，精子の前処置を適切に実施することが求められている。なお，前処置に係る費用は所定点数に含まれ，別に算定できない。

　自然妊娠時は膣内に射精されてから精子が卵管膨大部までに至る過程で，運動性の良好な精子が選別され，受精能を獲得し，不要物は除去される過程を経る。本来，体内で起こる受精能獲得という過程を体外で代行し，精子を受精しやすい状態にしたうえで，子宮に注入するために精子の前処置が必要となる。

　治療に当たっては，関係学会から示されているガイドライン等をふまえ，**治療方針について適切に検討し，当該患者の同意を得たうえで実施**することが求められている。

　2024年改定で，施設基準の「不妊症の患者

図表39　人工授精

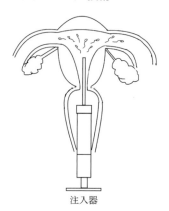

注入器

に係る診療を年間20例以上実施していること」とする要件が医療機関単位から医師単位の基準に変更された。

　また，不妊症に係る医療機関の情報提供に関する事業に協力することも要件とされた。

保険請求上の留意点

①入院中の患者以外の不妊症の患者であって，一般不妊治療を実施しているものに対して，当該患者の同意を得て，計画的な医学管理を継続して行い，かつ，療養上必要な指導を行った場合に算定できる。

②治療計画を作成し，当該患者およびそのパートナーに文書を用いて説明のうえ交付し，文書による同意を得る。また，交付した文書の写しおよび同意を得た文書を診療録に添付する。治療計画の作成に当たっては，当該患者およびそのパートナーの病態，就労の状況を含む社会的要因，薬物療法の副作用や合併症のリスク等を考慮する。

③6月に1回以上，患者およびそのパートナーに対して治療内容等に係る同意について確認するとともに，必要に応じて治療計画の見直しを行う。なお，治療計画の見直しを行った場合には，当該患者およびそのパートナーに文書を用いて説明のうえ交付し，文書による同意を得る。また，交付した文書の写しおよび同意を得た文書を診療録に添付。

④治療計画の作成に当たっては，関係学会から示されているガイドライン等を踏まえ，薬物療法等の治療方針について適切に検討する。

また，治療が奏効しない場合には，治療計画の見直しを行う。なお，必要に応じて，連携する生殖補助医療を実施できる他の保険医療機関への紹介を行う。

カルテへの記載事項

●治療計画の作成・見直しには当該患者とパートナーに文書を用いて説明の上交付し，文書による同意を得るとともに，交付した文書の写し及び同意を得た文書を診療録に添付
●患者に対する毎回の指導内容の要点を記載
●初回算定時に，患者とパートナーを不妊症と診断した理由について記載
●初回算定時に，以下のいずれかに該当することを確認し，確認した方法について記載。提出された文書等がある場合には診療録に添付
　ア　当該患者とパートナーが婚姻関係にある。
　イ　当該患者とパートナーが，治療の結果，出生した子について認知を行う意向がある。

レセプト摘要欄への記載事項

●生殖補助医療の開始日における年齢（初回である場合は初回である旨）を記載。

対象患者　●一般不妊症治療を実施している入院外の不妊症の患者

33　生殖補助医療管理料

（B001　特定疾患治療管理料）
33　生殖補助医療管理料
　イ　生殖補助医療管理料1　　　　　　300点
　ロ　生殖補助医療管理料2　　　　　　250点
注1　届出医療機関において，入院外の不妊症患者で生殖補助医療を実施しているものに対し，患者の同意を得て計画的な医学管理を継続して行い，指導を行った場合，当該基準に係る区分に従い，月1回に限り算定。
　2　A000 初診料を算定する初診日に行った指導又は初診日の同月内に行った指導の費用は，初診料に含まれる。

タイミング法や人工授精で，治療が奏効しない場合には，生殖補助医療の実施について検討することが必要となり，必要に応じて，連携する生殖補助医療を実施できる他の保険医療機関へ紹介を行うことが，一般不妊治療管理料を算定する医療機関には求められている。

生殖補助医療には，**採卵，採精，体外受精，顕微授精，受精卵・胚培養，胚凍結保存，胚移植**などが含まれている。

《K890-4 採卵術〔3,200点＋2,400～7,200点（採卵数に応じて）：注「イ」1個の場合 2,400点，「ロ」2個から5個までの場合 3,600点，「ハ」6個から9個までの場合 5,500点，「ニ」10個以上の場合 7,200点〕》

採卵では，**調整卵巣刺激法，低卵巣刺激法，自然周期法などの卵巣刺激法**が選択される。卵巣刺激法とは，**排卵誘発剤の注射薬（FSH，hMG）またはクロミフェンなどの内服薬を使用し，排卵を誘発する治療法**である。女性の年齢のみでなく，AMH（抗ミュラー管ホルモン）値や卵巣内の胞状卵胞数などの卵巣力をもとに，どの卵巣刺激法が適切か選択される。

抗ミュラー管ホルモン（AMH）は，女性において卵巣の前胞状卵胞および小胞状卵胞の顆粒膜細胞から分泌され，卵胞の発育などを調節しているもので，血中 AMH 濃度は不妊女性において卵巣の予備能を評価したり，体外受精の成否を予測する因子として活用されている。AMH は発育中の卵子数の推定に有用であるが，妊孕可能な卵子の数を反映しているわけではなく，低値であれば妊娠できないという意味には必ずしもならない。

採精では，**男性不妊の手術，精巣内精子採取術（TESE）**などが選択される。

男性不妊は，**造精機能障害**（精巣静脈瘤，クラインフェルター症候群，停留精巣など），**性機能障害**（勃起不全や腟の中で射精ができないなどの射精障害のこと），**精路閉塞障害**（精巣内で精子は造られているのに，何らかの原因により，精子の通り道が塞がってしまっている状態；先天性両側精管欠損症，精巣上体炎後の閉塞，鼠径ヘルニアの手術，パイプカット等）の3つに大きく分けられる。

男性不妊症では，**精巣静脈瘤など原因疾患がある場合は外科手術が考慮**される。

精液の中に精子が存在しない場合で精管再建の適応でない場合には，顕微授精目的に精子を採取する方法が考慮される。

《K838-2 精巣内精子採取術（1 単純なもの 12,400点，2 顕微鏡を用いたもの 24,600点）》

造精機能がある程度保たれている場合は，針で精巣から精細管を吸引する方法や精巣を少し

切開する方法（TESE：精巣内精子採取術）で精子を採取する。造精機能が障害されている場合は，精巣内のほぼ全体を顕微鏡で観察して，精子がありそうな場所を見つける方法がある。

《D006-28　Y染色体微小欠失検査（3,770点）》

不妊症の患者にあって生殖補助医療を実施している者に対してPCR-r SSO法により，精巣内精子採取術の適応の判断を目的に行われた場合に患者1人につき1回算定できる。

一部の無精子症の男性には，Y染色体のAZFという領域が欠けていることが報告されている。無精子症を対象としたAZF領域微小欠失結果とTESEの精子回収率に一定の関係がある。AZF領域微小欠失の有無の検査を事前に行うことにより，TESEを行っても精子を回収できるかどうかが予想できる。Y染色体微小欠失検査を実施する医学的な理由を診療録に記載する必要がある。

《K917 体外受精・顕微授精管理料（1 体外受精3,200点，2 顕微授精「イ」1個の場合3,800点，「ロ」2個から5個までの場合5,800点，「ハ」6個から9個までの場合9,000点，「ニ」10個以上の場合11,800点）》

受精の方法には，**体外受精と顕微授精**があり，それらを組み合わせて同時に行う**split法**を採用することもある。

体外受精は，**精子と卵子を採取したうえで，体外で受精させ（シャーレ上で受精を促すなど），子宮に戻して妊娠を図る技術**である。

顕微授精は，**体外受精のうち，卵子に注射針等で精子を注入するなど人工的な方法で受精させる技術**である。

split法では，顕微授精を行っておくことにより，受精卵ゼロという事態を回避できる可能性が高くなり，また，体外受精を行った卵子も受精していれば，胚移植を行う際に，より自然に近い受精である体外受精により受精した胚を優先して移植できるという利点がある。

体外受精，顕微授精のどちらの場合でも，まず，卵巣から卵子を採取し，その後，卵子を完全に成熟させるために培養を行う。この後，卵子と精子を受精させる。さらに受精卵を育てるため数日間の培養を行って，子宮の中へ戻す胚

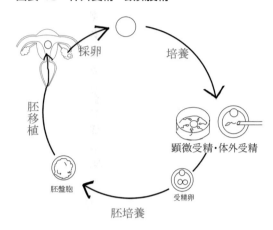

図表40　体外受精・顕微授精

採卵　培養　顕微受精・体外受精　受精卵　胚盤胞　胚培養　胚移植

移植を行う（**図表40**）。

《K917「注2」卵子調整加算（1,000点）》

卵子活性化〜受精の際には，精子からのシグナルが卵子の細胞質に伝達され，小胞体からカルシウムイオンが放出されることで卵子が活性化し，受精のプロセスが進行する。

卵子または精子に問題があり，受精率が低い，もしくはまったく受精しない場合に，**人為的に卵子活性化処理を行うことで受精率が上昇する可能性**がある。その加算が認められている。

《K917-3 胚凍結保存管理料（1 胚凍結保存管理料（導入時）「イ」1個の場合5,000点，「ロ」2個から5個までの場合7,000点，「ハ」6個から9個までの場合10,200点，「ニ」10個以上の場合13,000点，2 胚凍結保存維持管理料3,500点）》

複数の胚が作成できた場合や全胚凍結周期である場合は胚凍結保存が選択できる。凍結保存したのち，必要に応じて融解して使用することが可能となる。**凍結保存胚があれば，再度採卵をする必要はなくなり，患者の身体的・経済的負担の軽減**につながる。

《K884-3 胚移植術（1 新鮮胚移植の場合7,500点，2 凍結・融解胚移植の場合12,000点）》

不妊症の患者に対して，胚移植を実施した場合の評価である。**胚移植術は，着床率の向上を目的として実施する治療**であり，初期胚移植と胚盤胚移植とに分けられる。受精した胚を採卵から2〜3日培養し，分割が進んだのを確認し，

子宮に戻すことを初期胚移植という。

初期胚移植で妊娠に至らない場合には，分割胚をさらに培養（採卵から5～6日）し，胚盤胞になるまで発育させてから胚移植を行う。

《K884-3「注2」アシステッドハッチング（1,000点）》

良好な胚を何度移植しても妊娠しない場合，卵からヒヨコになるという意味のハッチングができていないことが原因と考えられるため，アシステッドハッチング（Assisted Hatching）が考慮される。ピペットを操作して溝（スリット）を加えるマニュアル法や，レーザーで透明帯を一部開孔するレーザー法などがある。

《K884-3「注3」高濃度ヒアルロン酸含有培養液（1,000点）》

日本生殖医学会「生殖医療ガイドライン」によると，反復着床不全に，胚移植用培地に付着性化合物として高濃度ヒアルロン酸を加えることで，臨床的妊娠率と出生率が向上することが示されている。ヒアルロン酸は子宮内膜に存在する主要な高分子の一つで，増殖期中期から分泌期後期にかけてピークを迎えることから**着床に重要な分子である**ことが示唆されている。

＊　　　＊　　　＊

2022年改定では，生殖医療ガイドライン推奨度A～Bに該当するものが診療報酬として認められたものが多く，推奨度Cは先進医療として申請が可能となっている。

保険請求上の留意点

①入院中の患者以外の不妊症の患者であって，生殖補助医療を実施しているものに対して，生殖補助医療に係る医学的管理及び療養上必要な指導等を行った場合に算定できる。

②治療計画を作成し，当該患者およびそのパートナーに文書を用いて説明のうえ交付し，文書による同意を得る。また，交付した文書の写しおよび同意を得た文書を診療録に添付する。なお，治療計画の作成に当たっては，患者およびそのパートナーの病態，就労の状況を含む社会的要因，薬物療法の副作用や合併症のリスク等を考慮する。

③治療計画は，胚移植術の実施に向けた一連の診療過程ごとに作成する。また，計画は，採

卵術（実施するため準備を含む）から胚移植術（その結果の確認を含む）までの診療過程を含めて作成する。ただし，既に凍結保存されている胚を用いて凍結・融解胚移植術を実施する場合には，胚移植術の準備から結果の確認までを含めて作成すればよい。

④6月に1回以上，患者およびそのパートナーに対して治療内容等に係る同意について確認するとともに，必要に応じて治療計画の見直しを行う。なお，治療計画の見直しを行った場合，患者およびそのパートナーに文書を用いて説明のうえ交付し，文書による同意を得る。また，交付した文書の写しおよび同意を得た文書を診療録に添付。

⑤治療計画の作成には，関係学会から示されているガイドライン等を踏まえ，薬物療法等の治療方針について適切に検討する。また，治療が奏効しない場合には，治療計画の見直しを行う。

⑥治療に当たっては，患者の状態に応じ，必要な心理的ケアや社会的支援について検討し，適切なケア・支援の提供又は支援等を提供可能な他の施設への紹介等を行う。

カルテへの記載事項

●治療計画の作成に当たって，患者とパートナーのこれまでの治療経過を把握する。特に，治療計画の作成時点における胚移植術の実施回数の合計について確認したうえで，診療録に記載。

●患者に対する毎回の指導内容の要点を記載。

●治療計画の作成・見直しには当該患者とパートナーに文書を用いて説明の上交付し，文書による同意を得るとともに，交付した文書の写し及び同意を得た文書を診療録に添付

●初回算定時に，患者とパートナーを不妊症と診断した理由について記載。

●初回算定時に，以下のいずれかに該当することを確認する。ただし，同一保険医療機関において，患者またはそのパートナーに対してB001「32」一般不妊治療管理料に係る医学管理を行っていた場合は，この限りではない。確認に当たっては，確認した方法について診療録に記載。提出された文書等がある場合には診療録に添付

ア　当該患者とパートナーが婚姻関係にある。

イ　当該患者とパートナーが，治療の結果，出生した子について認知を行う意向がある。

レセプト摘要欄への記載事項

●生殖補助医療の開始日における年齢（初回であ

る場合は初回である旨）を記載
●胚移植術の実施回数の合計および確認した年月日を診療報酬明細書の摘要欄に記載。
●治療計画を作成し，または見直した場合における患者とパートナーに説明して同意を得た年月日を記載。また，2回目以降の胚移植術に向けた治療計画を作成した場合は，その内容について患者とパートナーに説明して同意を得た年月日を記載。

対象患者　●生殖補助診療を行っている入院外の不妊症の患者（実施の準備をしている者を含み，当該患者又はそのパートナーのうち女性の年齢が当該生殖補助医療の開始日において43歳未満である場合に限る）

34　二次性骨折予防継続管理料

（B001　特定疾患治療管理料）
34　二次性骨折予防継続管理料
イ　二次性骨折予防継続管理料1　　　1,000点
ロ　二次性骨折予防継続管理料2　　　　750点
ハ　二次性骨折予防継続管理料3　　　　500点
注1　「イ」は，届出病棟の入院患者で大腿骨近位部骨折に対する手術を行ったものに対し，二次性骨折の予防を目的として骨粗鬆症の計画的な評価及び治療等を行った場合に，**入院中1回に限り算定。**
　2　「ロ」は，届出病棟の入院患者で他の保険医療機関において「イ」を算定したものに対し，継続して骨粗鬆症の計画的な評価及び治療等を行った場合に，**入院中1回に限り算定。**
　3　「ハ」は，届出医療機関において，入院外患者で「イ」を算定したものに対して，継続して骨粗鬆症の計画的な評価及び治療等を行った場合に，初回算定日の属する月から起算して1年を限度として，**月1回に限り算定。**

　骨粗しょう症になると，骨がもろくなり，軽度の転倒なども骨折を引き起こす脆弱性骨折（骨が脆くなる）を引き起こしやすくなる。そうなると次の骨折へのリスクが高まり，骨折の連鎖を引き起こしやすくなり，それを**二次性骨折**と呼ぶ。

　日本には，約1000万人以上の骨粗しょう症の患者がいるといわれており，高齢化に伴ってその数は増加傾向にある。

　「骨折リエゾンサービスクリニカルスタンダード」「骨粗鬆症の予防と治療のガイドライン」に沿った適切な評価や治療や治療効果の判定などが必要とされる。骨量測定や骨代謝マーカー，脊椎エックス線写真等による必要な評価を行う。

保険請求上の留意点

①二次性骨折予防継続管理料1は，大腿骨近位部骨折に対する手術を行った入院患者に対して，二次性骨折予防を目的に骨粗しょう症の計画的評価と治療等を行った場合に，入院中1回に限り算定できる管理料である。
　管理料2は他の医療機関で管理料1を算定した入院患者に対して継続して骨粗しょう症の計画的評価と治療を行った場合に入院中1回算定できるものである。
　管理料3は管理料1を算定した患者に対して，入院外で継続して骨粗しょう症の計画的評価と治療を行った場合に算定できる。
②管理料1を算定した患者が保険医療機関と特別の関係にある保険医療機関に転院した場合または同一の保険医療機関のリハビリテーション医療等を担う病棟に転棟した場合において管理料2は算定不可。
③管理料1または管理料2を算定した患者が退院し，入院していた保険医療機関と同一の保険医療機関または保険医療機関と特別の関係にある保険医療機関の外来を受診した場合について，管理料1又または管理料2を算定した同一月において管理料3は算定不可。
④管理料1は，関係学会より示されている「骨折リエゾンサービス（FLS）クリニカルスタンダード」および「骨粗鬆症の予防と治療ガイドライン」に沿った適切な評価及び治療等が実施された場合に算定。
⑤管理料2および管理料3は，関係学会より示されている「骨折リエゾンサービス（FLS）クリニカルスタンダード」および「骨粗鬆症の予防と治療ガイドライン」に沿った適切な評価および治療効果の判定等，必要な治療を継続して実施した場合に算定。
⑥当該管理料を算定すべき医学管理の実施に当たっては，骨量測定，骨代謝マーカー，脊椎エックス線写真等による必要な評価を行う。

レセプト摘要欄への記載事項
●「ハ」初回算定年月日を記載。

対象患者　●大腿骨近位部骨折に対する手術を行った患者

35　アレルギー性鼻炎免疫療法治療管理料

（B001　特定疾患治療管理料）
35　アレルギー性鼻炎免疫療法治療管理料
　　イ　1月目　　　　　　　　　　　　280点
　　ロ　2月目以降　　　　　　　　　　 25点
注　基準を満たす医療機関において，入院外のアレル
　　ギー性鼻炎患者に対し，アレルゲン免疫療法による
　　治療の必要を認め，治療内容等に係る説明を文書を
　　用いて行い，患者の同意を得た上でアレルゲン免疫
　　療法による計画的な治療管理を行った場合，月1回
　　に限り算定。

　アレルギー性鼻炎とは，スギなどの花粉やダ
ニなどの特定の物質（アレルゲン例：図表41）
を異物とみなし，体内から異物を排除しようと
するために，主にくしゃみ，鼻汁，鼻閉の3つ
の症状が生じてしまう疾患である。結膜からア
レルゲンを排除しようとするとアレルギー性結
膜炎（涙目，目の充血，目のかゆみなど）も合
併することもある。
　アレルギーとは，**ある特定の物質に対して体
の免疫機能が過剰に反応してしまう現象**であ
り，アレルギーはⅠ〜Ⅳの型に分かれている。
**アレルギー性鼻炎はIgE抗体という抗体が関
与する鼻粘膜のⅠ型アレルギー疾患**である。
　治療としては，予防には，原因物質の回避が
重要となる。
　アレルギー性鼻炎の症状に対しては，内服療
法としては，**抗アレルギー薬や抗ヒスタミン薬
と抗ロイコトリエン薬，小青竜湯**などが使われ
る。中等症以上では，鼻粘膜の炎症を抑える**鼻
噴霧用ステロイド剤**の使用も考慮される。
　薬物療法で十分な結果が得られない場合，手
術も選択肢となり得る。症状に応じて，**レーザー
焼灼術・下鼻甲介手術・後鼻神経切断術**などが
行われる。
　上記の治療で効果が望めない者や薬物療法の
減量を望む患者，または，薬物療法で望ましく
ない副作用が現れる患者などが免疫療法の対象
者となり得る。
　『鼻アレルギー診療ガイドライン2020年版
（改訂第9版）』よると，皮下免疫療法とは，ア
レルゲンの皮下注射を繰り返し行うことによ
り，根本的な体質改善を期待する方法である。
その患者でアレルギーの原因となっているアレ
ルゲンのエキス（製剤）の注射をごく少量から

図表41　代表的なアレルゲン

	アレルゲン
通年性	ダニ，動物の毛やフケ，蛾，昆虫など
季節性	スギ，ヒノキ，シラカンバ，ブタクサ，カナムグラなど

開始し，少しずつ量を増やしていき，アレルギー
が起きないように体を慣らしていく。効果がで
るまでに**約3カ月**はかかると言われており，効
果を維持するために**最低2年，できれば3年以
上月1回の注射を続ける必要**がある。
　治療効果は，ダニで80〜90％，スギ花粉で
も70％前後の有効性が認められている。また，
3年以上治療を続けられた患者（有効例）では，
治療終了後4〜5年経過した時点での追跡調査
で80〜90％の効果の持続が認められる。
　舌下免疫療法は，アレルゲンを舌の下（舌下）
に投与する治療法で，その患者でアレルギーの
原因となっているアレルゲンを少量から，徐々
に量を増やし繰り返し投与することにより，体
をアレルゲンに慣らし，症状を和らげる治療法
である。現在，スギ花粉症およびダニアレルギー
性鼻炎に対して治療が行われている。一般的に
舌下免疫療法を含むアレルゲン免疫療法では，
8割前後の患者で有効性が認められている。
　アナフィラキシーなど重篤な症状が起こる可
能性もあり，アナフィラキシーと考えられる症
状が発現した際は，直ちに医療機関を受診する
など迅速な対応が必要である。

保険請求上の留意点
①入院中の患者以外のアレルギー性鼻炎と診断
　された患者に対して，アレルゲン免疫療法に
　よる計画的な治療管理を行った場合に月1回
　に限り算定する。なお，「1月目」とは初回
　の治療管理を行った月のことをいう。
②アレルゲン免疫療法を開始する前には，治療
　内容や期待される効果，副作用などについて
　文書で患者に説明し，同意を得る必要がある。
③学会によるガイドライン等を参考にする。

カルテへの記載事項
●説明内容の要点を記載

レセプト摘要欄への記載事項
●初回算定年月日を記載。

適応疾患　●アレルギー性鼻炎

36　下肢創傷処置管理料

（B001　特定疾患治療管理料）
36　下肢創傷処置管理料　　　　500点
注　届出医療機関において，入院外患者で下肢の潰瘍を有するものに対し，下肢創傷処置に関する専門知識を有する医師が，計画的な医学管理を継続して行い，指導を行った場合に，**J000-2** 下肢創傷処置の算定日の属する月において，**月1回に限り算定**。ただし，**B001** の「20」糖尿病合併症管理料は，別に算定不可。

　2022年改定で，**下肢の潰瘍を有する患者に対し，下肢創傷処置に関する専門の知識を有する医師が，計画的な医学管理を継続して行い，療養上必要な指導を行った場合**に，下肢創傷処置を算定した月に算定できるようになった。

　下腿潰瘍は，下腿に生じる潰瘍の総称で，種々の原因で生じる。静脈性潰瘍の頻度が最も多く約7～8割は静脈性とされている。約1割は動脈性で両者の合併もあるが，下腿潰瘍の多くは循環障害によるものであると言われている。その他の原因として膠原病，褥瘡，悪性腫瘍，感染症，接触皮膚炎などがある（**図表42**）。
《**J000-2** 下肢創傷処置〔1　足（踵を除く）の浅い潰瘍135点，2　足趾の深い潰瘍又は踵の浅い潰瘍147点，3　足部（踵を除く）の深い潰瘍又は踵の深い潰瘍270点〕》

　浅い潰瘍とは，潰瘍の深さが腱，筋，骨又は関節のいずれにも至らないものである。また，深い潰瘍とは，潰瘍の深さが腱，筋，骨又は関節のいずれかに至るものである。

　下肢潰瘍は難治性になるものもあり，その場合は，まずその創傷治癒を妨げている原因をはっきりさせることが重要である。

　糖尿病のコントロールや血行状態の改善または静脈瘤の治療など原疾患の治療も行いながら，全身状態の改善を図る必要がある。そのうえで，局所の治療として，傷の状態を見ながら，局所の感染を抑えるための抗菌作用のある軟膏や肉芽の増生促進，壊死組織の除去，上皮化促進の軟膏など病状に合わせた軟膏を使用する。創傷被覆材も傷に合わせて変更を考慮する。

　軟膏では取り除けない壊死物質などを外科的にハサミやメスなどで切除する外科的デブリー

図表42　壊疽を伴う難治性潰瘍の例

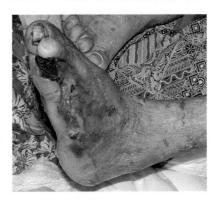

ドマンも行い，傷に陰圧刺激を加えることによって，創傷治癒を促進させる装置などの使用も考慮される。なかなか改善しない場合は，植皮・皮弁術などの手術も考慮される。

保険請求上の留意点
　J000-2 に掲げる下肢創傷処置と併せて専門的な管理を行った場合に算定できる。治療に難渋する下肢創傷に対する管理料であり，ガイドラインを参考にすることが求められている。

カルテへの記載事項
●毎回の指導の要点を記載

レセプト摘要欄への記載事項
●下肢創傷処置を実施した年月日を記載。

対象患者　●下肢潰瘍を有する入院外の患者

37　慢性腎臓病透析予防指導管理料　新

（B001　特定疾患治療管理料）
37　慢性腎臓病透析予防指導管理料
　イ　初回の指導管理を行った日から起算して1年以内の期間に行った場合　　　**300点**
　ロ　初回の指導管理を行った日から起算して1年を超えた期間に行った場合　　　**250点**
注1　厚生労働大臣が定める施設基準〔告示［4］第3・2㉕イ『診療点数早見表2024年度版』p.1304〕に適合しているものとして地方厚生局長等に届け出た保険医療機関において，慢性腎臓病の患者（糖尿病患者又は現に透析療法を行っている患者を除き，別に厚生労働大臣が定める者に限る）であって，医師が透析予防に関する指導の必要性があると認めた入院外の患者に対して，当該保険医療機関の医師，看護師，保健師，管理栄養士等が共同して必要な指導を行った場合に，**月1回に限り算定**。
2　B001「9」外来栄養食事指導料及び B001「11」集団栄養食事指導料は，所定点数に包括。
3　厚生労働大臣が定める施設基準〔告示［4］第3・

2⑤ハ『診療点数早見表 2024 年度版』p.1304）に適合しているものとして地方厚生局長等に届け出た保険医療機関において，慢性腎臓病透析予防指導管理料を算定すべき医学管理を**情報通信機器を用いて行った場合**，イヌはロの所定点数に代えて，**261 点又は 218 点**を算定。

人工透析に関係する管理料には，実際の人工透析中の患者が対象である「B001-15 慢性維持透析患者外来医学管理料」と糖尿病で腎症（第2期以上）のある患者が対象の「B001-27 糖尿病透析予防指導管理料」，血液透析や腹膜透析，腎移植などの腎代替療法が必要とされる患者が対象の「B001-31 腎代替療法指導管理料」が今までもあった。

上記に加えて，2024 年改定では，さらに透析予防の管理料として，**B001-37 慢性腎臓病透析予防指導管理料**が新設された。

慢性腎臓病（CKD；chronic kidney disease）の重症化を予防するために，**慢性腎臓病患者に対して多職種連携による透析予防の管理を行うことを評価**したものである。透析予防チームを設置し，日本腎臓病学会の「エビデンスに基づく CKD ガイドライン」等に基づき，患者の病期分類，食塩および蛋白制限などの食事指導，運動指導，その他生活習慣に関する指導などを必要に応じて個別に実施した場合に算定できる管理料である。

成人の保存期 CKD 患者に対する多職種による教育的介入は，腎機能低下抑制効果および心血管疾患イベント発生減少をもたらす可能性があり，多職種による生活習慣に関する教育的介入が推奨されている。

慢性腎臓病とは，①尿異常，画像診断，血液検査，病理診断で腎機能の障害が明らかであり，特に 0.15g/gCr 以上の蛋白尿（30mg/gCr 以上のアルブミン尿）の存在，②GFR が 60mL/分/1.73m^2 未満の条件のうち，①，②いずれか，または両方が 3 カ月を超えて持続した患者である。

対象患者は，入院中以外の慢性腎臓病の患者（糖尿病患者または現に透析療法を行っている患者を除く）であって，透析を要する状態になることを予防するために重点的な指導管理を要する患者である。糖尿病の場合は『B001「27」糖尿病透析予防指導管理料』で指導し，**糖尿病**

以外の慢性腎臓病の患者はこの指導料の算定を考慮することになる。

この管理料は，主に腎臓病の専門医が在籍する医療機関で，他に，看護師，保健師，管理栄養士によるチーム編成が想定されているため，多くの場合は，診療所・クリニックなどよりは病院がその主体であると考えられる。まずはかかりつけ医から専門医への紹介が必要となる場合が多いと思われる。

かかりつけ医から専門医への紹介基準は明確となっている（**図表 43**）。

CKD ステージ G1，G2 では，血尿を伴う場合は，蛋白区分 A2，A3 で専門医受診を考慮し，血尿を伴わない場合は，蛋白区分 A3 で紹介を考慮する。

CKD ステージ G3a では，40 歳以上の場合は蛋白質区分 A2，A3 で，40 歳未満の場合は蛋白質区分にかかわらず，専門医への紹介を検討する。

CKD ステージ G3b～G5 では，蛋白質区分にかかわらず専門医に紹介する。

また，3 カ月以内に 30％以上腎機能が悪化する場合は，速やかに専門医受診を検討する。

「B001-31 腎代替療法指導管理料」などの対象患者と比較すると，まだ，透析などまで時間的余裕があり，慢性腎機能障害の患者で重症化が予防または透析など腎代替療法が考慮される時期の延長が期待される患者を早期から選び出し，糖尿病以外の患者であっても対応できる指導管理料となっている。

ガイドラインでは，高血圧を管理し，脂質代謝や高尿酸血症のコントロールを行い，禁煙などにも取り組むことが考慮されている。また，肥満やメタボリックシンドロームなどリスク因子の改善など幅広い対応も求められている。栄養指導では，塩分・蛋白制限やカリウム摂取の制限などが考慮される。

腎性貧血，代謝性アシドーシス，高リン血症，骨粗鬆症への対応など慢性腎機能障害の患者が抱える様々な問題の改善を図り，重症化予防を目指すことになる。それでも腎機能が悪化した場合は，腎代替療法が考慮される。

今までの管理料ではもれ落ちていた**糖尿病以**

図表43 かかりつけ医から腎臓専門医・専門医療機関への紹介基準

原疾患	蛋白尿区分		A1	A2	A3
糖尿病	尿アルブミン定量（mg/日）		正常	微量アルブミン尿	顕性アルブミン尿
	尿アルブミン/Cr比（mg/gCr）		30未満	30～299	300以上
高血圧，腎炎，多発性嚢胞腎，移植腎，不明，その他	尿蛋白定量（g/日）		正常	軽度蛋白尿	高度蛋白尿
	尿蛋白/Cr比（g/gCr）		0.15未満	0.15～0.49	0.50以上
GFR区分 (mL/分/ 1.73㎡)	G1	正常または高値	≧90		血尿＋なら紹介	
	G2	正常または軽度低下	60～89		血尿＋なら紹介	
	G3a	軽度～中等度低下	45～59	40歳未満は紹介		
	G3b	中等度～高度低下	30～44			
	G4	高度低下	15～29			
	G5	末期腎不全（ESKD）	<15			

重症度は原疾患・GFR区分・蛋白尿区分を合わせたステージにより評価する。CKDの重症度は死亡，末期腎不全，心血管死亡発症のリスクを ▇▇ のステージを基準に，▇▇ ，▇▇ の順にステージが上昇するほどリスクは上昇する。（KDIGO CKD guideline 2012を改変）
▇▇は紹介に該当。
上記以外に，3ヶ月以内に30％以上の腎機能の悪化を認める場合は速やかに紹介。
かかりつけ医が紹介を判断し，かかりつけ医と専門医・専門医療機関で逆紹介や併診等の受診形態を検討する。

┌─ 腎臓専門医・専門医療機関への紹介目的（原疾患を問わない）─┐
①血尿，蛋白尿，腎機能低下の原因精査
②進展抑制目的の治療強化
③保存期腎不全の管理，腎代替療法の導入

┌─ 原疾患に糖尿病がある場合は，糖尿病専門医・専門医療機関へ紹介 ─┐
①上記の紹介基準に当てはまる場合
②糖尿病治療方針の決定に専門的知識（3カ月以上の治療でも目標値に達しない，薬剤選択，食事運動療法指導など）を要する場合
③糖尿病合併症（網膜症，神経障害，冠動脈疾患，脳血管疾患，末梢動脈疾患など）発症のハイリスク者（血糖・血圧・脂質・体重等の難治例）である場合
④糖尿病合併症を発症している場合

外の慢性腎機能障害のある方の重症化予防に取り組むことを評価する管理料となっている。

保険請求上の留意点

①医師が，透析を要する状態となることを予防するために重点的な指導の必要性があると認めた場合に，月1回に限り算定する。

②透析予防診療チーム〔専任の医師，当該医師の指示を受けた専任の看護師（または保健師），管理栄養士〕が，①の患者に対し，日本腎臓学会の「エビデンスに基づくCKD診療ガイドライン」等に基づき，患者の病期分類，食塩制限，蛋白制限等の食事指導，運動指導，その他生活習慣に関する指導等を必要に応じて個別に実施した場合に算定する。

③指導の実施に当たり，透析予防診療チームは，慢性腎臓病のリスク要因に関する評価を行い，その結果に基づいて指導計画を作成する。

④同一月または同一日においても，「注2」に規定するものを除き，他の医学管理等および在宅療養指導管理料は併算定できる。

⑤1年間に当該指導管理料を算定した患者の人数，状態の変化等について報告を行う。

⑥本管理料を算定する患者について，保険者から保健指導を行う目的で情報提供等の協力の求めがある場合には，患者の同意を得て，必要な協力を行う。

⑦「注3」情報通信機器を用いた医学管理については，オンライン指針に沿って診療を行った場合に算定する。その場合，以下の要件を満たす。

・透析予防診療チームが，情報通信機器を用いた診療による計画的な療養上の医学管理を行う月において，ビデオ通話が可能な情報通信機器を活用して②を実施する。なお，チームの各職種が，当該月の別日に指導等を実施した場合も算定できる。

・当該指導等の実施に当たっては，透析予防診療チームは，事前に対面による指導と情報通信機器を用いた診療による指導を組み合わせた指導計画を作成し，当該計画に基

づいて指導を実施する。

カルテへの記載事項

●慢性腎臓病のリスク要因に関する評価結果，指導計画および実施した指導内容を添付または記載
●（情報通信機器を用いた場合）情報通信機器を用いた診療により実施した指導内容，指導実施時間等を記載
●当該管理を実施する透析予防診療チームは，慢性腎臓病のリスク要因に関する評価結果，指導計画および実施した指導内容を診療録，療養指導記録または栄養指導記録に添付または記載

●「注3」の場合，透析予防診療チームは，情報通信機器を用いた診療により実施した指導内容，指導実施時間等を診療録，療養指導記録または栄養指導記録に記載

レセプト摘要欄への記載事項

●初回算定年月日を記載

対象患者　●入院外の慢性腎臓病の患者（透析状態になることを予防するために重点的指導管理を要する患者）（糖尿病患者や現に透析療法を行っている患者を除く）

B001-2　小児科外来診療料

小児科外来診療料

1　保険薬局において調剤を受けるために処方箋を交付する場合
　イ　初診時　　　　　　　　　　　604点
　ロ　再診時　　　　　　　　　　　410点
2　1以外の場合
　イ　初診時　　　　　　　　　　　721点
　ロ　再診時　　　　　　　　　　　528点

注1　小児科の標榜保険医療機関において，6歳未満の入院外患者を診療した場合に，**保険医療機関単位**で算定。

2　A001再診料「注9」に規定する場合，B001-2-11小児かかりつけ診療料や在宅療養指導管理料（C100～C121）を算定する場合，厚生労働大臣が定める薬剤（告示［4］第3・3,『診療点数早見表2024年度版』p.281）を投与している場合は，算定不可。

3　「注4」の加算，A000初診料「注7」「注8」「注10」「注15」「注16」の加算，A001再診料「注5」「注6」「注19」の加算，A002外来診療料「注8」「注9」の加算，「通則3」から「通則6」までの加算，**B001-2-2**地域連携小児夜間・休日診療料，**B001-2-5**院内トリアージ実施，**B001-2-6**夜間休日救急搬送医学管理料，**B010**診療情報提供料（Ⅱ），**B011**連携強化診療情報提供料及び**C000**往診料（「注1」～「注3」の加算を含む），第14部その他を除き，診療に係る費用は，小児科外来診療料に包括。

　ただし，A000初診料「注7」「注8」の加算を算定する場合は，各加算点数から**115点**を減じた点数を，A001再診料「注5」「注6」の加算，A002外来診療料「注8」「注9」の加算を算定する場合は，各加算点数から**70点**を減じた点数を算定。

4　**小児抗菌薬適正使用支援加算**（「1」の「イ」又は「2」の「イ」は，基準を満たす保険医療機関において，診察の結果，投与の必要性が認められないため抗菌薬を使用しない急性気道感染症，急性中耳炎，急性副鼻腔炎又は急性下痢症患者に対して，指導及び検査結果の説明を行い，文書により説明内容を提供した場合に加算）：月1回**80点**

　B001-2小児科外来診療料は，前項までの治療管理料とは性格を異にし，**6歳未満の乳幼児患者の診療に対して，「出来高払い」ではなく，包括点数でその報酬を算定するもの**である。

　診察料（初診・再診）・検査・療養指導管理料・注射料・処置料などを一括して定額報酬とする方式は，これまでも老人医療における「外総診」，在宅医療における「在総診」などで導入されてきたが，現在では廃止ないし大幅修正して一定部分だけを包括する別の診療報酬項目に変更されている。

　小児，特に乳幼児患者では，臨床検査・注射・処置などでの出来高払い部分が相対的に小さく，診察と療養指導，少量の内服処方のみで終わる患者が少なくない。このため手間隙がかかる割には医療収入が他の診療科よりも低く，それがいわゆる「医療崩壊」の一因となっているという認識から，検査・処置・注射等がなくてもある程度の診療報酬が得られるよう設けられたのが，小児科外来診療料である。

《小児科外来診療料の要件》

　小児科外来診療料では，時間外診療加算や往診料・診療報酬提供料など限られた項目（**図表44**）を除き，**診療に係る費用はすべて包括**されている。また，小児科外来診療料の施設基準を満たす保険医療機関は，疾患の種類や症状の程度により一部の患者に出来高払いを適用することはできない。したがって，受診したものの特に異常なく処方・処置・検査などもなかった患

図表44　小児科外来診療料に包括されない診療報酬

> ①「注4」の小児抗菌薬適正使用支援加算
> ②A000 初診料，A001 再診料及び A002 外来診療料の時間外加算，休日加算，深夜加算，小児科特例加算，医療情報取得加算
> ③A000 初診料の機能強化加算，医療 DX 推進体制整備加算
> ④「通則」第3号の外来感染対策向上加算及び発熱患者等対応加算
> ⑤「通則」第4号の連携強化加算
> ⑥「通則」第5号のサーベイランス強化加算
> ⑦「通則」第6号の抗菌薬適正使用体制加算
> ⑧B001-2-2 地域連携小児夜間・休日診療料
> ⑨B001-2-5 院内トリアージ実施料
> ⑩B001-2-6 夜間休日救急搬送医学管理料
> ⑪B010 診療情報提供料（Ⅱ）
> ⑫B011 連携強化診療情報提供料
> ⑬C000 往診料（往診料の加算含む）
> ⑭第14部その他

者でも，エックス線撮影や迅速検査を行い点滴注射などの処置を必要とした患者でも，同じ点数を算定することになる。

小児科外来診療料の算定は，施設基準に係る届出が必要となった。

包括制の小児科外来診療料を採用するか，出来高払いを採用するかは，保険医療機関の自由選択である。 一般的には，コモンディジーズ（一般的にみられる病気）のプライマリケアが中心の診療所では，小児科外来診療料のほうが有利となる。一方，特殊な疾患・重症患者を扱ったり，臨床検査を行う比率が高い医療機関（病院が多い）では，出来高払いのほうが有利となる傾向がある。

実際には，それぞれの医療機関ごとに，過去のレセプト記録について2通りの方式で診療報酬を計算して，有利なほうを採用していると考えられる。また，小児科外来診療料の場合は，診療報酬算定の事務作業が大幅に軽減されるという利点もある。

《対象薬剤パリビズマブ》

2014年改定で，「小児科外来診療料を算定しない（通常の出来高払い算定を行う）場合」として，「厚生労働大臣が規定する薬剤を投与したとき」が付け加えられた。現時点で該当する薬剤は，**パリビズマブ**（Palivizumab，商品名

シナジス）だけである。

パリビズマブは遺伝子組み換え技術によって作られたモノクローナル抗体で，呼吸器系のウイルスである RS ウイルスの感染予防に用いられる。このウイルスは，乳児の細気管支炎・肺炎の原因としてよく見られるもので晩秋から早春にかけて流行を起こす。パリビズマブは RS ウイルスの流行期の間，早産児や，先天的な心臓病などの理由で感染後の危険性が高い幼児に，疾病発症抑制剤として投与されている。通常，月に一度筋肉注射によって投与するのが一般的使用法である。

パリビズマブによる発症抑制治療での問題点は，薬剤が高額なことである。小児科外来診療料を算定している保険医療機関では採算割れとなることから，除外を求める要請が強くなり，2014年改定で新たに規定されることになった。

《小児抗菌薬適正使用支援加算》

2018年改定では，**急性上気道感染症又は急性下痢症により受診した小児**であって，初診の場合に限り，診療の結果，**抗菌薬投与の必要性が認められず抗菌薬を使用しないもの**に対して，抗菌薬の使用が必要でない説明など療養上必要な指導を行った場合に算定できる**小児抗菌薬適正使用支援加算**が新設された。2020年改定で「月1回に限り」となった。

2024年改定で，対象疾患に急性中耳炎，急性副鼻腔炎が追加された。

保険請求上の留意点

①小児科外来診療料は，小児科標榜医療機関において，入院外の6歳未満の乳幼児すべてを対象に，医療機関単位で算定する。また，1日についての点数であるので，同日再診があっても2回の算定はできない。

②一般の初診料・再診料に比べて高い点数が設定されていることから，時間外・休日などの加算点数は低く設定されている（初診料に係る加算ではその点数から115点を減じた点数，再診料・外来診療料に係る加算ではその点数から70点を減じた点数）。

③B001-2-11 小児かかりつけ診療料，在宅療養指導管理料を算定している患者は，小児科外来診療料の対象とならない。

④院外処方箋発行がその月に１回でもあれば，院外処方の点数を算定する。当該医療機関で院内処方を行わない場合は「1」で算定するとされている。

⑤病院等で他の診療科や複数の診療科を受診しても，対象患者については小児科外来診療料が適用される。

⑥1のイまたは2のイについて，別に厚生労働大臣が定める施設基準を満たす保険医療機関において，急性気道感染症，急性中耳炎，急性副鼻腔炎または急性下痢症により受診した患者であって，診察の結果，抗菌薬の投与の必要性が認められないため抗菌薬を使用しないものに対して，療養上必要な指導および検査結果の説明を行い，文書により説明内容を提供した場合は，小児抗菌薬適正使用支援加算として，月１回に限り80点を加算する。

レセプト摘要欄への記載事項

●他の保険医療機関において在宅療養指導管理料を算定しているため小児科外来診療料を算定しない場合，他の保険医療機関において在宅療養指導管理料を算定している旨記載
●院外処方箋を交付している者に対し，夜間緊急の受診等やむを得ない場合において院内投薬を行った場合，その理由を記載
●6歳未満の小児が初診を行いそのまま入院となった場合は初診料を算定し，当該初診料の請求は入院の診療報酬明細書により行う。

対象患者　●6歳未満の入院外の患者

B001-2-2　地域連携小児夜間・休日診療料

地域連携小児夜間・休日診療料
1　地域連携小児夜間・休日診療料1　　450点
2　地域連携小児夜間・休日診療料2　　600点
注　小児科を標榜する届出医療機関において，厚生労働大臣が定める夜間〔告示〔4〕第3・4⑵，『診療点数早見表2024年度版』p.1314〕，休日又は深夜に，6歳未満の入院外患者に対して診療を行った場合に算定。

地域連携小児夜間・休日診療料は，**地域の保険医療機関の医師が連携・協力して，小児の休日・夜間救急診療にあたる体制を評価**した診療報酬である。

近年，小児科での救急医療の危機が大きな社会的問題となっている。小児の夜間・休日救急診療は，軽症でプライマリケアで対応できる患者が相当部分を占める。核家族化・少子化による育児知識・経験の低下，共働き世帯の増加による日中受診の制約などの保護者側の事情もあり，軽症患者が夜間・休日に救急受診することがその背景として挙げられている。

一方で，夜間・休日の小児診療を主に受けもってきた地域センター病院では，小児科医の相対的な減少あるいは救急体制に加われない女性医師の割合の増加などの事情もあって，小児科勤務医の過労・疲弊が著しくなり，このためにさらに小児科救急医療体制が縮小するという悪循環がみられた。

このため，独力では夜間・休日診療を行うことは困難だが，一定の支援・協力ができる保険医療機関の医師が連携・協力することで，夜間・休日の小児救急医療体制を作る，あるいは支援する試みが各地で行われるようになった。地域医師会などが運営する応急診療所・急病センターで小児の夜間・休日の一時救急を受けもつことで病院救急外来の負担を減らしたり，もしくは地域の病院の小児科救急外来に近隣の保険医療機関の医師が加わることで，地域病院の小児科医師の負担を軽減する方式がある。

地域連携小児夜間・休日診療料は，こうした各地での小児救急診療の協力体制を評価し，それを強化・維持できるように付加的に設けられた診療報酬であり，**通常の小児夜間・休日の診療報酬に加算して請求することができる。**

《点数項目の構成と算定要件》

地域連携小児夜間・休日診療料には，「1」，「2」の区分が設けられている。「2」は24時間の診療体制があり，**常時1人以上の小児科診療医師が配置されていることが条件**であり，主に病院の小児科外来での地域連携を対象としている。ここで言う小児科は小児外科を含む。

地域医師会などによる急病センター・応急診

療所などの多くは「1」の点数で評価されることになる。

いずれの場合も，施設基準を満たしている旨を届け出た小児科を標榜する保険診療機関が対象となる。

「1」の施設基準・算定要件のなかで最も重要なのは，当該保険診療機関以外の，**近隣保険医療機関の3人以上の保険医が届けられていること**（うち2名以上は専ら小児科を担当する医師である）という要件で，地域連携を評価した診療報酬であることを示している。

ほかに，緊急時の入院体制の整備が要件となっているが，これは当該保険医療機関でなくても差し支えない。

深夜（午後10時以降午前6時まで）を除く夜間については，**当該地域の一般の医療機関が概ね診療応需の体制を解除した（通常の診療受付を終了した）時間以降**とされている。地域により実情は異なるが，都会地では午後7時半頃からが対象となる。

施設基準を満たすほか，休日・夜間に体制を整えて救急診療していることが，地域に周知されていなければ算定できない。一例として，**図表45**に，平日夜間小児初期救急診療について

図表45 平日夜間小児初期救急医療の案内例

■平日夜間小児初期救急医療		
(小児科)		
診療日：月曜日から金曜日（休日・年末年始を除く）		
診療所名	住所・電話番号	受付時間
○○区医師会館	○○区△△ 1-1 電話番号 ○○○-○○○○	午後7時30分から午後10時まで

※健康保険証を忘れずに持参してください。
※健康保険証と合わせて使う（乳）・（子）医療証（持っている方）を持参してください。
※薬を出す場合，原則として当日分のみとなります。

の案内を示す（当該地区では，休日については，成人も含めた応急診療所があり，そちらで対応することが公示されている）。

なお，対象患者は6歳未満の小児に限られている。

カルテへの記載事項
●診療内容の要点，診療医師名とその主たる勤務先名を記載

レセプト摘要欄への記載事項
●本管理料を病態の度重なる変化等のため複数回受診し，2回以上算定した場合，その理由を詳細に記載

対象患者 ●6歳未満の入院外の患者

B001-2-3 乳幼児育児栄養指導料

乳幼児育児栄養指導料	130点

注1 小児科の標榜保険医療機関において，小児科の担当医師が，3歳未満の乳幼児に対する初診時に，育児，栄養その他療養上必要な指導を行った場合に算定。
　2 届出医療機関において，本指導料を算定すべき医学管理を情報通信機器を用いて行った場合，所定点数に代えて113点を算定。

小児科（小児外科を含む）を標榜する保険医療機関で，**3歳未満の乳幼児の初診に際して，育児栄養指導を行った場合**に算定できる指導料である。

軽微な怪我や感冒などの診療で，特に育児栄養の指導を行わない場合には算定できないが，3歳未満の乳幼児を初めて診察した場合に，対症療法だけで済ませることはむしろ少なく，症状

への対処方法の指導，食べ物の注意，水分補給の方法などについて，多かれ少なかれ何らかの指導を行うのが普通である。

乳幼児育児栄養指導料について，その内容について特に細かな要件の規定はないので，**通常の丁寧な乳幼児診療を行い，指導した内容の要点を診療録に記載すれば，ほとんどの場合に算定できる**と考えられる。

6歳未満の乳幼児の初診にあたっては，一般患者の初診料に加えて乳幼児加算75点の算定が認められているが，丁寧な初診時指導を行うことで，3歳未満の乳幼児にはさらに130点が加算されると解釈できる規定である。ただし，初診即入院となった場合には，算定できない。

算定要件としては，診療科目として小児科を標榜しており，小児科を担当する医師が初診した場合であるが，他の診療科の診療を兼任していても差し支えない。標榜科目以外に特に施設基準や届出義務はない。

2022年改定で，新規に「情報通信機器を用いた場合の評価対象」となった医学管理であり，オンライン指針に沿った診療を行った場合に算定できる。

保険請求上の留意点

情報通信機器を用いた医学管理については，オンライン指針に沿って診療を行った場合に算定する。

カルテへの記載事項

●指導の要点を記載

対象患者　●3歳未満の乳幼児患者

B001-2-4　地域連携夜間・休日診療料

地域連携夜間・休日診療料　　200点
注　届出医療機関において，厚生労働大臣が定める夜間〔告示〔4〕第3・4の3(2)，『診療点数早見表2024年度版』p.1314〕，休日又は深夜に，入院外患者（B001-2-2地域連携小児夜間・休日診療料の算定患者を除く）を診療した場合に算定。

B001-2-2地域連携小児夜間・休日診療料と同様に，**地域保険医療機関の連携協力によって，成人を対象とする夜間・休日の救急診療体制を作ることを評価**した診療報酬である。

地域保険医療機関の連携事業であることが重要であり，施設要件として，当該保険医療機関以外の近隣の保険医療機関を主な勤務先とする医師3名以上の届出が必要とされている。

小児の場合と同様に，夜間・休日・深夜に診療することのできる体制の整備，緊急時入院体制の整備，地域医療との連携体制整備などが施設要件であるが，加えて，診療を行う時間帯に当該保険医療機関内に常時医師が2名以上配置されていること，末梢血一般検査やエックス線撮影を含む必要な診療が常時実施できることなどの内容が注記されている。そのため，地域医師会などの休日応急診療所などは，施設基準を満たさない場合もあると考えられる。

地域連携夜間・休日診療料は，夜間・休日の救急受診によって地域の病院勤務医が疲弊して，結果的に救急体制を維持できなくなることを防止するため，地域の他の保険医療機関の医師が応援する試みを評価した診療報酬であると言える。

地域連携夜間・休日診療料は，地域連携小児夜間・休日診療料算定と併せて届出することが可能であり，届出医師が重複することも差し支えない。要は成人の夜間休日診療を行える体制が整えられていることである。

小児の場合と同様，地域連携により夜間休日の診療を行っていることを地域に周知させておくことも要件の一つである。

カルテへの記載事項

●診療内容の要点，診療医師名とその主たる勤務先名を記載

レセプト摘要欄への記載事項

●本管理料を病態の度重なる変化等のため複数回受診し，2回以上算定した場合，その理由を詳細に記載

対象患者　●入院外の患者（小児を除く）

B001-2-5　院内トリアージ実施料

院内トリアージ実施料　　300点
注　届出医療機関において，厚生労働大臣が定める夜間〔告示〔4〕第3・4の4(2)，『診療点数早見表2024年度版』p.1315〕，休日又は深夜に，A000初診料を算定した入院外患者（救急用の自動車等により緊急に搬送された者を除く）に対し，来院後速やかに院内トリアージが実施された場合に算定。

トリアージとは，フランス語の「triage（選別）」を語源とする言葉で，一般的な和訳はないが，ここでは識別救急の意味である。救急外来において，多数の患者を診療しなければならないときに，受付順の診療ではなく，患者の重

症度・緊急性を判定・分別して，診療の優先度を決定することをさす。

　一般の外来診療でも，高熱患者や苦痛が強い患者，バイタルサインに問題がある患者を受付順序でなく優先的に診療することは社会常識的に行われているが，夜間・休日救急診療においては，特に重要となる。

　院内トリアージ実施料は，その施設基準により，院内トリアージ体制（速やかな問診・予診を行うスタッフ体制）や基準を定め，それを公開している場合には，その旨を届け出ることが求められている。

　院内トリアージ実施料は，優先された重症者だけでなく，緊急度が低いと判断されて後回しにされた患者についても算定して差し支えない。

　院内トリアージを実施するに当たっては患者・家族にその趣旨を十分に説明する必要があり，このことは無用なトラブルを避けるためにも大切である。

　2024年改定で掲示事項について原則ウェブサイトに掲示することが追加された。

保険請求上の留意点

　B001-2-6 夜間休日救急搬送医学管理料を算定した患者については算定できない。

カルテへの記載事項

●専任の医師または救急医療に関する3年以上の経験を有する専任の看護師により患者の来院後速やかに患者の状態を評価し，院内トリアージを行った旨を記載

対象患者　●夜間・休日・深夜に受診した初診料算定患者

B001-2-6　夜間休日救急搬送医学管理料

夜間休日救急搬送医学管理料	600点

注1　基準を満たす医療機関において，表示する診療時間以外の時間〔月曜日から金曜日（休日を除く）の午後6時～午前8時まで〕，休日又は深夜に，救急用の自動車等による緊急搬送患者に対して医学管理を行った場合に，A000 初診料算定日に限り算定。
　2　**精神科疾患患者等受入加算**〔急性薬毒物中毒（アルコール中毒を除く）又は過去6月以内に精神科受診の既往がある患者に対して医学管理を行った場合に加算〕：400点
　3　**救急搬送看護体制加算**（当該基準に係る区分に従い，次に掲げる点数をそれぞれ加算）
　　イ　救急搬送看護体制加算1　　　　　400点
　　ロ　救急搬送看護体制加算2　　　　　200点

　2012年の診療報酬改定では，"医療崩壊"といわれるほどの救急医療現場の過重労働に対する改善処置が重点課題とされた。夜間休日救急搬送医学管理料の新設は，それに応えたものの一つといえる。

　対象となる保険医療機関は，主に**第二次救急医療機関**（いわゆる救急病院）である。医療法に基づき都道府県が作成する地域医療計画では，プライマリーケアを担当する地区医師会の休日診療所などの第一次救急医療機関，救急救命センターなど重篤症例を扱う第三次救急医療期機関の中間に位置し，入院治療を必要とする中等症・重症患者の救急医療を担っている。このほか，都道府県が指定する**精神科救急医療施設**も対象となる。

　具体的には，次の3つが対象である。
　① 地域医療支援病院（医療法第4条第1項に規定）
　② 救急施設等を定める省令に基づき認定された救急病院または救急診療所
　③ 「救急医療対策の整備事業」に規定された，病院群輪番制救急事業に参加している病院・有床診療所

　　　　＊　　　　　＊　　　　　＊

　本管理料の算定対象となるのは，**深夜，時間外〔土曜日以外の日（休日を除く）にあっては，夜間に限る〕，休日に，救急自動車，緊急自動車，救急医療用ヘリコプターによって救急搬送されてきた患者**であって，初診料算定の対象となる患者である。自家用車・介護用タクシー・寝台車などでの来院は，たとえ結果的に重症ケースであっても対象とならない。また，当該救急医療機関に通院治療中の患者の持病が急性増悪したような場合は，初診料算定の対象とならないので，夜間休日救急搬送医学管理料は算定でき

ない。

　本管理料は夜間休日の救急医療における医学管理に対する加算処置といえるもので，初診料やその休日加算・深夜加算などは，医学管理料と関係なく算定できる。

　2014年改定では，精神科疾患患者等受入加算400点が新設された。夜間休日の救急搬送患者の受け入れに当たって，不穏・興奮症状や，自傷他害行動の恐れのある患者などは対応するのに大変であり，とかく敬遠されがちなのが実情である。改定では，そうした患者の受入れを評価する特別の医学管理料が設けられた。具体的には，次の2つの場合が該当する。

　①急性毒薬物中毒と診断された患者（急性アルコール中毒を除く）
　②最近6カ月以内に精神科の受診既往がある患者

　さらに，2018年改定では**救急搬送看護体制加算**が新設され，2020年改定で加算1，2が新設された。

　「イ」の救急搬送看護体制加算1は救急搬送件数が年間1000件以上で専任の看護師が複数名配置されている場合算定できる。「ロ」の加算2は，救急搬送件数が年間200件以上で専任の看護師が配置されている場合に算定できる。

> 「深夜」とは，午後10時から翌日午前6時までとさ
> れている。
> 「時間外」の標準は「おおむね午前8時前と午後6時以降（土曜日の場合は午前8時前と正午以降）および各医療機関が設定した休診日」であり，「夜間」とは午後6時から翌日午前8時までである。
> 「休日」は「日曜日および国民の祝日，1月2日〜3日，12月29日〜31日」が対象。

保険請求上の留意点

①深夜・休日ではないいわゆる時間外の救急搬送患者については，土曜日以外の日（休日を除く）にあっては，夜間が認められている。

②算定対象となる時間帯であり，初診患者で重症であっても，救急搬送以外の手段で来院した場合は算定できない。

③急性薬毒物中毒（アルコール中毒を除く）と診断された患者または，過去6月以内に精神科を受診した患者については，精神科疾患患者等受入加算400点が算定できる。

④施設基準（重症救急患者の受入に対応する専任看護師の配置等）に適合しているものとして地方厚生局長等に届け出た医療機関において，必要な医学管理を行った場合は，救急搬送看護体制加算1，2として，400点又は200点を加算する。

対象患者　●深夜，時間外〔土曜日以外の日（休日除く）にあっては，夜間に限る〕，休日に救急用自動車・ヘリコプターで救急搬送されてきた初診料算定患者。

B001-2-7　外来リハビリテーション診療料

外来リハビリテーション診療料

1	外来リハビリテーション診療料1	73点
2	外来リハビリテーション診療料2	110点

注1　基準を満たす医療機関において，リハビリテーション（H000心大血管疾患リハビリテーション料，H001脳血管疾患等リハビリテーション料，H001-2廃用症候群リハビリテーション料，H002運動器リハビリテーション料又はH003呼吸器リハビリテーション料を算定するものに限る）を要する入院外患者に対し，リハ実施に必要な診療を行った場合に，「1」は7日間に1回に限り，「2」は14日間に1回に限り算定。

2　「1」の算定から7日以内は，当該リハビリテーションの実施に係るA000初診料，A001再診料，A002外来診療料及び外来リハビリテーション診療料2は，算定不可。

3　「2」の算定から14日以内は，当該リハビリテーションの実施に係るA000初診料，A001再診料，A002外来診療料及び外来リハビリテーション診療料1は，算定不可。

　外来でリハビリテーション治療にあたる医師による包括的な診察を評価した医学管理料である。他の医学管理料の大部分は通常の再診料に加えて算定できる付加技術料と言えるものであるが，外来リハビリテーション診療料は，再診料に代えて設けられたもので，いわゆる「マルメ（包括点数）」規定と言える。

　脳血管障害，心筋梗塞，骨折などの疾患の発

症後の一定期間は，外来通院によるリハビリテーションが保険診療の対象となる。リハビリテーションの診療報酬は患者の障害の種類，リハビリ施設体制，実施する時間（単位）などによりそれぞれ定められているが，受診の際の医師の診察料をどのように算定するかについて，明瞭にしたものである。

　通院リハビリテーション患者が，来院のつど診察室で医師の個別チェックを受けてからリハビリテーション室に向かう場合には，従来どおり，再診料＋リハビリテーション料を算定すればよく，外来リハビリテーション診療料を算定するメリットはない（毎週通院しているほとんどのリハビリテーション患者については，こうした従来どおりの算定が有利である）。

　問題となるのは，**医師がリハビリテーション実施に当たって診察室で個別に診察することなく，患者が直接リハビリテーション室に向かい，退出する場合**である。リハビリテーションルームに医師が顔を出していれば，従来は「再診なくして医療行為なし」の建前から，こうしたケースでも再診料を算定しているケースも多かったとみられる。そうした場合には，外来リハビリテーション診療料により，毎回再診料を算定するのではなく，週2回以上の通院リハビリテーションでは7日間に1回73点（「1」），週1回程度の通院リハビリテーションでは14日間に110点を算定するようにし，通院のたびに自動的に再診料を算定しないよう定めた規定である。

　2020年改定では，医師とリハビリスタッフのカンファレンス実施という算定要件が，医師がリハビリスタッフから報告を受けるだけでも可とされた。

保険請求上の留意点

①外来リハビリテーション診療料「1」を算定した日から7日以内，外来リハビリテーション診療料「2」を算定した日から14日以内の期間は，A000初診料，A001再診料，A002外来診療料は算定できない。

②条件を満たしていれば，同月に本管理料「1」と「2」の混在算定をしても差し支えない。

カルテへの記載事項

●当該患者のリハビリテーションの効果や進捗状況等を記載

レセプト摘要欄への記載事項

●算定日を記載

対象患者　●疾患別リハビリテーションの対象となる外来通院患者。

B001-2-8　　外来放射線照射診療料

外来放射線照射診療料　　　　　　　　**297点**
注1　届出医療機関において，放射線治療を要する入院外患者に対し，放射線治療実施に必要な診療を行った場合に，7日間に1回に限り算定。
　2　外来放射線照射診療料の算定から7日以内に4日以上の放射線治療を予定していない場合は，所定点数の100分の50の点数で算定。
　3　外来放射線照射診療料の算定から7日以内は，当該放射線治療の実施に係るA000初診料，A001再診料及びA002外来診療料は，算定不可。

　放射線治療は，エックス線，電子線，ガンマ線などの放射線を照射して，がん細胞内の遺伝子（DNA）にダメージを加えることで，がん細胞を破壊することを目的とした治療法であり，100年以上の歴史がある。一般にがん治療行為の目標としては，根治（完治），延命，症状緩和の3つがあるが，放射線療法はそのすべてに利用されている。

　放射線療法は手術や抗がん剤による化学療法に比較すれば患者の負担が少なく，副作用も少ないほうである。近年は定位放射線治療（ピンポイント照射）などの高精度放射線治療法が普及しつつあり，それに伴い治療の場も入院治療から通院治療へシフトする傾向がある。

　外来放射線照射診療料は，そうした**外来通院で行われる放射線治療における医師（放射線治療医）の診察・医療管理を包括的に評価した診療料**である。

　放射線治療は，計画策定時などに治療法の意義・効果・合併症・副作用などについて患者が

説明を受けて同意することで開始となるが，実際に放射線照射が開始されれば，必ずしも毎日診察室で医師の診察を受けてから照射室に入るわけではない。初日に医師の診察と療養指導を受けたあと，2日目以降は放射線技師，看護師が症状を観察，記録し，医師に報告する方式で進められるのが一般的で，必要に応じて医師の直接の診察や指導が行われることになる。

こうした外来での放射線治療中の医師の診療，放射線技師や看護師の観察・記録・報告を包括したのが，外来放射線照射診療料である。本診療料を算定することにより，2日目以後の放射線治療中は再診料（または外来診療料）を算定することはできなくなる。

7日間に1回限り297点が算定できるが，これは4回分の再診料（または外来診療料）に相当する。

本診療料の算定にあたる施設要件は，前述のような目的（治療中の再診料の包括化）から，クリアに困難な規定はない。一定の経験のある放射線治療医，専従の看護師・診療放射線技師

の勤務，機器の保守点検・制度管理を行う技術者の配置などが挙げられているが，がんの放射線治療を行う医療施設であれば当然整備されていると考えられる。

2024年改定で介護老人保健施設入所者も算定の対象となった。

保険請求上の留意点

算定日から7日以内の初診料・再診料・外来診療料は併算定できない。4日未満の照射計画，または4日未満で中途終了した場合には，100分の50に相当する点数を算定する。

レセプト摘要欄への記載事項

●算定日を記載
●「注2」所定点数の100分の50で算定した場合，算定日を記載
●「注2」所定点数の100分の50で算定した後も治療を継続する場合，または早期で外来放射線照射を終了する場合，治療を継続する，または早期に治療終了となった医学的な理由を記載

適応疾患 ●悪性腫瘍（放射線照射を受ける外来通院患者）

B001-2-9　地域包括診療料

地域包括診療料

1	地域包括診療料1	1,660点
2	地域包括診療料2	1,600点

注1　届出医療機関（200床未満の病院又は診療所に限る）において，脂質異常症，高血圧症，糖尿病，慢性心不全，慢性腎臓病（慢性維持透析を行っていないものに限る）又は認知症のうち2以上の疾患を有する入院外患者に対し，患者の同意を得て，療養指導及び診療を行った場合（初診日を除く）に，月1回に限り算定。

2　地域包括診療を受けている患者に対して行った「注3」の加算，A001再診料の「注5」〜「注7」，「注19」の加算，「通則3」〜「通則6」の加算，B001-2-2地域連携小児夜間・休日診療料，B010診療情報提供料（Ⅱ），B011連携強化診療情報提供料，在宅医療〔C001・C001-2在宅患者訪問診療料（Ⅰ）（Ⅱ），C002在宅時医学総合管理料及びC002-2施設入居時等医学総合管理料を除く〕，投薬（F100処方料及びF400処方箋料を除く），第14部その他を除く費用は包括。ただし，急性増悪時に実施した検査，画像診断，処置の費用は，**550点未満**のものに限り包括。

3　**薬剤適正使用連携加算**（他医療機関の入院患者又は介護老人保健施設入所者に，連携して薬剤の服用状況や薬剤服用歴に関する情報共有等を行う

とともに，処方薬剤の種類数が減少した場合に，退院後又は退所後1月以内に入院中又は入所中の処方内容について情報提供を受けた場合には，退院日又は退所日から2月目までに1回に限り加算）：30点

2014年の医療保険・介護保険の報酬改定で重視されたものが「地域包括ケア」であった。医科診療報酬改定では，入院診療における地域包括ケア病棟，外来診療における地域包括診療料・再診料の地域包括加算の新設が，その代表的なものである。

地域包括診療料（**図表46**）は，地域包括診療という視点から，病棟（入院）・外来の機能分化のさらなる推進を目指し，**主治医機能をもった中小病院および診療所の医師が，複数の慢性疾患を有する患者に対し，患者の同意を得て継続的かつ全人的な医療を行うことを評価し**て新設されたとされている（**図表47**）。

図表 46　地域包括診療料

	地域包括診療料 1　1,660 点（月 1 回） 地域包括診療料 2　1,600 点（月 1 回）		地域包括診療加算 1　28 点 地域包括診療加算 2　21 点 （いずれも月 1 回）
	病院	診療所	診療所
包括範囲	下記以外は包括 ・（再診料の）時間外加算，休日加算，深夜加算，小児科特例加算及び医療情報取得加算，医学管理等の通則 3〜6 の加算，地域連携小児夜間・休日診療料，診療情報提供料（Ⅱ），連携強化診療情報提供料，在宅医療に係る点数（訪問診療料，在総管，施医総管を除く），薬剤料（処方料，処方箋料を除く），第 14 部その他（看護職員処遇改善評価料など）。 ・患者の病状の急性増悪時に実施した検査，画像診断および処置に係る費用のうち，所定点数が 550 点以上のもの。 ※当該患者について，当該医療機関で検査（院外に委託した場合を含む）を行い，その旨を院内に掲示する		出来高
対象疾患	高血圧症，糖尿病，脂質異常症，慢性心不全，慢性腎臓病，認知症の 6 疾病のうち 2 つ以上（疑いは除く）。		
対象医療機関	診療所または許可病床が 200 床未満の病院		診療所

図表 47　地域包括ケア

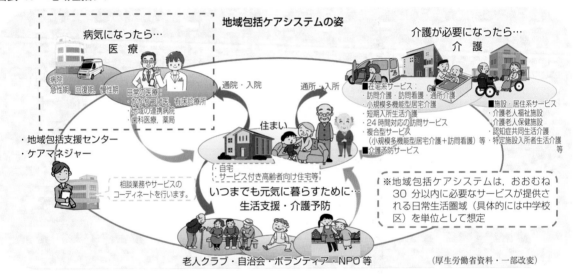

（厚生労働省資料・一部改変）

《地域包括ケアシステムと地域包括診療》

　地域包括ケアシステムとは，高齢者が様々な疾病をもち，重度な要介護状態となっても住み慣れた地域で自分らしい暮らしを人生の最後まで続けることができるよう，医療・介護・予防・住まい・生活支援が一体的に提供される仕組みのことであるが，厚生労働省は，団塊の世代が 75 歳以上となる 2025 年を目途に，保険者である市町村や都道府県に地域の特性に応じた地域包括ケアシステムの構築を要請している。そうしたなかで，地域の医療機関の主治医が，患者の個々の疾病を診療するに留まらず，ほかの地域医療機関との連携，介護や介護予防サービスとの連携で積極的役割を果たすことが求められている。地域包括診療料は，「かかりつけ医」ないし「家庭医」と「主な慢性疾病の主治医」を兼ねて総合的全人的診療を行う地域医療機関を評価しようとするものである。

《地域包括診療料の診療内容》

　地域包括診療料を算定できるのは，**許可病床数 200 床未満の病院および診療所**であって，施設基準に適合している届出医療機関である。算定対象となる患者については，担当医（主治医）を決めていなければならず，主治医は慢性疾患の指導に関する研修を修了することが求められている。

対象となるのは,**6つの疾病〔高血圧・糖尿病・脂質異常症・慢性心不全・慢性腎臓病（慢性維持透析を行っていないものに限る）・認知症〕の2つ以上を併せもつ患者**であり，そのうち2つ以上について当該保険医療機関で診療を行う必要がある。個々の疾患の程度についての慢性腎臓病以外は規定はないので，軽症あるいは境界域を含めれば相当数の患者が対象となる。

地域包括診療料を算定するには，担当医および保険医療機関は次の内容の指導と服薬管理を行うこととされている。

①計画的な医学管理のもとに必要な指導と診療を行う。

②患者が受診している医療機関と処方医薬品をすべて把握し，診療録に記載する。必要に応じ，医師の指示を受けた看護師等が情報の把握を行うのでもよい。

③原則として院内処方。院外処方の場合は，24時間対応（開局）している調剤薬局と連携する。

以上に加えて，保険医療機関は，

④患者に対して当該医療機関で必要な検査を行う。

⑤健康相談を行う。健康診断・検診の受診勧奨を行い，結果を説明し診療録に記載する。

⑥介護保険に係る相談を行う。必要に応じて要介護認定にかかわる主治医意見書を作成する。

⑦在宅医療を提供しており，そのことを表示する。24時間の患者対応を行い，患者に説明する。

⑧診療時間外の電話等による問合せに対応可能な体制をとり，速やかな対応を行うこと。

⑨患者の同意書を作成し，診療録に添付すること。

⑩抗菌薬の適切な使用の普及啓発に取り組むことなど。

などの包括的診療・包括ケアシステム参加が求められている。

《地域包括診療料の施設基準の変遷》

地域包括診療料に関する施設基準としては，主に問題となるのは院外処方を行う場合の24時間対応を行う薬局との連携，在宅医療提供と24時間対応である。

新設された2014年の時点では，病院の場合には救急病院（二次救急指定病院，救急告示病院など）かつ，在宅療養支援病院（したがって200床以下）であり，地域包括ケア病棟入院料

の届出がされていること，診療所の場合には，在宅療養支援診療所であり，常勤医が3名以上配置され，時間外対応加算1の届出がされていることが求められていた。地域包括ケアに関わる医療機関にとって新規に施設要件を満たすには相当ハードルが高く，届出保険医療機関は少数にとどまっていた。

2016年の改定では，病院については救急病院規定がはずされ，診療所については常勤医が2名の配置に変更され，施設基準は相当緩和されたと言える（**図表48**）。

2018年改定では医師の条件がさらに緩和され，**常勤換算で2名以上（うち1名以上が常勤の医師であること）**となった。また，「注3」に**薬剤適正使用連携加算**が追加され，訪問診療への移行実績に基づく評価も導入された。

現時点で，最も大きなハードルは，**薬局の24時間対応**である。院内処方でも院外処方でも条件を満たすことは容易ではない。厚労省の誘導が，調剤薬局の淘汰・24時間対応を行う保険調剤薬局の整備を目指しているのか，地域包括ケアで重要な役割を果たす病院・診療所に院外処方から院内薬局システムへの変更を促しているのかは，いまだ明瞭とは言えない。

施設基準として介護保険利用に関わるものが定められているが，10項目のうち1項目を満たせばよいので，さほど問題にはならない。

2024年改定では担当医が市町村の実施する認知症施策に協力している実績が追加された。

2020年改定では地域包括診療加算の施設基準が緩和された。時間外対応加算3の届出でもよいこととなった。

《地域包括診療料の今後》

2018年改定では，A001再診料「注12」地域包括診療加算及びA001「注13」認知症地域包括診療加算（B001-2-9地域包括診療料及びB001-2-10認知症地域包括診療料も同様）が再編され，点数が「1」と「2」の2区分とされた。

「1」については，**外来診療から訪問診療への移行に係る実績要件**が導入された。往診または訪問診療の対象患者に対しては，24時間対応可能な連絡先を提供し，患者または家族等から連絡を受けた場合は，往診または外来受診の指

図表48　地域包括診療料の基準緩和

地域包括診療料の施設基準<2014年>	<2016年>地域包括診療料の施設基準	<2018年>（地域包括診療料と地域包括診療加算は、どちらか一方に限り届出することができる）地域包括診療料1[※1]・2の施設基準	<2020年>地域包括診療加算時間外対応加算3追加
病院の場合 下記のすべてを満たすこと ①2次救急指定病院または救急告示病院 ②地域包括ケア病棟入院料等の届出 ③在宅療養支援病院 診療所の場合 下記のすべてを満たすこと ①時間外対応加算1の届出 ②常勤医師が<u>3人</u>以上在籍 ③在宅療養支援診療所	病院の場合 下記のすべてを満たすこと （削除） ①地域包括ケア病棟入院料等の届出 ②在宅療養支援病院 診療所の場合 下記のすべてを満たすこと ①時間外対応加算1の届出 ②常勤医師が<u>2人</u>以上在籍 ③在宅療養支援診療所	病院の場合 下記のすべてを満たすこと ①地域包括ケア病棟入院料の届出 ②在宅療養支援病院 診療所の場合 下記のすべてを満たすこと ①時間外対応加算1の届出 ②常勤換算医師が2人以上在籍（<u>うち1名以上が常勤医師であること</u>） ③在宅療養支援診療所	
地域包括診療加算の施設基準 下記のうちいずれか1つを満たすこと ①時間外対応加算1または2の届出 ②常勤医師が<u>3人</u>以上在籍 ③在宅療養支援診療所	地域包括診療加算の施設基準 下記のうちいずれか1つを満たすこと ①時間外対応加算1または2の届出 ②常勤医師が<u>2人</u>以上在籍 ③在宅療養支援診療所	地域包括診療加算1[※2]・2 下記のうちいずれか1つを満たすこと ①時間外対応加算1または2の届出 ②常勤換算医師が2人以上在籍（<u>うち1名以上が常勤医師であること</u>） ③在宅療養支援診療所	地域包括診療加算1・2 下記のうちいずれか1つを満たすこと ①時間外対応加算1，2又は3 ②常勤換算2名以上の医師が配置されており，うち1名以上が常勤 ③在宅療養支援診療所であること

[※1] なお，地域包括診療料1の場合は，さらに直近1年間に，外来診療から訪問診療へ移行した患者数が10人以上であることや，最近1カ月に初診，再診，往診又は訪問診療を実施した患者の割合が70%未満であることが必要。

[※2] なお，地域包括診療加算1の場合は，さらに直近1年間に外来診療から訪問診療への移行に係る実績要件（在宅療養支援診療所では10人以上，在宅療養支援診療所以外では3人以上であること）や最近1カ月に初診，再診，往診又は訪問診療を実施した患者の割合が70%未満であること，在宅医療の提供及び当該患者に対して24時間の往診等の体制を確保していること等が必要。

示等，速やかに必要な対応を行う必要がある。

「2」については，**在宅医療の提供及び当該患者に対し24時間の連絡体制を確保している等の要件**を満たした場合に算定することとされた。

「1」「2」とも，従前の施設基準の選択的要件の一つである医師配置要件が，「常勤2名以上」から「**常勤換算で2名以上，うち1名以上が常勤**」に緩和されたほか，「抗微生物薬適正使用の手引き」（厚生労働省健康局結核感染症課）を参考に，**抗菌薬の適正使用の普及啓発に資する取組み**を行うこととされた。

他の医療機関への入院または介護老人保健施設への入所に際して，薬剤の適正使用に係る連携を行った場合の評価として，**薬剤適正使用連携加算**（30点）が新設された。

2022年改定では，生活面の指導は，医師の指示を受けた看護師，管理栄養士，薬剤師が行っても差し支えないことになった。また，予防接種に係る相談に対応し，それを院内掲示することが追加された。情報通信機器を用いた場合の評価は廃止された。

2024年改定では以下の内容が追加された。
①患者・家族からの求めに応じ，文書を交付し，適切な説明を行うことが望ましいとされた。
②介護支援専門員や相談支援専門員からの相談に対応し，当該対応が可能であることを院内に掲示する。
③リフィル処方や長期処方に対応し，掲示する。
④②，③の掲示はウェブサイトにも掲載する。
⑤厚生労働省「人生の最終段階における医療・

ケアの決定プロセスに関するガイドライン」等の内容を踏まえた意思決定支援に係る指針を定めていることが追加された。

また，担当医は認知症研修を修了していることが望ましく，以下のいずれを満たす実績が求められる。

ア：担当医がサービス担当者会議に参加した実績

イ：担当医が地域ケア会議に出席した実績

ウ：介護支援専門員と相談，面談できる体制の構築

2022年改定以降は，地域包括診療料の算定の施設条件の緩和の時期からその内容の充実を目指す改定になっている。

保険請求上の留意点

≪地域包括診療加算1≫

①在宅医療の提供および当該患者に対して24時間の往診等の体制を確保していること。

②時間外対応加算1，2又は3の届出を行っていること。

③常勤換算2名以上の医師が配置されており，うち1名以上が常勤医師であること。

④在宅療養支援診療所であること。

⑤外来診療から訪問診療への移行に係る実績要件（在宅療養支援診療所では10人以上，在宅療養支援診療所以外では3人以上であること）や最近1カ月に初診，再診，往診または

訪問診療を実施した患者の割合が70％未満であること。

≪地域包括診療加算2≫

地域包括診療加算1の要件①～④等を満たしていること。

≪地域包括診療加算1・2≫

①通院患者について，介護支援専門員・相談支援専門員からの相談に対応し，対応可能であることを見やすい場所に掲示する。

②患者の状態に応じ，28日以上の長期の投薬を行うことまたはリフィル処方箋を交付することについて，対応が可能であることを見やすい場所に掲示し，適切に対応する。

③①・②の掲示事項は原則として，ウェブサイトに掲載する。

カルテへの記載事項

●他医療機関も含め，患者に処方されている医薬品をすべて記載

●お薬手帳のコピーを添付または点数算定時の投薬内容を記載

●健康診断や検診の受診勧奨を行い，その結果等を添付又は記載

●初回算定時に，患者の署名付の同意書を添付

適応疾患　●高血圧症，糖尿病，脂質異常症，慢性心不全，慢性腎臓病（慢性維持透析を行っていないものに限る），認知症のうち，2つ以上（疑いは除く）を有する者

B001-2-10　認知症地域包括診療料

認知症地域包括診療料

1	認知症地域包括診療料1	1,681点
2	認知症地域包括診療料2	1,613点

注1　基準を満たす医療機関（200床未満の病院又は診療所に限る）において，認知症の患者〔認知症以外に1以上の疾患（疑いのものを除く）を有する入院外患者で，1処方につき5種類以上の内服薬の投薬及び1処方につき抗うつ薬，抗精神病薬，抗不安薬又は睡眠薬を合わせて3種類以上の投薬を行っていない場合に限る〕に対して，患者・家族の同意を得て，療養指導及び診療を行った場合（初診日を除く）に，**月1回に限り**算定。

2　認知症地域包括診療を受けている患者に対して行った「注3」の加算，A001再診料の「注5」〜「注7」「注19」の加算，「通則3」〜「通則6」の加算，B001-2-2地域連携小児夜間・休日診療料，

B010診療情報提供料（Ⅱ），B011連携強化診療情報提供料，在宅医療（C001・C001-2在宅患者訪問診療料（Ⅰ）（Ⅱ），C002在宅時医学総合管理料及びC002-2施設入居時等医学総合管理料を除く），投薬（F100処方料及びF400処方箋料を除く），第14部その他を除く費用は包括。ただし，急性増悪時に実施した検査，画像診断，処置の費用は，**550点未満**のものに限り包括。

3　**薬剤適正使用連携加算**（他医療機関の入院患者又は介護老人保健施設入所者に，連携して薬剤の服用状況や薬剤服用歴に関する情報共有等を行うとともに，処方薬剤の種類数が減少した場合に，退院後又は退所後1月以内に入院中又は入所中の処方内容について情報提供を受けた場合には，退院日又は退所日から2月目までに**1回に限り**加算）：**30点**

図表 49　地域包括と認知症地域包括（診療料／診療加算）のまとめ

	対象疾患	診療内容	内服薬	主な施設基準
認知症地域包括診療料 「1」1,681 点 「2」1,613 点 （1 月につき）	認知症＋1 疾患以上	担当医を決め， ・療養上の指導 ・他の医療機関での受診状況等の把握 ・服薬管理 ・健康管理 ・介護保険に係る対応 ・在宅医療の提供 ・24 時間の対応 　　等を実施	内服薬 5 種類以下 うち向精神薬 3 種類以下	○診療所または 200 床未満の病院 ○研修の受講 ○病院の場合以下の全て ①地域包括ケア病棟の届出 ②在宅療養支援病院
地域包括診療料 「1」1,660 点 「2」1,600 点 （1 月につき）	下記のうち 2 疾患以上 ・高血圧症 ・脂質異常症 ・糖尿病 ・認知症 ・慢性心不全 ・慢性腎臓病		（要件なし）	○診療所の場合以下の全て ①時間外対応加算 1 の届出 ②常勤換算医師が 2 人以上（うち 1 人以上が常勤医師） ③在宅療養支援診療所 ○「1」については，外来診療から訪問診療への移行に係る実績要件や，初診，再診，往診等の実施患者割合
認知症地域包括診療加算 1　38 点 認知症地域包括診療加算 2　31 点 （再診料に加算）	認知症＋1 疾患以上		内服薬 5 種類以下 うち向精神薬 3 種類以下	○診療所 ○研修の受講 ○以下のいずれか一つ ①時間外対応加算 1，2 または 3 の届出 ②常勤換算医師が 2 人以上（うち 1 人以上が常勤医師） ③在宅療養支援診療所
地域包括診療加算 1　28 点 地域包括診療加算 2　21 点 （再診料に加算）	下記のうち 2 疾患以上 ・高血圧症 ・脂質異常症 ・糖尿病 ・認知症 ・慢性心不全 ・慢性腎臓病		（要件なし）	○「1」については，24 時間の往診等の体制確保，外来診療から訪問診療への移行に係る実績要件や，初診，再診，往診等の実施患者割合 ○「2」については，24 時間の連絡体制の確保

　認知症地域包括診療料は，**「複数疾患を有する認知症患者に対して，継続的かつ全人的な医療等を実施する場合に，主治医機能としての評価を行う」**ものとして，2016 年診療報酬改定で新設された医学管理料であるが，施設要件，算定要件などは，地域包括診療料と共通するものが多く，地域包括診療料の姉妹版と言えるものである（**図表 49**）。

《対象患者と投薬種類数制限》

　対象となるのは，**「認知症以外に 1 以上の疾病（疑いは除く）」を有する認知症患者**とされている。その疾患については，脂質異常症・高血圧症・糖尿病など特に種類を限定してはいない点で，地域包括診療料とは異なっている。したがって，変形性関節症・骨粗鬆症・腰痛症・慢性弛緩性便秘症・老人性感音性難聴など，あ

りふれた高齢者の疾患を 1 つでも有していればよいわけであり，事実上，**認知症高齢患者すべてを対象とする包括診療料**と言って差し支えない。ただし，投薬内容については次のような規制が加えられている。

①1 処方につき 5 種類を超える内服薬を投薬されていない。

②1 処方につき 3 種類を超える向精神薬を投薬されていない。

　対象となる患者の違いを除き，認知症地域包括診療料の施設要件，包括される費用の範囲，算定回数（月 1 回）は，すべて地域包括診療料と同じである。言い換えれば，地域包括診療料の施設条件をクリアし，届出をしていれば，投薬種類数制限項目を満たしている認知症患者については，認知症地域包括診療料を算定するこ

とが可能である。

　なお，認知症地域包括診療料の投薬種類制限については，臨床現場では様々な評価がある。特に「向精神薬3種類以下」でなければ算定できないという規定については，向精神薬，抗うつ薬，抗不安薬，睡眠薬のすべてが含まれることから，問題行動や不穏行動を伴う認知症患者への処方数としてはぎりぎりの数値という意見が多い。一般論として，「様々な向精神薬の使いすぎが高齢認知症患者の病状をかえって悪化させている」という指摘に賛意を示しつつも，介護に携わる介護スタッフの労働や家族の介護負担を総合的に勘案して結果的に多剤投与になってしまっているケースも存在し，その折合いをつけるための投薬数としては，実に微妙な数であると言える。

　投薬種類制限は，従来の多剤投与に対するペナルティ的立場からでなく，高い報酬という「アメ」を用意しているので，地域包括ケア診療料の施設要件をクリアしている医療機関にとっては魅力的であり，投薬数削減に一段と努力を払う誘因となりうる。

《算定要件と点数の狙い》

　地域包括診療料の施設要件をクリアし，これを算定する医療機関はまだ一部にとどまっている。施設要件を若干緩和する見直しも行われてきたが，その一方で地域包括診療料の施設要件をクリアすれば優遇された診療報酬が得られるということを示し，施設要件達成への地域医療機関の努力を促しているとも言える。

　2018年改定では地域包括診療加算及び認知症地域包括診療加算（地域包括診療料及び認知症地域包括診療料も同様）が再編され，点数が「1」と「2」の2区分とされた。

　「1」については，**外来診療から訪問診療への移行に係る実績要件**が導入された。往診または訪問診療の対象患者に対しては，24時間対応可能な連絡先を提供し，患者または家族等から連絡を受けた場合は，往診または外来受診の指示等，速やかに必要な対応を行う必要がある。

　「2」については，**在宅医療の提供及び当該患者に対し24時間の連絡体制を確保している等の要件**を満たした場合に算定することとされ

た。

　「1」「2」とも，従前の施設基準の選択的要件の一つである医師配置要件が，「常勤2名以上」から「**常勤換算で2名以上，うち1名以上が常勤**」に緩和されたほか，「抗微生物薬適正使用の手引き」（厚労省健康局結核感染症課）を参考に，**抗菌薬の適正使用の普及啓発に資する取**組みを行うこととされた。

　他の医療機関への入院または介護老人保健施設への入所に際して薬剤の適正使用に係る連携を行った場合の評価として，**薬剤適正使用連携加算**（30点）がある。

　2022年改定では，情報通信機器を用いた評価は廃止された。

　2024年改定では地域包括診療料と同様の変更が行われ，以下の内容が追加された。

①患者・家族からの求めに応じ，文書を交付し，適切な説明を行うことが望ましいとされた。

②介護指導支援員や相談支援専門員からの相談に対応し，当該対応が可能であることを院内に掲示する。

③リフィル処方や長期処方に対応し，掲示する。

④②，③の掲示はウェブサイトにも掲示する。

⑤厚生労働省「人生の最終段階における医療・ケアの決定プロセスに関するガイドライン」等の内容を踏まえた意思決定支援に係る指針を定めていること。

　また，担当医が市町村の実施する認知症施策に協力している実績も追加された。

**　保険請求上の留意点**

①地域包括診療料の届出を行っていること。

②認知症の患者またはその家族等の同意を得て，療養上必要な指導・診療を行った場合（初診の日を除く）に，患者1人につき月1回に限り算定する。

③原則包括とする〔「注3」に規定する加算，A001再診料「注5」～「注7」「注19」の加算，「通則3」～「通則6」の加算，B001-2-2地域連携小児夜間・休日診療料，B010診療情報提供料（Ⅱ），B011連携強化診療情報提供料，在宅医療（C001，C001-2，C002，C002-2を除く），投薬（F100，F400を除く），第14部「その他」を除く〕。ただし，急性増悪時

B001-2
〜
B001-9

に実施した 550 点未満の検査，画像診断および処置に係る費用は，当該診療料に含まれる。

④認知症患者であって次のすべての要件を満たす患者に対し算定する。

　ア　認知症以外に 1 以上の疾病（疑いを除く）を有する者

　イ　同月に，当該保険医療機関において以下のいずれの投薬も受けていない患者

　　（イ）1 処方につき 5 種類を超える内服薬があるもの（内服薬数の種類数は錠剤，カプセル剤，散剤，顆粒剤および液剤については，1 銘柄ごとに 1 種類として計算する）

　　（ロ）1 処方につき抗うつ薬，抗精神病薬，抗不安薬および睡眠薬を合わせて 3 種類を超えて含むもの

⑤複数の医療機関で認知症地域包括診療料を算定することはできない。管理対象の疾患が重複しなければ，他の医療機関が地域包括診療加算または地域包括診療料を算定することは可能である。

⑥初診時，往診時，訪問診療時には算定できない。

⑦他の保険医療機関に入院した患者または介護老人保健施設に入所した患者について，当該他の保険医療機関または介護老人保健施設と連携して薬剤の服用状況や薬剤服用歴に関する情報共有等を行うとともに，当該他の保険医療機関または介護老人保健施設において処方した薬剤の種類数が減少した場合であって，退院後または退所後 1 月以内に当該他の保険医療機関または介護老人保健施設から入院中または入所中の処方内容について情報提供を受けた場合には，薬剤適正使用連携加算として，退院日または退所日の属する月から起算して 2 月目までに 1 回に限り，30 点を加算する。

⑧通院患者について，介護支援専門員・相談支援専門員からの相談に対応し，対応可能であることを見やすい場所に掲示する。

⑨患者の状態に応じ，28 日以上の長期の投薬を行うことまたはリフィル処方箋を交付することについて，対応が可能であることを見やすい場所に掲示し，適切に対応する。

⑩⑧・⑨の掲示事項は原則として，ウェブサイトに掲載する。

対象患者　●認知症〔認知症以外に 1 以上の疾患（脂質異常症，高血圧症，糖尿病とは限らない）を有する者で，かつ 1 処方 5 種類超の内服薬の投薬または 1 処方につき 3 種類を超える抗うつ薬等の投薬を受けていない者〕

B001-2-11　小児かかりつけ診療料

小児かかりつけ診療料

　1　小児かかりつけ診療料 1
　　イ　処方箋を交付する場合
　　　（1）初診時　　　　　　　　　652 点
　　　（2）再診時　　　　　　　　　458 点
　　ロ　処方箋を交付しない場合
　　　（1）初診時　　　　　　　　　769 点
　　　（2）再診時　　　　　　　　　576 点
　2　小児かかりつけ診療料 2
　　イ　処方箋を交付する場合
　　　（1）初診時　　　　　　　　　641 点
　　　（2）再診時　　　　　　　　　447 点
　　ロ　処方箋を交付しない場合
　　　（1）初診時　　　　　　　　　758 点
　　　（2）再診時　　　　　　　　　565 点

注 1　届出医療機関において，未就学（6 歳以上の場合，6 歳未満から小児かかりつけ診療料を算定しているものに限る）の入院外患者に対して診療を行った場合に算定。

　2　A001 再診料「注 9」に規定する場合，算定不可。

　3　「注 4」の加算，A000 初診料の「注 7」「注 8」「注 10」「注 15」「注 16」の加算，A001 再診料の「注 5」「注 6」「注 19」の加算，A002 外来診療料の「注 8」～「注 10」の加算，「通則 3」～「通則 6」の加算，B001-2-2 地域連携小児夜間・休日診療料，B001-2-5 院内トリアージ実施料，B001-2-6 夜間休日救急搬送医学管理料，B009 診療情報提供料（I），B009-2 電子的診療情報評価料，B010 診療情報提供料（II），B011 連携強化診療情報提供料，C000 往診料（「注 1」～「注 3」の加算を含む）及び第 14 部その他を除き，診療に係る費用は包括。

　4　**小児抗菌薬適正使用支援加算**（基準を満たす保険医療機関において，診察の結果，投与の必要性が認められないため抗菌薬を使用しない急性気道感染症，急性中耳炎，急性副鼻腔炎又は急性下痢

症患者に対して，指導及び検査結果の説明を行い，文書により説明内容を提供した場合に加算）：月1回 **80点**

2016年4月の診療報酬改定において，「小児かかりつけ診療料」が新設された。

小児科診療での包括的外来診療料としては，すでに小児科外来診療料（B001-2）が制定されており，医学管理を評価する診療報酬としては一見，"屋上屋を架す"の感がいなめなかった。

それでもあえて似通った内容の医学管理料を制定したのは，**「かかりつけ小児科医」として，「継続的かつ全人的な医療を行うこと」を評価**したものとされている。噛み砕いて言えば，長期的視野で小児の発達・成長を見守りながら療養指導することで，患者が安心感をもてるようにすることを評価したものと言える。

そうした「大義名分」とともに，この診療料を採用する医療機関が増えれば，"かかりつけ医への受診"がファーストチョイスとなり，医療機関の重複受診が減り，その結果，医療費の「無駄遣い」を削減する効果があると期待されているのであろう。

2024年診療報酬改定では，小児に対する継続的な診療を一層推進する観点から，小児かかりつけ診療料の要件が変更された。小児かかりつけ診療料は小児外来診療料を算定していることが前提条件とされ，両者の関係が明確となった。

また，医師は発達障害等に関する適切な研修及び虐待に関する適切な研修を修了していることが望ましいとされた。

算定条件でも，発達障害の疑いのある患者について，診療および保護者からの相談に対応するとともに，必要に応じて専門的な医療を要する際の紹介を行うことや不適切な養育にも繋がりうる育児不安等の相談に適切に応じることが求められている。

《算定要件》

小児かかりつけ診療料は，小児科外来診療料よりも高い点数が定められているが，対象となるのは，**継続的にその保険医療機関を受診している未就学児**であって，当該保険医療機関の医師をかかりつけ医とすることに同意を得ている患者である。また，「継続的受診」とは，**当該保険医療機関を4回以上受診（予防接種など保険外のものも含む）した場合**と規定されている。**6歳以上の患者については，6歳未満から小児かかりつけ診療料を算定しているもの**に限るとされている。

小児かかりつけ診療料を算定するためには，以下のような診療・療養指導・健康指導が必要とされている。

(1) 急性疾患を発症した際の対応の仕方や，アトピー性皮膚炎，喘息その他乳幼児期に頻繁にみられる慢性疾患の管理等について，かかりつけ医として療養上必要な指導及び診療を行う。

(2) 医療機関は患者が受診している他の医療機関をすべて把握し，連携して，必要に応じて専門的な医療を要する際の紹介等を行うことになる。

(3) 患者について，健康診査の受診状況および受診結果を把握し，発達段階に応じた助言，指導を行い，保護者からの健康相談に応じる。

(4) 予防接種の実施状況の把握と予防接種の有効性，安全性に関する指導スケジュール管理等の指導を行う。

(5) 発達障害の疑いのある患者について，診療及び保護者からの相談に対応するととともに，必要に応じて専門的な医療を要する際の紹介等を行う。

(6) 不適切な養育にも繋がりうる育児不安等の相談に適切に対応する。

なお，患者・保護者への説明書・同意書については，「別紙様式10」（**図表50**）が定められている。また，(1)〜(6)に掲げる指導等を行っている旨を受付など見やすい場所やホームページ等に掲示することが求められている。

2022年改定で，小児かかりつけ診療料「1」と「2」に区分された。「1」と「2」の違いは，A001再診料の時間外対応加算「1」，「2」か「3」に係る届出の違い，健診や予防接種，学校医，初期小児救急医療への参加の有無などによって分けられている。

2024年改定では，小児抗菌薬適正支援加算の対象疾患に急性中耳炎，急性副鼻腔炎が追加された。

図表 50　別紙様式 10（「小児かかりつけ診療料に関する説明書」）

（別紙様式10）

「小児かかりつけ診療料」に関する説明書

当院では、当院を継続して受診され、同意された患者さんに、
小児科の「かかりつけ医」として、次のような診療を行います。

○ 急な病気の際の診療や、慢性疾患の指導管理を行います。

○ 発達段階に応じた助言・指導等を行い、健康相談に応じます。

○ 予防接種の接種状況を確認し、接種の時期についての指導を行います。また、予防接種の有効性・安全性に関する情報提供を行います。

○ 「小児かかりつけ診療料」に同意する患者さんからの電話等による問い合わせに常時対応しています。

　　当院がやむを得ず対応できない場合などには、下記の提携医療機関や、小児救急電話相談にご相談ください。

　連絡先　　▲▲医院　　　　　　　　●●●－●●●－●●●●
　　　提携医療機関　◆◆医院　　●●●－●●●－●●●●
　　　小児救急電話相談　　　　　　#●●●●

患者さん・ご家族へのお願い

○ 緊急時など、都合により他の医療機関を受診した場合には、次に当院を受診した際にお知らせください。（他の医療機関で受けた投薬なども、お知らせください。）

○ 健康診断の結果や、予防接種の受診状況を定期的に確認しますので、受診時にお持ちください。（母子健康手帳に記載されています。）

「小児かかりつけ診療料」に関する同意書

「小児かかりつけ診療料」について説明を受け、理解した上で、▲▲医院　医師　○○○○を主治医として、病気の際の診療、継続的な医学管理、予防接種や健康に関する相談・指導等を受けることに同意いたします。

※　「小児かかりつけ診療料」は1人の患者さんにつき1か所の医療機関が対象となっています。他の医療機関で同じ説明を受けた方は、署名する前にお申し出ください。

　　　（患者氏名）＿＿＿＿＿＿＿＿＿＿＿

　　　（保護者署名）＿＿＿＿＿＿＿＿＿＿＿

保険請求上の留意点

①当該保険医療機関を 4 回以上受診（予防接種の実施等を目的とした保険外のものを含む）した未就学児（6 歳以上の患者にあっては、6 歳未満から小児かかりつけ診療料を算定しているものに限る）の患者であって入院中の患者以外のものに対して診療を行った場合に算定する。

②A001「注 9」（電話再診）の場合では算定できない。

③「注 4」に規定する加算、A000 初診料「注 7」「注 8」「注 10」「注 15」「注 16」の加算、A001 再診料「注 5」「注 6」「注 19」の加算、A002 外来診療料「注 8」～「注 10」の加算、「通則 3」～「通則 6」の加算、B001-2-2 地域連携小児夜間・休日診療料、B001-2-5 院内トリアージ実施料、B001-2-6 夜間休日救急搬送医学管理料、B009 診療情報提供料（Ⅰ）、B009-2 電子的診療情報評価料、B010 診療情報提供料（Ⅱ）、B011 連携強化診療情報提供料、C000 往診料（「注 1」～「注 3」の加算を含む）及び第 14 部「その他」を除き、

診療に係る費用は、小児かかりつけ診療料に含まれる。

④原則として 1 人の患者につき 1 か所の保険医療機関が算定する。

⑤過去に当該診療料の算定を行っていた患者が、当該診療料の算定を行わなくなった場合、6 歳以上の患者については、再度当該診療料を算定することはできない。

⑥同一日において、同一患者の再診が 2 回以上行われた場合であっても、1 日につき所定の点数を算定する。

⑦同一月において、院外処方箋を交付した日がある場合は、当該月においては、「イ」の所定点数により算定する。ただし、この場合であっても、院外処方箋を交付している患者に対し、夜間緊急の受診の場合等やむを得ない場合において院内投薬を行う場合は、「ロ」の所定点数を算定できる。

⑧常態として院外処方箋を交付する保険医療機関において、患者の症状または病態が安定していること等のため同一月内において投薬を行わなかった場合は、当該月については、「2」の所定点数を算定できる。

⑨小児かかりつけ診療料を算定した場合は、B001-2 小児科外来診療料は算定できない。

⑩初診時において、別に厚生労働大臣が定める施設基準を満たす保険医療機関において、急性気道感染症、急性中耳炎、急性副鼻腔炎又は急性下痢症により受診した患者であって、

診察の結果，抗菌薬の投与の必要性が認められないため抗菌薬を使用しないものに対して，療養上必要な指導及び検査結果の説明を行い，文書により説明内容を提供した場合は，小児抗菌薬適正使用支援加算として，月1回に限り80点を加算する。当該医療機関において院内処方を行わない場合は「イ処方箋を交付する場合」の所定点数を算定する。

レセプト摘要欄への記載事項
●院外処方箋を交付している者に対し，夜間緊急の受診等やむを得ない場合において院内投薬を行った場合，その理由を記載
対象患者　●未就学児（6歳以上の患者にあっては6歳未満から当該診療料を算定しているものに限る）であり入院中の患者以外のもの

B001-2-12　外来腫瘍化学療法診療料

外来腫瘍化学療法診療料
1　外来腫瘍化学療法診療料1
　イ　抗悪性腫瘍剤を投与した場合
　　(1)　初回から3回目まで　　　　800点
　　(2)　4回目以降　　　　　　　　450点
　ロ　イ以外の必要な治療管理を行った場合350点
2　外来腫瘍化学療法診療料2
　イ　抗悪性腫瘍剤を投与した場合
　　(1)　初回から3回目まで　　　　600点
　　(2)　4回目以降　　　　　　　　320点
　ロ　イ以外の必要な治療管理を行った場合220点
3　外来腫瘍化学療法診療料3
　イ　抗悪性腫瘍剤を投与した場合
　　(1)　初回から3回目まで　　　　540点
　　(2)　4回目以降　　　　　　　　280点
　ロ　イ以外の必要な治療管理を行った場合180点
注1　届出医療機関において，悪性腫瘍を主病とする入院外患者に対し，外来化学療法（別に厚生労働大臣が定めるもの〔※告示[4]第3・4の8の4(4)，『診療点数早見表2024年度版』p.1318〕に限る）やその他の必要な治療管理を行った場合，当該基準に係る区分に従い算定。A000初診料（「注6」〜「注8」「注15」「注16」の加算を除く），A001再診料（「注4」〜「注6」「注19」の加算を除く），A002外来診療料（「注7」〜「注10」の加算を除く），B001「23」がん患者指導管理料の「ハ」又はC101在宅自己注射指導管理料は，別に算定不可。
2　「1」の「イ」の(1)及び「2」の「イ」の(1)「3」の「イ」の(1)は，患者に対し抗悪性腫瘍剤を投与した場合，月3回に限り算定。
3　1のイの(2)，2のイの(2)及び3のイの(2)については，1のイの(1)，2のイの(1)又は3のイの(1)を算定する日以外の日において，当該患者に対して，抗悪性腫瘍剤を投与した場合に，週1回に限り算定する。
4　1のロについては，次に掲げるいずれかの治療管理を行った場合に，週1回に限り算定する。
　イ　1のイの(1)又は(2)を算定する日以外の日において，当該患者に対して，抗悪性腫瘍剤の投与以外の必要な治療管理を行った場合
　ロ　連携する他の保険医療機関が外来化学療法を実施している患者に対し，緊急に抗悪性腫瘍剤の投与以外の必要な治療管理を行った場合

5　「2」の「ロ」及び「3」の「ロ」は，「2」の「イ」の(1)若しくは(2)又は「3」の「イ」の(1)若しくは(2)又は「2」の「イ」を算定する日以外の日において，患者に対し抗悪性腫瘍剤の投与その他の必要な治療管理を行った場合，週1回に限り算定。
6　退院患者に対して退院日から起算して7日に行った治療管理の費用は入院基本料に含まれる。
7　**小児加算**〔患者が15歳未満の小児である場合，所定点数に加算〕：200点
8　**連携充実加算**〔届出医療機関において，「1」の「イ」を算定した患者に対し，医師又は医師の指示に基づき薬剤師が，副作用の発現状況，治療計画等を文書により提供した上で患者の状態を踏まえて指導を行った場合，月1回に限り所定点数に加算〕150点
9　別に厚生労働大臣が定める施設基準に適合しているものとして地方厚生局長等に届け出た保険医療機関において，1のイの(1)を算定する患者に対して，当該保険医療機関の医師の指示に基づき薬剤師が，服薬状況，副作用の有無等の情報の収集及び評価を行い，医師の診察前に情報提供や処方の提案等を行った場合は，**がん薬物療法体制充実加算**として，月1回に限り100点を所定点数に加算する。

2022年改定で，第6部注射の「通則6」外来化学療法加算から抗悪性腫瘍剤を注射した場合が廃止された。その代わりにできた診療料である。

外来で抗がん剤治療を行うことも通常診療の一部となり，今までは他の項目で評価されていたものが，今回，医学管理等できちんと診療料として評価され，新設されたかたちとなった。

15歳未満の小児には**小児加算**，医師や医師に指示に基づいた薬剤師が副作用の発現状況や治療計画などを文書により提供し，必要な指導を行った場合に**連携充実加算**が算定できる。

《バイオ後続品導入初期加算》

　バイオ後続品とは，**先行バイオ医薬品の特許が切れた後に，ほかの製薬企業から発売されたバイオ医薬品の後発薬**である。

　バイオ医薬品は，遺伝子組換え技術などにより細胞，酵母，細菌などから産生されるタンパク質由来の医薬品であり，抗がん剤やインスリン製剤など，多くの医薬品が該当する。

　バイオ後続品と似たものに，後発医薬品がある。後発医薬品は分子サイズが小さく，化学合成によって先行品と完全に同一である製品を製造することができると言われている。しかし，バイオ医薬品は，分子サイズが大きく，構造が複雑であり，また，バイオ医薬品は微生物や細胞の中で起こる生合成反応を製造に利用しているので，物理的・化学的・生物学的性質にバラツキが生じやすくなり，先行品と完全な同一品を製造することは困難と言われている。

　そのため，バイオ後続品は，先行バイオ医薬品との同等性／同質性を証明するために，新薬に準ずる様々な試験が必要とされる。試験の結果，先行バイオ医薬品と品質，効き目や安全性が同等であることが検証された医薬品がバイオ後続品と呼ばれている。

　バイオ後続品は，先行バイオ医薬品より価格が安くなるため，患者の経済的負担や医療費の軽減が期待されている。その導入を促進するためにバイオ後続品導入初期加算が設定されていたが，2024年改定で，第6部注射「通則7」バイオ後続品導入初期加算の対象が「入院中の患者以外の患者」に拡大されたため，従前の本項の「注7」バイオ後続品導入初期加算は廃止となった。

《外来腫瘍化学療法診療料3》

　2024年改定では，外来腫瘍化学療法診療料3が新設された。

　やむを得ない理由等により専任の医師，看護師を院内に常時1人以上配置することが困難であっても，電話等による緊急の相談等に24時間対応できる連絡体制を整備している医療機関の評価が新設された。

　外来腫瘍化学療法診療料3の届出を行う医療機関は，外来腫瘍化学療法診療料1の届出を行っている他の連携する医療機関に対して，緊急時に当該他の連携する保険医療機関に受診を希望する患者について，あらかじめ治療開始時に必要な情報を文書により，少なくとも治療開始時に1回は提供し，以降は適宜必要な時に行うことが求められている。

　外来腫瘍化学療法診療料3の届出を行っている保険医療機関において，外来化学療法を実施している患者が，外来腫瘍化学療法診療料1の届出を行っている他の連携する医療機関を緊急的に副作用等で受診した際は「1」の「ロ」を算定できる。

　外来腫瘍化学療法診療料1の施設基準にB001「22」がん性疼痛緩和指導管理料の届出（必須），B001「23」がん患者指導管理料の届出（努力義務），医師の研修（がん等の診療に携わる医師などに対する緩和ケア研修会や緩和ケアの基本教育のために都道府県指導者研修会等）などが新たに要件に加えられた。

《がん薬物療法体制充実加算》

　悪性腫瘍の患者に対する外来における安心・安全な化学療法の実施を推進する観点から，医師が患者に対して診察を行う前に，薬剤師が服薬状況や副作用の発現状況等について収集・評価を行い，医師に情報提供，処方に関する提案などを行った場合の評価として，がん薬物療法体制充実加算が新設された。

保険請求上の留意点

①患者の同意を得たうえで，化学療法の経験を有する医師，化学療法に従事した経験を有する専任の看護師および化学療法に係る調剤の経験を有する専任の薬剤師が必要に応じてその他の職種と共同して，注射による外来化学療法の実施その他の必要な治療管理を行った場合に算定できる。

②「1」〜「3」の「イ」の⑴は，月の初日から起算して，抗悪性腫瘍剤を1回目に投与した日から3回目に投与した日に算定し，「1」〜「3」の「イ」の⑵は，月の初日から起算して，抗悪性腫瘍剤を4回目以降に投与した日に算定する。

③「1」〜「3」の「ロ」に規定する点数は，注射による外来化学療法の実施その他必要な治

療管理を実施中の期間に，当該外来化学療法を実施している保険医療機関において，当該外来化学療法または治療に伴う副作用等で来院した患者に対し，診察（視診，聴診，打診および触診等の身体診察を含む）のうえ，必要に応じて速やかに検査，投薬等を行う体制を評価したものである。

④外来腫瘍化学療法診療料3の届出医療機関において外来化学療法を実施している患者が，1を届け出ている連携医療機関を緊急的な副作用等で受診した場合は「1」の「ロ」を算定できる。ただし，あらかじめ治療等に必要な情報を文書により3の届出医療機関から受理している場合に限る。少なくとも治療開始時に1回は提供し，以降は適宜必要に応じて提供している。

⑤外来化学療法の実施およびその他必要な治療管理を行うに当たっては，患者の心理状態に十分配慮された環境で，説明および指導等を行う。なお，患者の十分な理解が得られない場合または患者を除く家族等にのみ説明を行った場合は算定できない。

⑥抗悪性腫瘍剤の注射による投与を行うに当たっては，外来化学療法に係る専用室において，投与を行う。

⑦当該診療料を算定する患者からの電話等による緊急の相談等に対して24時間対応できる体制を確保し，連絡先電話番号および緊急時の注意事項等について，文書により提供する。

⑧外来腫瘍化学療法診療料1は，保険医療機関で実施される化学療法のレジメン（治療内容）の妥当性を評価し，承認する委員会（他の保険医療機関と連携し，共同で開催する場合を含む）において，承認され，登録されたレジメンを用いて治療を行ったときのみ算定でき，それ以外の場合には，算定できない。

⑨「注6」連携充実加算については，外来腫瘍化学療法診療料1を届け出た保険医療機関において，外来腫瘍化学療法診療料1を算定する日に，次に掲げる全ての業務を実施した場合に月1回に限り算定する。

カルテへの記載事項

●指導内容等の要点を記載
●説明に用いた文書の写しを診療録等に添付
●疾患名，治療計画等についての文書を交付し，適切な説明を行うことが望ましい。電子カルテ情報共有システムにおける患者サマリーに入力し，診療録にその記録および患者の同意を得た旨を残している場合は，文書を交付しているものとみなす
●他医療機関と連携およびオンライン資格確認を活用して，患者が受診している医療機関をすべて把握し，処方されている医薬品をすべて記載

レセプト摘要欄への記載事項

●（「イ　抗悪性腫瘍剤を投与した場合」を算定する場合）前回算定年月（初回である場合は初回である旨）を記載する。
●（「ロ　抗悪性腫瘍剤の投与その他必要な治療管理を行った場合」を算定する場合）前回算定年月（初回である場合は初回である旨）を記載すること。

適応疾患　●悪性腫瘍

B001-2
〜
B001-9

B001-3　生活習慣病管理料（I）

生活習慣病管理料（I）

1　脂質異常症を主病とする場合	**610点**
2　高血圧症を主病とする場合	**660点**
3　糖尿病を主病とする場合	**760点**

注1　基準を満たす医療機関（許可病床数200床未満の病院又は診療所に限る）において，脂質異常症，高血圧症又は糖尿病が主病の入院外患者に対して，患者の同意を得て治療計画を策定し，それに基づき生活習慣に関する総合的な治療管理を行った場合，月1回算定。ただし，糖尿病を主病とする場合，C101在宅自己注射指導管理料は併算定不可。

2　生活習慣病管理を受けている患者に対して行ったA001「注8」の医学管理，医学管理等（B001「20」糖尿病合併症管理料，B001「22」がん性疼痛緩和指導管理料，B001「24」外来緩和ケア管理料及びB001「27」糖尿病透析予防指導管理料，B001「37」慢性腎臓病透析予防指導管理料を除く），検査，注射及び病理診断の費用は包括。

3　**血糖自己測定指導加算**〔糖尿病を主病とする患者（2型糖尿病でインスリン製剤不使用の患者に限る）に対し，血糖自己測定値に基づく指導を行った場合に**年1回に限り加算**〕：**500点**

4　**外来データ提出加算**〔届出医療機関が診療報酬

の請求状況，生活習慣病の治療管理の状況等の診療の内容に関するデータを継続して厚労省に提出している場合，所定点数に加算〕**50点**

　一般に「生活習慣病」とは，**糖尿病・脂質異常症・高血圧・高尿酸血症など，生活習慣が発症に深く関与していると考えられている疾患**を総称する医学医療用語である。これらの疾患と肥満を複合する状態は「メタボリックシンドローム」※と呼ばれる。

　かつてはこれらの疾患は，成人病と呼ばれたが，加齢よりも長年の生活習慣が深く関与していることが判明してきたこと，社会全体の生活習慣の変化によって子どもが糖尿病を発症するというようなケースもあることなどにより，1990年代から生活習慣病という呼称が用いられるようになった。生活習慣病は，3大死因である癌，脳卒中，心臓病の基礎疾患である。

　生活習慣病の有病者数は，高血圧症が約4300万人，脂質異常症が約3000万人，糖尿病が約1000万人程度と推定され，成人人口のほぼ半数がいずれかに該当する状況にある。

《生活習慣病の対象疾病と算定要件》

　生活習慣病患者の治療においては，服薬以外に，**運動・休養・栄養・喫煙・飲酒などの生活習慣に関する総合的指導管理**が重要であるが，生活習慣病管理料は，そうした**総合的治療管理を評価**して設けられた医学管理料である。

　生活習慣病管理料は，許可病床数200床未満の病院と診療所での外来診療が対象であり，算定に当たっては，患者ごとの療養計画書の作成とそれへの患者の同意サインが必要である。療養計画書のモデル様式が定められており，患者の現症や検査データ，問診内容，食事・運動・喫煙などへの指導内容を含めた記載が求められており，B000特定疾患療養管理料のようなカルテ上での簡単な記載で済ませられない。

　同管理料は，医学管理・検査・投薬・注射・病理診断の費用などを包括した診療報酬なので，入院医療におけるDPCと似た側面もあるが，似た状態の患者であっても，患者ごとに算定するかどうかを決められる点では大きく異なる。A001「注8」に掲げる医学管理，第1部「医学管理等」のうち，糖尿病合併症管理料，がん

性疼痛緩和指導管理料，外来緩和ケア管理料，糖尿病透析予防指導管理料，慢性腎臓病透析予防指導管理料については包括点数から除外されており，同時に算定することができる。

　全体として，同管理料は，生活習慣病の外来治療管理のあるべきスタイルを診療報酬の面から提示したものと考えられる。同管理料算定を前提に生活習慣病の治療管理に特に力を入れて，診療体制を整備している医療機関もみられるようになった。

　なお，2012年改定において，施設基準として屋内禁煙とすることが要件とされたが，2020年改定で施設基準がなくなった。また，2020年改定で糖尿病患者には眼科受診勧奨（年1回程度）及び療養計画書の記載項目に歯科受診の状況に関する記載欄が追加された。

《血糖自己測定指導加算》

　糖尿病患者のうち基本的教育が行われ，疾病理解ができている場合，血糖を自ら測定し，自己管理に生かしたいと希望する患者も少なくない。一般にはインスリン治療を行っていない糖尿病患者の自己血糖測定は任意となり，費用は自己負担となってしまうが，同管理料を算定する患者では，年に1回ではあるが，500点の加算が認められており，これにより血糖試験紙などを医療機関が給付することになる。

　この自己血糖測定指導加算の算定対象は，中程度以上の2型糖尿病患者で，検査データとして，HbA1cが8.4%以上（NGSP値，JDS値では8.0%以上）がその目安となる。

　2018年改定で，療養計画書は該当患者の治療管理において必要な項目のみ記載することで差し支えないが，糖尿病の患者では，検査欄の血糖値及びHbA1cの欄，高血圧症の患者については血圧の欄を必ず記載することとなった。また，2024年改定では「必要に応じて」の文言が削除され，学会などの診療ガイドライン等や診療データベース等を参考にするようにも記載されている。

※**メタボリックシンドローム**：日本ではウエスト周囲径（おへその高さの腹囲）が男性85cm，女性90cmを超え，以下の①，②，③の高血圧・高血糖・脂質代謝異常の3つ

のうち2つにあてはまるとメタボリックシンドロームとされる。

①高トリグリセリド血症かつ／または低HDL血症（≧中性脂肪150mg/dL，HDL-コレステロール値40mg/dL）

②収縮期血圧かつ／または拡張期血圧（≧130mmHg，≧85mmHg）

③空腹時高血糖≧110mg/dL

2022年改定では，「注2」の投薬が包括対象から外された。また，処方箋を交付する場合の「1」とそれ以外の「2」の区分が廃止された。

外来データ提出加算（50点）が新設された。また，情報通信機器を使った場合の評価がなくなった。

2024年改定では，従前の生活習慣病管理料の要件の見直しが行われ，療養計画書の簡素化が進められた。

2025（令和7）年から運用開始予定の電子カルテ情報共有サービスを活用する場合，血液検査項目についての記載を不要にし，療養計画書については患者の求めに応じて，電子カルテ情報共有サービスにおける患者サマリーに，療養計画書の記載事項を入力した場合は療養計画書の作成及び交付をしているものとみなすことができるようになった。

また，患者の状態に応じて28日以上の長期の処方を行うことやリフィル処方箋を交付することに対応可能であることを医療機関の見やすい場所に掲示するとともに，患者から求められた場合に適切に対応することが求められる。

また，糖尿病患者について歯科受診の推奨が求められているなどの変更点もある。

保険請求上の留意点

①脂質異常症，高血圧症または糖尿病を主病とする患者の治療において生活習慣に関する総合的な治療管理が重要であることから設定された。治療計画を策定し，栄養，運動，休養，喫煙，家庭での体重や血圧の測定，飲酒，服薬等，生活習慣に関する総合的な治療管理を行った場合に，200床未満の病院・診療所において算定する。

②患者の状態に応じ，28日以上の長期の投薬

を行うことまたはリフィル処方箋を交付することに対応可能であることを見やすい場所に掲示し，患者の状態を踏まえて適切に対応を行う。

③糖尿病患者については，患者の状態に応じて，年1回程度眼科の医師の診察を受けるよう指導を行う。歯周病の診断と治療のため，歯科を標榜する医療機関への受診を促す。

「注4」外来データ提出加算を算定する場合には，以下の要件を満たす必要がある。

①厚生労働省が毎年実施する「外来医療，在宅医療，リハビリテーション医療の影響評価に係る調査」（以下「外来医療等調査」という）に準拠したデータを正確に作成し，継続して提出されることを評価したものである。提出されたデータは，特定の患者個人を特定できないように集計し，厚生労働省保険局において外来医療等に係る実態の把握・分析等のために適宜活用されるものである。

②加算は，データ提出の実績が認められた保険医療機関において，生活習慣病管理料（Ⅰ）を現に算定している患者について，データを提出する外来診療に限り算定する。

③データの提出を行っていない場合又はデータの提出（データの再照会に係る提出も含む）に遅延等が認められた場合，当該月の翌々月以降について，算定できない。また，算定ができなくなった月以降，再度，データ提出の実績が認められた場合は，翌々月以降について，算定ができる。

④データの作成は3月単位で行うものとし，作成されたデータには第1月の初日から第3月の末日までにおいて対象となる診療に係るデータが全て含まれていなければならない。

⑤②の「データ提出の実績が認められた保険医療機関」とは，データの提出が厚生労働省保険局医療課において確認され，その旨を通知された保険医療機関をいう。

カルテへの記載事項

●療養計画書の写しを添付

●血液検査結果を療養計画書と別に交付している場合または患者の求めに応じて，電子カルテ情報共有サービスを活用して共有している場合で，その旨を診療録に記載している場合は，療養計画書

の血液検査項目についての記載を省略できる　　　（いずれかを主病とする外来患者）

適応疾患　●脂質異常症・高血圧症・糖尿病

B001-3-2　ニコチン依存症管理料

ニコチン依存症管理料
1　ニコチン依存症管理料1
　イ　初回　　　　　　　　　　　　　　230 点
　ロ　2回目から4回目まで
　　（1）　対面で行った場合　　　　　　184 点
　　（2）　情報通信機器を用いた場合　　155 点
　ハ　5回目　　　　　　　　　　　　　180 点
2　ニコチン依存症管理料2（一連につき）　800 点
注1　届出医療機関において，禁煙を希望するニコチ
　　ン依存症の患者に対し，治療の必要を認め，治療
　　内容等を説明し，文書により患者の同意を得た上
　　で，禁煙に関する総合的な指導及び治療管理を行
　　うとともに，その内容を文書により情報提供した
　　場合に，「1」の場合は5回に限り，「2」の場合は
　　初回時に1回に限り算定。ただし，基準〔告示〔4〕
　　第3・5(2)，『診療点数早見表2024年度版』p.1321〕
　　を満たさない場合は100分の70で算定。
　2　D200スパイログラフィー等検査「4」呼気ガ
　　ス分析の費用は，所定点数に包括。
　3　「1」の「ロ」の（2）を算定する場合は，A001
　　再診料，A002外来診療料，C000往診料，C001
　　在宅患者訪問診療料（Ⅰ）又はC001-2在宅患者
　　訪問診療料（Ⅱ）は別に算定できない。

　ニコチン依存症管理料は，**禁煙指導を推進**す
るために設けられた医学管理料であり，**禁煙補
助薬剤の保険給付**に道をひらいたことに意義が
ある。
　ニコチン依存症は薬物依存症の一つである。
ニコチンはナス科植物のタバコに含まれ，ほと
んどが紙巻タバコ商品の喫煙を常習することで
起こる。ニコチンは，神経伝達物質であるアセ
チルコリンに構造が類似し，ニコチン性アセチ
ルコリン受容体（レセプター）に作用すること
で，中枢神経のドパミン神経系を活性化する。
そのため，摂取後に一時的に快の感覚や覚醒作
用を得られる。このような薬理作用は，覚醒剤
など依存性を有する他の薬物と共通である。
　ニコチン摂取を続けると，ニコチン受容体数
が減り，ニコチンを摂取しないと神経伝達が低
下した状態となる。自覚的には不安症状やイラ
イラ感など不愉快な気分を生じる。こうしたニ
コチン離脱症状は1時間ほどで喫煙への欲求と
して表われる。タバコ喫煙に対して依存症の状

態にある者が「喫煙でリラックスできる」状態
は，離脱症状を喫煙によるニコチン摂取で一時
的に緩和している状態である。こうした体験が
積み重なり，習慣的依存が強まり，多くの喫煙
者が自らの意思で禁煙することが困難になる。
これがニコチン依存症（俗にいうニコチン中毒）
である。
　喫煙が脳血管疾患・心臓疾患，呼吸器疾患の
発症に関係し，また，癌の最大のリスクファク
ターであることは広く知られている。喫煙者の
多くがそれを認識しつつも禁煙できないでいる
のは，ニコチンへの身体的精神的依存による。
《ニコチン依存症の治療と禁煙指導》
　ニコチン依存症は身体的依存と精神的依存か
らなっており，禁煙指導においては，前者には
薬物療法（行わない場合もありうる），後者に
は行動療法（必須）が行われる。
　薬物療法（**図表51**）は，ニコチン離脱症状
を緩和するもので，**ニコチンガム，ニコチンパッ**

**図表51　ニコチン依存症治療に用いられる薬物
（禁煙補助薬）**

(1) ニコチンガム（ニコレット）
一般用医薬品。保険適用なし。 　1個ニコチン2mg。1日24～1個（漸減使用） アイスミント味，クールミント味，フルーティミン ト味もあり。
(2) ニコチンパッチ（ニコチネルTTS）
貼付薬である。1日1回交換。限定保険適用。 　30，20，10の3種類あり。TTS20，10は市 販されている 　30を4週間，20を2週間，10を2週間使用し， 最大で10週間まで。
(3) バレニクリン（チャンピックス）
非ニコチン経口補助剤。ニコチン受動体部分作動薬。 保険適用あり。 　0.5mg，1mgの2種あり。 　1～3日目は0.5mg／日，4～7日目は0.5mg ×2錠／日，8日目以降は1.0mg×2錠／日，8 日目から禁煙とする。投与期間は12週間。

図表 52　ニコチン依存症治療の行動療法（厚労省禁煙支援マニュアル）

(1) **目標設定**：禁煙開始日を決める
(2) **行動契約**：禁煙宣言をする。宣誓書にサインする
(3) **セルフモニタリング**：喫煙行動を手帳などに記録
(4) **刺激統制法**：喫煙したくなる場所や状況を避ける
(5) **反応妨害法**：喫煙したくなったら別のことをする
(6) **オペラント強化法**：うまくできたら自分をほめる
(7) **自己主張訓練**：タバコを勧められたときの上手な断り方を身につける
(8) **再発防止訓練**：再喫煙しやすい状況を予測し，その対策を練習しておく
(9) **認知再構成法**：禁煙失敗時に，失敗はつきものであり，今回の経験が次回に役立つと考える
(10) **ソーシャルサポート**：家族・友人・同僚などの協力が得られるようにする

図表 53　ニコチン依存症スクリーニングテスト（TDS）

(1) 自分が吸うつもりよりも，ずっと多くタバコを吸ってしまうことがありましたか
(2) 喫煙や本数を減らそうと試みて，できなかったことがありましたか
(3) 禁煙したり本数を減らそうとしたときに，タバコがほしくてほしくてたまらなくなることがありましたか
(4) 禁煙したり本数を減らそうとしたときに，次のどれかがありましたか（イライラ，神経質，落ちつかない，集中しにくい，ゆううつ，頭痛，眠気，胃のむかつき，脈が遅い，手のふるえ，食欲または体重増加）
(5) (4)の症状を消すために，またタバコを吸い始めることがありましたか
(6) 重い病気にかかったときに，タバコはよくないとわかっているのに吸うことがありましたか
(7) タバコのために自分に健康問題が起きているとわかっていても，吸うことがありましたか
(8) タバコのために自分に精神的問題が起きているとわかっていても，吸うことがありましたか
(9) 自分はタバコに依存していると感じることがありましたか
(10) タバコが吸えないような仕事やつきあいを避けることが何度かありましたか
　10点満点で，5点以上あればニコチン依存症と診断される

チなどのニコチン製剤，ニコチン受容体に作用する非ニコチン薬物が用いられる。いずれの場合も 3 カ月程度での終了が基本である。また，行動療法としては**図表 52** のような項目がある。

　以前は，ED 治療におけるバイアグラと同様に，禁煙にかかる費用はすべて健康保険の対象外（自由診療）であったため患者の全額負担であったが，2006 年より一定の要件に合致する患者について，別に定められた施設基準を満たした医療機関が行う禁煙指導に保険診療が適応されることとなった。

　患者については，一定期間以上の喫煙歴があること，ニコチン依存症であること，禁煙の意志があることが対象の条件とされている。

　35 歳以上の者の喫煙歴については，ブリンクマン指数（1 日の喫煙本数×喫煙年数）が200 以上あることが条件とされているが，比較的喫煙年数の短い患者を早く禁煙させるためには要件を緩和すべきとの意見が学会で出されていたが，2016 年の改定で，**35 歳未満のニコチン依存症については，喫煙本数のブリンクマン指数条件を除外**してよいことになった。

　ニコチン依存症の判定には，スクリーニングテストとしては TDS が一般的で，5 点以上をニコチン依存症と診断する（**図表 53**）。

　禁煙の意志については，「直ちに禁煙する」ことを希望していることが大切で，そのうえで，禁煙治療のための標準手順書に則った禁煙プログラムについて説明を受け，文書で同意することが求められている。

　施設要件としては，経験のある医師・看護スタッフが配置されていることのほかに，呼気一酸化炭素濃度測定装置があること（**図表 54**），施設内禁煙が実施されていることが求められている。また，禁煙治療の実施成績の報告が求められる。

　診療科についての規制はないので，内科・精神科などに限らず，耳鼻科・眼科などでも要件を満たしていればニコチン依存症の保険診療は可能である。

《ニコチン依存症と保険診療》

　ニコチン依存症の保険診療は，ニコチン依存症管理料によって行われる。**保険診療適応期間は 12 週間**であり，これを超えての保険診療はできない。追跡調査により，計画的指導管理の

図表54　スモーカライザー。呼気中の一酸化炭素 （CO）濃度を測定する器械。

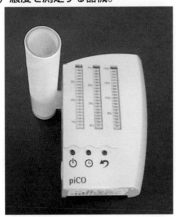

ために受診した回数の多い患者ほど禁煙成功率が高くなっており，同管理料が算定可能である5回まで受診指導させることが望ましい。

なお，禁煙に失敗したものであっても，1年経過すれば，再度保険診療での禁煙治療を受けることができる。

《加熱式タバコ》

加熱式タバコとは，電気でタバコ葉やタバコ葉を用いた加工品を加熱することで煙を発生させるものである。専用機器を用いる。加熱の方法や温度などは製品ごとに異なっている。副流煙はほとんど発生しないと言われ，商品としてはアイコスやグローなどがある。

加熱式タバコの主流煙には，紙巻タバコと同程度のニコチンを含む製品もあるが，加熱式タバコ喫煙時の室内におけるニコチン濃度は，紙巻タバコに比べれば低く，主流煙に含まれる主要な発がん性物質の含有量も，紙巻タバコに比べれば少ないという報告もある。

現時点までに得られた科学的知見では，加熱式タバコによる将来の健康影響はわかっていない。現在，加熱式タバコを使用している人々の健康状態の累積データが，加熱式タバコの健康被害の有無を評価する資料となると考えられる。

加熱式タバコとは異なるが，最近利用者が増えているものに電子タバコがある。電子タバコとは，タバコ型の吸入器によってタバコやミント，フルーツなどの味・香りをつけた水蒸気を吸引するものである。禁煙やタバコを減らすための目的で勧められている面もある。日本ではニコチンはリキッドに含まれていないことになっているが，現実にはニコチンが含まれているという報告もある。また，他の有害物質が含まれている可能性もある。電子タバコの利点をうたいながら商品の購買を勧めているが，その内容に対するきっちりとした科学的データは少ないのが現実である。WHOからは電子タバコの有害性の指摘も出されている。

《治療の実績がない場合の減算》

2016年の改定により，本管理料を算定しているが，**複数回の指導を行う患者が少ない場合は点数の減算が行われる**ことになった。本管理料の算定対象患者への指導回数が年平均2回未満の場合には，管理料の70％しか算定できない。つまり，1回きりの管理料算定患者が多い医療機関は，ニコチン依存症患者の治療管理計画が不十分なゆえとみなされる。

こうした規定が設けられた背景としては，禁煙する確たる意思がないのに，一時的休煙（飛行機旅行など）のために禁煙補助薬を求めるニコチン依存症患者が少なからず存在していることと無縁ではない。一時的喫煙休止のための禁煙補助薬使用は保険診療対象ではないことを再確認するため，保険医療機関にクギを刺すものと言えるだろう。

《情報通信機器を用いた場合》

2020年改定の変更点としては，ニコチン依存症管理料1のロ（2）に情報通信機器を用いた場合が2〜4回目に新設された。ニコチン依存症管理料2は初回から5回まで一連の評価を初回1回に限り算定するものである。医療機関からすれば途中で来なくなる患者に対して初回で算定終了できる利点があるが，きちんと5回受診した際に算定するよりも低い点数となる。

患者からすれば5回きちんと来院すれば個別に支払うよりも安くすむこととなる。また2020年改定より加熱式タバコの喫煙者も対象となった。

《B100 禁煙治療補助システム指導管理加算》

2022年改定により，禁煙治療補助システム

（ニコチン依存症治療アプリ及び呼気一酸化炭素濃度測定器）に係る指導管理を行った場合に，B100 禁煙治療補助システム指導管理加算が算定可となったが，2024 年改定で B001 は削除され，B005-14 プログラム医療機器等指導管理料に統合された。

保険請求上の留意点

入院中の患者以外の患者に対し，「禁煙治療のための標準手順書」に沿って，初回の算定日から起算して 12 週間にわたり計 5 回の禁煙治療を行った場合に算定する。加熱式たばこ喫煙患者についても，同手順書に沿って禁煙治療を行う。

カルテへの記載事項

● 治療管理の要点を記載
● ニコチン依存症管理料 2 を算定する場合，患者の同意を文書により得た上で初回の指導時に，診療計画書を作成し，患者に説明し，交付するとともに，その写しを診療録に添付
● ニコチン依存症管理料 2 を算定した患者について，2 回目以降の指導予定日に受診しなかった場合，当該患者に対して電話等によって，受診を指示。また，受診を中断する場合，受診を中断する理由を聴取し，診療録等に記載

レセプト摘要欄への記載事項

● 初回の当該管理料を算定した年月日を記載

適応疾患　● ニコチン依存症

B001-3-3　　生活習慣病管理料（Ⅱ）　新

生活習慣病管理料（Ⅱ）　　　　　　**333 点**

注 1　厚生労働大臣が定める施設基準〔告示 [4] 第 3・4 の 9(1)『診療点数早見表 2024 年度版』p.1320〕を満たす保険医療機関（許可病床数が 200 床未満の病院又は診療所に限る）において，脂質異常症，高血圧症又は糖尿病を主病とする患者（入院中の患者を除く）に対して，当該患者の同意を得て治療計画を策定し，治療計画に基づいて生活習慣に関する総合的な治療管理を行った場合に，**月 1 回に限り算定**。ただし，糖尿病を主病とする場合，C101 在宅自己注射指導管理料を算定しているときは，算定不可。

2　生活習慣病管理を受けている患者に対して行った A001「注 8」に掲げる医学管理，第 2 章第 1 部第 1 節医学管理料等〔B001「9」外来栄養食事指導料，B001「11」集団栄養食事指導料，B001「20」糖尿病合併症管理料，B001「22」がん性疼痛緩和指導管理料，B001「24」外来緩和ケア管理料，B001「27」糖尿病透析予防指導管理料，B001「37」慢性腎臓病透析予防指導管理料，B001-3-2 ニコチン依存症管理料，B001-9 療養・就労両立支援指導料，B005-14 プログラム医療機器等指導管理料，B009 診療情報提供料（Ⅰ），B009-2 電子的診療情報評価料，B010 診療情報提供料（Ⅱ），B010-2 診療情報連携共有料，B011 連携強化診療情報提供料及び B011-3 薬剤情報提供料を除く〕の費用は，生活習慣病管理料（Ⅱ）に含まれる。

3　**血糖自己測定指導加算**〔糖尿病を主病とする患者（2 型糖尿病の患者であってインスリン製剤を使用していないものに限る）に対して，血糖自己測定値に基づく指導を行った場合〕：**500 点**（年 1 回に限り）

4　**外来データ提出加算**〔厚生労働大臣が定める施設基準〔告示 [4] 第 3・4 の 9(3)『診療点数早見表 2024 年度版』p.1320〕に適合しているものとして地方厚生局長等に届け出た保険医療機関において，診療報酬の請求状況，生活習慣病の治療管理の状況等の診療の内容に関するデータを継続して厚生労働省に提出している場合〕：**50 点**

5　B001-3 生活習慣病管理料（Ⅰ）を算定した日の属する月から起算して 6 月以内の期間においては，生活習慣病管理料（Ⅱ）は，算定不可。

6　別に厚生労働大臣が定める施設基準に適合しているものとして地方厚生局長等に届け出た保険医療機関において，生活習慣病管理料（Ⅱ）を算定すべき医学管理を情報通信機器を用いて行った場合，所定点数に代えて，**290 点**を算定。

2024 年度診療報酬改定では，生活習慣病に対する質の高い疾病管理を推進する観点から，生活習慣病管理料についての要件および評価が見直されることになった。それに伴って**特定疾病療養管理料の対象から脂質異常症（家族性高コレステロール血症など遺伝性疾患は除く），高血圧，糖尿病が除外**されることとなった。

生活習慣病管理料（Ⅱ）は，脂質異常症，高血圧，または糖尿病を主病とする患者の治療において，治療計画を策定し，治療計画に基づき，栄養，運動，休養，喫煙，家庭での体重や血圧の測定，飲酒，服薬およびそのほか療養を行うにあたっての問題点などの生活習慣に関する総合的な治療管理を行った場合に算定できる。

対象施設は，許可病床数が 200 床未満の病院または診療所である。

治療計画に基づく総合的な治療管理は，歯科医師，薬剤師，看護師，管理栄養士等の多職種と連携して実施することが望ましいとされている。

今まで脂質異常症，高血圧，糖尿病で特定疾患療養管理料を算定していた場合に比べて，**生活習慣病管理料（Ⅱ）では，療養計画書の作成や生活習慣病に関する総合的な治療管理が求められる**ことになる。

食事・運動・たばこ・その他の生活に関して問診を実施し，目標となる体重などを定める。また，食事・運動・たばこ・その他の生活に関しても重点を置く目標を定める必要がある。また，それらの項目について継続的に評価する。患者の日常生活を問い直し，目標を定め，療養計画書（**図表55**）に患者の署名をもらうことは，いままで以上の手間ひまが必要となる。

学会等の診療ガイドラインや診療データベース等の診療支援情報を参考にする必要もある。

療養計画書に患者のサインを得られない場合もありうるが，同一保険医療機関内で当該管理料を算定する者と算定しない者が混在しても差し支えないことになっている。

また，患者の状態に応じて28日以上の長期の処方を行うことや，リファイル処方箋を交付することについて対応可能であることを医療機関の見やすい場所に掲示するとともに，患者から求められた場合に適切に対応することが求められる。

糖尿病患者に関しては，年1回程度の眼科受診に加えて，歯科受診を推奨することが求められている。

生活習慣病管理料（Ⅱ）と生活習慣病管理料（Ⅰ）の違いは，Ⅱでは，**検査・注射・病理診断の費用が包括されず，別に算定できる**点であり，生活習慣病管理料（Ⅱ）では，情報通信機器を用いた場合の点数も設定されている。

科学的根拠に基づいた医療を，生活習慣病で実践する必要性から行われた診療報酬改定であろうが，果たして診療報酬改定・点数操作で国民の生活習慣病の改善が得られるのかだろうか。国民が自らの生活習慣を変えられる生活状況の経済的・時間的・

精神的な余裕がなければ，予防効果は期待したほど上がらないかもしれない。

今回の診療報酬改定の外来部門のトピックとなる項目であり，臨床現場での混乱および医療機関の経営的疲弊や，現場の疲労のみを巻き起こす結果にもなりかねない危惧もある。外来データ提出加算から得られた情報で，有意義なデータが得られるかが課題となる管理料である。

保険請求上の留意点

①生活習慣病管理料（Ⅱ）は，脂質異常症，高血圧症または糖尿病を主病とする患者の治療においては生活習慣に関する総合的な治療管理が重要であることから設定されたものであり，治療計画を策定し，当該治療計画に基づき，栄養，運動，休養，喫煙，家庭での体重や血圧の測定，飲酒，服薬およびその他療養を行うに当たっての問題点等の生活習慣に関する総合的な治療管理を行った場合に，許可病床数が200床未満の病院および診療所であ

図表55-1　生活習慣病　療養計画書 （初回用）

(別紙様式9)

生活習慣病 療養計画書 初回用					(記入日： 　　年　　月　　日)
患者氏名：			（男・女）	主病：	
生年月日：明・大・昭・平・令　　年　　月　　日生（　　才）				□糖尿病　□高血圧症　□脂質異常症	

	ねらい：検査結果を理解できること・自分の生活上の問題点を抽出し，目標を設定できること		
目標	【目標】□体重：（　　　　kg）　□BMI：（　　　　）　□収縮期／拡張期血圧（　　／　　mmHg） 　　　　□HbA1c：（　　　　%）		
	【①達成目標】：患者と相談した目標		
	[　　　　　　　　　　　　　　　　　　　　　　　　　　　　　　　　　　　]		
	【②行動目標】：患者と相談した目標		
	[　　　　　　　　　　　　　　　　　　　　　　　　　　　　　　　　　　　]		
重点を置く領域と指導項目	□食事	□食事摂取量を適正にする　　　　　　　　　　□食塩・調味料を控える □野菜・きのこ・海藻など食物繊維の摂取を増やす　□外食の際の注意事項（　　　　　　） □油を使った料理(揚げ物や炒め物等)の摂取を減らす　□その他（　　　　　　　） □節酒：[減らす(種類・量：　　　　　　　を週　　回)] □間食：[減らす(種類・量：　　　　　　　を週　　回)] □食べ方：(ゆっくり食べる・その他（　　　　　　　　）) □食事時間：朝食，昼食，夕食を規則正しくとる		
	□運動	□運動処方：種類(ウォーキング・　　　　　　　　　　　　　　） 　　時間(30分以上・　　　　)，頻度(ほぼ毎日・週　　　日) 　　強度(息がはずむが会話が可能な強さ or 脈拍　　拍/分 or　　) □日常生活の活動量増加(例：1日1万歩・　　　　　　　　　　) □運動時の注意事項など（　　　　　　　　　　　　　　　）		
	□たばこ	□非喫煙者である □禁煙・節煙の有効性　　　□禁煙の実施方法等		
	□その他	□仕事　　　　□余暇　　　□睡眠の確保(質・量)　□減量 □家庭での計測(歩数，体重，血圧，腹囲等) □その他（　　　　　　　　　　　　　　）		
検査	【血液検査項目】(採血日　　月　　日)　　　　　　□総コレステロール　（　　　　　　　mg/dl） □血糖（□空腹時 □随時 □食後（　　）時間）　□中性脂肪　（　　　　　　　mg/dl） 　　　　（　　　　　　　mg/dl）　□HDLコレステロール（　　　　　　　mg/dl） □HbA1c：（　　　　%）　　□LDLコレステロール（　　　　　　　mg/dl） ※血液検査結果を手交している場合は記載不要　□その他（　　　　　　　　　　）		
	【その他】 □栄養状態　(低栄養状態の恐れ　良好　肥満) □その他（　　　　　　　　　　　　）		
※実施項目は，□にチェック，（ ）内には具体的に記入			
患者署名		医師氏名	

る保険医療機関において算定する。この場合，当該治療計画に基づく総合的な治療管理は，歯科医師，薬剤師，看護職員，管理栄養士等の多職種と連携して実施することが望ましい。

② A000 初診料を算定した日の属する月においては，本管理料は算定しない。

③ 本管理料は，栄養，運動，休養，喫煙，飲酒，服薬等の生活習慣に関する総合的な治療管理を行う旨，患者に対して療養計画書により丁寧に説明を行い，患者の同意を得るとともに，当該計画書に患者の署名を受けた場合に算定できる。なお，療養計画書は，当該患者の治療管理において必要な項目のみを記載することで差し支えない。

④ 血液検査結果を療養計画書と別に交付している場合または患者の求めに応じて電子カルテ情報共有サービスを活用して共有している場合であって，その旨を診療録に記載している場合は，療養計画書の血液検査項目についての記載を省略して差し支えない。

⑤ 当該患者の診療に際して行った A001「注8」外来管理加算，B001「9」外来栄養食事指導料，同「11」集団栄養食事指導料，同「20」糖尿病合併症管理料，同「22」がん性疼痛緩和指導管理料，同「24」外来緩和ケア管理料，同「27」糖尿病透析予防指導管理料，同「37」慢性腎臓病透析予防指導管理料，B0001-3-2 ニコチン依存症管理料，B001-9 療養・就労両立支援指導料，B005-14 プログラム医療機器等指導管理料，B009 診療情報提供料（Ⅰ），B009-2 電子的診療情報評価料，B010 診療情報提供料（Ⅱ），B010-2 診療情報連携共有料，B011 連携強化診療情報提供料および B011-3 薬剤情報提供料を除く）の費用は，すべて所定点数に含まれる。

⑥ 本管理料を継続して算定する月においては，療養計画書を交付するものとするが，その内容に変更がない場合はこの限りでない。ただし，その場合も，患者またはその家族等から求めがあった場合に交付するとともに，概ね4月に1回以上は交付する。なお，この場合も④を適用して差し支えない。

⑦ ③および⑥について，患者の求めに応じて，電子カルテ情報共有サービスにおける患者サマリーに療養計画書での記載事項を入力し，診療録にその記録および患者の同意を得た旨を記録している場合は，療養計画書の作成および交付をしているものとみなす。ただし，この場合においても，③のとおり丁寧に説明を行い，患者の同意を得る。

⑧ 同一保険医療機関において，脂質異常症，高血圧症または糖尿病を主病とする患者について，当該管理料を算定するものと算定しないものが混在するような算定を行うことができる。

⑨ 学会等の診療ガイドライン等や診療データベース等の診療支援情報を参考にする。

B001-2
〜
B001-9

図表55-2　生活習慣病　療養計画書 （継続用）

（別紙様式9の2）

生活習慣病　療養計画書　継続用		（記入日：　　　年　　月　　日）（　　回目）
患者氏名：	（男・女）	主病：
生年月日：明・大・昭・平・令　　年　　月　　日生（　　才）		□糖尿病　□高血圧症　□脂質異常症

ねらい：重点目標の達成状況を理解できること・目標再設定と指導された生活習慣改善に取り組めること

【目標】

【目標】□体重：（　　　kg）　□BMI：（　　　）　□収縮期/拡張期血圧（　　／　　mmHg）
　　　　□HbA1c：（　　　%）

【①目標の達成状況】
[　　　　　　　　　　　　　　　　　　　　　　　　　　　　　　　　　　　]

【②達成目標】：患者と相談した目標
[　　　　　　　　　　　　　　　　　　　　　　　　　　　　　　　　　　　]

【③行動目標】：患者と相談した目標
[　　　　　　　　　　　　　　　　　　　　　　　　　　　　　　　　　　　]

【重点を置く領域と指導項目】

□食事
- □今回は，指導の必要なし
- □食事摂取量を適正にする
- □野菜・きのこ・海藻など食物繊維の摂取を増やす　　□食塩・調味料を控える
- □油を使った料理（揚げ物や炒め物等）の摂取を減らす　□外食の際の注意事項（　　　）
- □節酒：[減らす（種類・量：　　　を週　回）]　　□その他（　　　）
- □間食：[減らす（種類・量：　　　を週　回）]
- □食べ方：（ゆっくり食べる・その他　　　）
- □食事時間：朝食，昼食，夕食を規則正しくとる

□運動
- □今回は，指導の必要なし
- □運動処方：種類（ウォーキング・　　　）
　時間（30分以上・　　），頻度（ほぼ毎日・週　　日）
　強度（息がはずむが会話が可能な強さ or 脈拍　　拍/分 or　　）
- □日常生活の活動量増加（例：1日1万歩・　　　）
- □運動時の注意事項など（　　　）

□たばこ
- □禁煙・節煙の有効性　　□禁煙の実施方法等

□その他
- □仕事　　□余暇　　□睡眠の確保（質・量）　　□減量
- □家庭での計測（歩数，体重，血圧，腹囲等）

【検査】

【血液検査項目】（採血　　月　　日）　　□総コレステロール（　　　）	mg/dl
□血糖（□空腹時　□随時　□食後（　　）時間）　□中性脂肪（　　　）	mg/dl
mg/dl）　□HDLコレステロール（　　　）	mg/dl
□HbA1c：（　　　　　%）　□LDLコレステロール（　　　）	mg/dl

※血液検査結果を手交している場合は記載不要　　□その他（　　　）

【その他】
□栄養状態　（低栄養状態の恐れ　良好　肥満）
□その他（　　　）

※実施項目は，□にチェック，（　　）内には具体的に記入

患者署名		医師氏名

　□　患者が療養計画書の内容について説明を受けた上で十分に理解したことを確認した。
（なお，上記項目に担当医がチェックした場合については患者署名を省略して差し支えない）

⑩患者の状態に応じ，28日以上の長期の投薬を行うことまたはリフィル処方箋を交付することについて，当該対応が可能であることを当該保険医療機関の見やすい場所に掲示するとともに，患者から求められた場合に，患者の状態を踏まえて適切に対応する。

⑪本管理料を算定する患者について，保険者から特定保健指導を行う目的で情報提供の求めがある場合には，患者の同意の有無を確認するとともに，患者の同意が得られている場合は必要な協力を行う。

⑫糖尿病の患者については，患者の状態に応じて，年1回程度眼科の医師の診察を受けるよう指導を行う。また，糖尿病の患者について，歯周病の診断と治療のため，歯科を標榜する保険医療機関への受診を促す。

⑬「注3」「注4」の加算の取扱いについては，B001-3 生活習慣病管理料（Ⅰ）の例による。

⑭「注6」情報通信機器を用いた医学管理については，オンライン指針に沿って診療を行った場合に算定する。

カルテへの記載事項

●療養計画書の写しを診療録に添付
●生活習慣病管理料（Ⅱ）を継続して算定する月の場合，交付した当該療養計画書の写しを診療録に添付
●血液検査結果を療養計画書と別に交付している場合または患者の求めに応じて，電子カルテ情報共有サービスを活用して共有している場合で，その旨を診療録に記載している場合は，療養計画書の血液検査項目についての記載を省略できる
●電子カルテ情報共有サービスにおける患者サマリーに，療養計画書での記載事項を入力し，診療録にその記録および患者の同意を得た旨を記録している場合は，療養計画書を作成・交付しているものとみなす

適応疾患　●脂質異常症，高血圧症，糖尿病を主病とする患者

B001-4　手術前医学管理料

手術前医学管理料　　　　　　　　　　**1,192 点**

注1　手術前検査の結果に基づき計画的医学管理を行う保険医療機関において，手術に際して L002 硬膜外麻酔，L004 脊椎麻酔又は L008 マスク又は気管内挿管による閉鎖循環式全身麻酔を行った場合に，当該手術料の算定日に算定。

2　同一患者に1月以内に手術前医学管理料を算定すべき医学管理を2回以上行った場合は，**第1回目の手術料を算定した日1回**に限り算定。

3　同一月に D208 心電図検査を算定した場合は，算定期日にかかわらず，**100分の90**で算定。

4　同一の部位につき E001 写真診断・E002 撮影と同時に2枚以上のフィルムで同一の方法により撮影を行った場合，2〜5枚目の写真診断・撮影の費用は **100分の50** の点数で別に算定可。6枚目以後は算定不可。

5　検査・画像診断のうち次に掲げるもの（手術前1週間以内の実施に限る）は，所定点数に包括。ただし，当該期間において同一の検査・画像診断を2回以上行った場合，2回目以降は算定可。
　イ　尿中一般物質定性半定量検査
　ロ　血液形態・機能検査
　　　末梢血液像（自動機械法），末梢血液像（鏡検法）及び末梢血液一般検査
　ハ　出血・凝固検査
　　　出血時間，プロトロンビン時間（PT）及び活性化部分トロンボプラスチン時間（APTT）
　ニ　血液化学検査
　　　総ビリルビン，直接ビリルビン又は抱合型ビリルビン，総蛋白，アルブミン（BCP改良法・BCG法），尿素窒素，クレアチニン，尿酸，アルカリホスファターゼ（ALP），コリンエステラーゼ（ChE），γ-グルタミルトランスフェラーゼ（γ-GT），中性脂肪，ナトリウム及びクロール，カリウム，カルシウム，マグネシウム，クレアチン，グルコース，乳酸デヒドロゲナーゼ（LD），アミラーゼ，ロイシンアミノペプチダーゼ（LAP），クレアチンキナーゼ（CK），アルドラーゼ，遊離コレステロール，鉄（Fe），血中ケトン体・糖・クロール検査（試験紙法・アンプル法・固定化酵素電極によるもの），不飽和鉄結合能（UIBC）（比色法），総鉄結合能（TIBC）（比色法），リン脂質，HDL-コレステロール，LDL-コレステロール，無機リン及びリン酸，総コレステロール，アスパラギン酸アミノトランスフェラーゼ（AST），アラニンアミノトランスフェラーゼ（ALT）並びにイオン化カルシウム
　ホ　感染症免疫学的検査
　　　梅毒血清反応（STS）定性，抗ストレプトリジンO（ASO）定性，抗ストレプトリジンO（ASO）半定量，抗ストレプトリジンO（ASO）定量，抗ストレプトキナーゼ（ASK）定性，抗ストレプトキナーゼ（ASK）半定量，梅毒トレポネーマ抗体定性，HIV-1抗体，肺炎球菌抗原定性（尿・髄液），ヘモフィルス・インフルエンザb型（Hib）抗原定性（尿・髄液），単純ヘルペスウイルス抗体定性，RSウイルス

　　抗原定性及び淋菌抗原定性
　ヘ　肝炎ウイルス関連検査
　　　HBs 抗原定性・半定量及び HCV 抗体定性・
　　　定量
　ト　血漿蛋白免疫学的検査
　　　C 反応性蛋白（CRP）定性及び C 反応性蛋白
　　　（CRP）
　チ　心電図検査
　　　D208「1」に掲げるもの
　リ　写真診断
　　　E001「1」「イ」に掲げるもの
　ヌ　撮影
　　　E002「1」に掲げるもの
6　D026 血液学的検査判断料，生化学的検査（Ⅰ）
　判断料又は免疫学的検査判断料との併算定不可。
7　特定入院料（A300 〜 A319）又は D027 基本的
　検体検査判断料との併算定不可。

　手術前医学管理料は，**手術前に行う定型的な
臨床検査・画像診断について，保険請求の簡素
化を目的として包括された医学管理料**である。
医学管理料という名称であるが，一般的な術前
検査の費用や判断料を，疾患や手術方式を問わ
ず一律に定めることに力点が置かれていると
言ってよい。性格的には，B001「15」慢性維
持透析患者外来医学管理料とよく似た医学管理
料である。

《手術前医学管理料の対象》

　手術前医学管理料の対象となるのは，L002
硬膜外麻酔，L004 脊椎麻酔，L008 マスク又は
気管内挿管による閉鎖循環式全身麻酔による手
術を行った場合である。疾病・手術の内容につ
いての規定はないが，局所麻酔や気道管理を伴
わない静脈麻酔下での手術は対象とならない。

　手術前 1 週間に行う一般的な臨床検査がすべて
所定点数に包括される。包括されている検査項
目等の判断料も管理料に含まれる。

《包括項目と算定の注意点》

　包括されている項目は，一般病院で疾患の種
類を問わず実施される，いわゆる「入院時一般
検査」に相当する内容である。造影剤使用エッ
クス線撮影や CT・MRI などの画像診断などは
含まれておらず，手術対象についての個別の臨
床検査を抑制するものではない配慮がされてい
る。検査が数項目だけであっても（待機的な手
術であって，一般術前検査と検討があらかじめ
終わっており，術前に簡単なチェックを行った
だけという場合など），この点数を算定するこ
とになる。

　コントロールが不十分な糖尿病患者の血糖検
査など，複数回の検査が必要な項目については，
2 回目以後は別に算定することが可能である。
ただし，手術前医学管理料と同一月に算定した
D208 心電図検査，同一部位で同一方法による
2 枚目以降 5 枚目までのエックス線撮影（包括
の対象となる E001 写真診断，E002 撮影）に
ついては減額した点数が定められている。

　特定入院料を算定している患者，DPC 対象
病院などでは算定できない。

対象患者　●L002 硬膜外麻酔，L004 脊椎
麻酔，L008 マスク又は気管内挿管による閉
鎖循環式全身麻酔による手術が行われた者

B001-5　　手術後医学管理料

手術後医学管理料
1　病院の場合　　　　　　　　　　　1,188 点
2　診療所の場合　　　　　　　　　　1,056 点
注1　病院（療養病棟，結核病棟及び精神病棟を除く）
　又は診療所（療養病床を除く）の入院患者につい
　て，入院から 10 日以内に行われた L008 マスク
　又は気管内挿管による閉鎖循環式全身麻酔を伴う
　手術後に医学管理を行った場合に，**当該手術料の
　算定日の翌日から 3 日に限り算定。**
2　同一の手術について，同一月に B001-4 手術前
　医学管理料を算定する場合，**本管理料を算定する
　3 日間は 100 分の 95 の点数で算定。**
3　検査のうち次に掲げるもの（手術料算定の翌日
　から 3 日以内の実施に限る）は，所定点数に包括。

イ　尿中一般物質定性半定量検査
ロ　尿中特殊物質定性定量検査
　　尿蛋白及び尿グルコース
ハ　血液形態・機能検査
　　赤血球沈降速度（ESR），末梢血液像（自動
　　機械法），末梢血液像（鏡検法）及び末梢血液
　　一般検査
ニ　血液化学検査
　　総ビリルビン，直接ビリルビン又は抱合型ビ
　　リルビン，総蛋白，アルブミン（BCP 改良法・
　　BCG 法），尿素窒素，クレアチニン，尿酸，ア
　　ルカリホスファターゼ（ALP），コリンエステ
　　ラーゼ（ChE），γ−グルタミルトランスフェラー
　　ゼ（γ−GT），中性脂肪，ナトリウム及びクロー

ル，カリウム，カルシウム，マグネシウム，ク
レアチン，グルコース，乳酸デヒドロゲナーゼ
（LD），アミラーゼ，ロイシンアミノペプチダー
ゼ（LAP），クレアチンキナーゼ（CK），アル
ドラーゼ，遊離コレステロール，鉄（Fe），血
中ケトン体・糖・クロール検査（試験紙法・ア
ンプル法・固定化酵素電極によるもの），不飽
和鉄結合能（UIBC）（比色法），総鉄結合能
（TIBC）（比色法），リン脂質，HDL－コレス
テロール，LDL－コレステロール，無機リン
及びリン酸，総コレステロール，アスパラギン
酸アミノトランスフェラーゼ（AST），アラニ
ンアミノトランスフェラーゼ（ALT），イオン
化カルシウム並びに血液ガス分析
- ホ　心電図検査
- ヘ　呼吸心拍監視
- ト　経皮的動脈血酸素飽和度測定
- チ　終末呼気炭酸ガス濃度測定
- リ　中心静脈圧測定
- ヌ　動脈血採取
4　D026 尿・糞便等検査判断料，血液学的検査判断料又は生化学的検査（Ⅰ）判断料との併算定不可。
5　特定入院料（A300～A319）又は D027 基本的検体検査判断料との併算定は不可。
6　A300 救命救急入院料，A301 特定集中治療室管理料の届出医療機関の入院患者は算定不可。

　手術前医学管理料と同様に，**手術後における定型的な臨床検査・画像診断について，保険請求の簡素化を目的に，包括点数化された医学管理料**である。

《包括項目と算定の注意点》

　手術前医学管理料と比較すると，呼吸心拍監視，経皮的動脈血酸素飽和度測定，終末呼気炭酸ガス濃度測定，中心静脈圧測定，動脈血採取

などが包括項目に追加されており，逆にエックス線撮影は除かれている。手術後回復室での医療における一般的臨床検査を反映した内容であり，同じ点数を手術翌日から3日間算定することができる。

　この管理料は，検査を含めた術後の医学管理全般を評価することを目的としているので，術後3日間，必ず何らかの該当検査を実施しなければならないというものではない。なお，手術前医学管理料と同様に，包括されている検査項目等の判断料も管理料に含まれる。

　患者の疾病や手術内容，術後の容態変化などによっては，出来高払い計算と比べて大幅に低い点数になる可能性はあるが，患者ごとに管理料を算定したり出来高払いにしたりすることは認められていない。

　届出は必要ないが，条件を満たす手術実施患者について，手術後医学管理料を算定するかどうかは保険医療機関単位で統一しなければならない。ただし，月単位で，全体を出来高払いに変更することは可能である。

　なお，A300 救命救急入院料または A301 特定集中治療室管理料の届出を行っている医療機関では算定できない。

対象患者　●入院日から起算して10日以内に行われた L008 マスク又は気管内挿管による閉鎖循環式全身麻酔を伴う手術後の患者

B001-6　肺血栓塞栓症予防管理料

肺血栓塞栓症予防管理料　　　　**305点**
注1　病院（療養病棟を除く）又は診療所（療養病床を除く）の入院患者であって肺血栓塞栓症発症の危険性が高いもの（結核病棟では手術を伴うもの，精神病棟では身体拘束が行われているものに限る）に対し，肺血栓塞栓症予防を目的として，機器又は材料を用いた計画的医学管理を行った場合に，入院中1回に限り算定。
　2　肺血栓塞栓症予防で行った処置に用いた機器及び材料の費用は，所定点数に包括。

　肺血栓塞栓症予防管理料は，**肺血栓塞栓症発症を予防する医学管理を評価**した診療報酬で，2004年に新たに保険収載された時点では，我

が国では，初めての「**予防医療**」に対する保険適用であった。

《肺血栓塞栓症とは》

　肺血栓塞栓症は，**下肢その他の静脈に生じた血栓が，静脈の血流に乗って大静脈・右心房・右心室・肺動脈へと流れることによって起こる疾患**である。肺動脈は分岐・狭細化していくので，どこかでこの血栓が肺動脈内腔を詰まらせることになり，肺塞栓症を発症させることになる（医療現場では「血栓が飛ぶ」という表現が用いられる）。

血栓が肺動脈を詰まらせると，その先の肺胞には血液が流れず，ガス交換（呼吸）ができなくなる。その結果，動脈血中の酸素分圧が急激に低下して，呼吸困難を来す。また，肺の血管抵抗が上昇して心臓機能・全身の血液循環に障害を起こす。ごく軽度であれば胸やけや息切れ，発熱などの症状で収まるが，中等症以上では，呼吸困難と胸痛，動悸，冷汗，チアノーゼ，血圧低下などが生じる。重症で胸痛・呼吸困難・ショック症状を発症したものでは，解離性大動脈瘤や心筋梗塞との鑑別が問題になり，救急処置中に診断確定に至らないまま死亡することも珍しくない。また，広範囲に肺塞栓を生じた場合はすぐに心肺停止となり，突然死することがある。一般に発症早期の死亡率は約 10 ～ 30% と報告されている。

肺梗塞症という呼称もあり，肺塞栓症によって肺組織への血流が途絶え，その結果，その部分から先の肺が壊死してしまった状態をいい，息苦しさや血痰などが見られる。

肺血栓塞栓症の原因である深部静脈血栓症は，静脈血の血流うっ滞，血液凝固亢進を背景として起こる。前者の原因としては長時間の同一姿勢，うっ血性心不全，下肢静脈瘤などが，後者の原因としては脱水状態，不整脈，癌，手術，エストロゲン製剤（ピルなど）の使用などがある。一般にもよく知られているのは，「エコノミークラス症候群」である。湿度が 20% 以下になって乾燥している飛行機，とりわけ座席が狭いエコノミークラス席で長時間同じ体勢でいることで発生することがあるため，そのように名づけられた。

《肺血栓塞栓症の予防》

入院治療中の患者では，麻痺などの障害や手術後安静その他の治療上の必要から，長時間の臥床・同一姿勢を余儀なくされることがしばしばあり，静脈血栓予防の基本である適度の運動が困難である。したがって，上述したリスクファクター（心房細動などの不整脈，うっ血性心不全，下肢静脈瘤，心筋梗塞や脳梗塞の既往）のある患者では，肺血栓塞栓症の発症を予防する積極的処置が望ましく，**血栓予防のための薬物による抗凝固療法や必要十分な水分摂取**などのほか，近年は**弾性ストッキング（または弾性包帯）着用，間歇的空気圧迫装置装着**が行われるようになった。特に過去に肺血栓塞栓症を起こしたことのある患者では必須の予防医療といってよい。

肺血栓塞栓症予防管理料は，そうした積極的予防処置を評価し，その費用を保険適用とすることで，入院中の肺血栓塞栓症ハイリスク患者への予防医療を普及させようとするものである。また，入院中にこうした予防処置が行われたことで，退院後の自宅療養などでの予防処置が継続される効果も期待される。

保険請求上の留意点

①機器（間歇的空気圧迫装置）あるいは材料（弾性ストッキングまたは弾性包帯）を用いて計画的医学管理を行ったときに算定できる。療養指導を行い，抗凝固剤を投与するだけでは算定対象とならない。

②入院中に 1 回のみ算定できる。

③必要な機器，材料の費用は管理料に含まれる。

対象患者　●肺血栓塞栓症を発症する危険性が高い入院患者（結核病棟においては手術を伴う患者，精神病棟においては治療上の必要から身体拘束が行われている患者に限る）

B001-2 ～ B001-9

B001-7　　リンパ浮腫指導管理料

リンパ浮腫指導管理料　　　　　　　　100点
注1　鼠径部，骨盤部若しくは腋窩部のリンパ節郭清を伴う悪性腫瘍に対する手術を行ったもの又は原発性リンパ浮腫と診断されたものに対し，その手術月又は前月，翌月（**原発性リンパ浮腫と診断されたものは，診断がされた日の属する月又はそ**の翌月のいずれか）に，医師又は医師の指示を受けた看護師，理学療法士，作業療法士が，リンパ浮腫の重症化等を抑制するための指導を実施した場合に，**入院中1回に限り算定。**

2　当該点数を算定して退院した患者に対し，当該保険医療機関又は退院後に B005-6「注1」地域

連携診療計画に基づいた治療を担う他の保険医療機関（B005-6-2 がん治療連携指導料を算定した場合に限る）において，退院月又はその翌月に指導を再度実施した場合，いずれかの保険医療機関において1回に限り算定。

　リンパ浮腫指導管理料は，**入院中のリンパ浮腫抑制治療に対して設けられた医学管理料**である。B001「13」在宅療養指導料や B001「20」糖尿病合併症管理料と同様に，**医師以外の医療スタッフが患者に丁寧な個別指導を行うこと**を評価して設けられた。

　リンパ浮腫指導管理の場合は，**医師の指示により看護師，理学療法士若しくは作業療法士の行う指導**が対象となる。

《リンパ浮腫とは》

　リンパ系の機能は，①毛細血管から組織間質にもれ出たタンパクなどの高分子物質を再び血流中に回収する組織間液の回収機能，②リンパ球やリンパ節を介して生体を感染や抗原から守る生体の防御機構──の二つに大別できる。

　リンパ浮腫とは，**①の組織間液回収機能に障害が起こり，組織間質内に血漿タンパクや水分が貯留してむくむ状態**をさす。一般的に，ほとんどが四肢（手足）に現れるが，下肢の付け根である陰部に強く出ることもある。リンパ管の先天性発育不全などの原因の不明な原発性リンパ浮腫と，原因の明らかな続発性（二次性）リンパ浮腫に分けられる。欧米では原発性例が多くみられ，我が国では子宮癌や乳癌の後に起こる続発性例がほとんどである。

　続発性（二次性）リンパ浮腫は，癌手術時に腋窩（腋の下）や骨盤腔内のリンパ節を取り除いたために生じたリンパの輸送障害が原因である。手術後の放射線療法によるリンパ管閉塞なども原因となる。

　リンパ浮腫が起きた手や足は大きく太く重くなり，動かしにくくなるが，麻痺や関節可動域制限などは伴わない。四肢のリンパ浮腫の多くは左右どちらかだけで，緩徐に発生・進行する。続発性浮腫では体幹近くから四肢の端末に向かって下行性に進行する。外傷，虫刺傷，患肢の使いすぎなどによって急激に腫脹する場合もある。一般には疼痛はみられないが，急激に浮腫が起こったときには緊満痛を伴うこともある。腫脹した手足の指趾は擦れて傷つきやすく，細菌や真菌の感染を誘発して，ときにリンパ管炎に至ることがある。

　我が国では，**子宮癌や乳癌などの後に起こる続発性例が多い**ので，診断をつけることは困難でない。確定診断には手足の端のリンパ管を露出して，造影剤を直接注入するリンパ管造影があるが，特別な場合以外は行われない。

《リンパ浮腫の治療》

　リンパ浮腫の治療としては，手術療法，薬物療法は一般的ではなく，**早期からの保存療法開始とその継続が第一選択**とされている。**図表56**に，リンパ浮腫の標準的保存療法の原則を示した。リンパ浮腫の保存的治療は継続することが大切であり，セルフケアが中心を占めるため，癌の手術や放射線治療を受ける前から退院時までの間に一定の時間をかけた説明や指導が重要な役割を果すことになる。

　なお，四肢のリンパ浮腫のセルフケアに必要な弾性着衣（弾性ストッキング，弾性スリーブ，弾性グローブ，弾性包帯）（**図表57・58**）については，医師の指示書があれば，療養費払いで保険適応となる。交換用と合わせて装着部位ごとに2組が保険給付可能であり，継続している

図表56　リンパ浮腫の標準治療

（1）リンパ誘導マッサージ
正常な部分の腋窩，鼠径部（ももの付け根）などをマッサージしてリンパ管運動を活発にし，皮膚のリンパを誘導，ついで患肢の中枢部から肢端に向かってマッサージを行う。
（2）圧迫療法
浮腫がマッサージによって軽減しても，放置すれば再び浮腫が悪化するので，マッサージ後には圧迫療法が不可欠となる。弾性ストッキングや弾性包帯により患肢を圧迫する。
（3）圧迫下の運動療法
弾性ストッキングや弾性包帯で圧迫した状態で運動することで，筋肉ポンプの働きを増し，リンパの輸送の活発化を促す。圧迫なしでの運動は腫脹を悪化させる。
（4）患肢の衛生管理
患肢は免疫力が低下しており，真菌や細菌の感染に弱いため，清潔に留意する必要がある。

図表57　上肢のスリーブ・グローブ

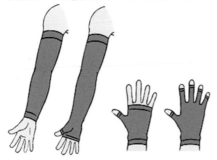

図表58　弾性ストッキング

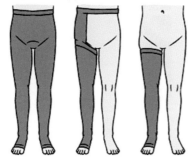

図表59　病期分類（国際リンパ学会）

0 期	リンパ液輸送が障害されているが，浮腫が明らかでない潜在性または無症候性の病態。
I 期	比較的蛋白成分が多い組織間液が貯留しているが，まだ初期であり，四肢を挙げることにより治まる。圧痕がみられることもある。
II 期	四肢の挙上だけではほとんど組織の腫脹が改善しなくなり，圧痕がはっきりする。
II期後期	組織の線維化がみられ，圧痕がみられなくなる。
III期	圧痕がみられないリンパ液うっ滞性象皮病のほか，アカントーシス（表皮肥厚），脂肪沈着などの皮膚変化がみられるようになる。

B001-2
～
B001-9

場合に6カ月経過後には新品の給付を請求することができる。

　その支給対象となるのは，鼠径部，骨盤部若しくは腋窩部のリンパ節郭清を伴う悪性腫瘍に対する手術を行ったもの又は原発性リンパ浮腫と診断されたものと規定されている。

保険請求上の留意点

①リンパ浮腫指導管理料の対象となるのは，鼠径部，骨盤部若しくは腋窩部のリンパ節郭清を伴う悪性腫瘍に対する手術を行った患者又は原発性リンパ浮腫と確定診断された患者である。なお，H007-4リンパ浮腫複合的治療料の重症の場合は2020年改定で病期分類II期以降の患者に変更された（**図表59**）。

②入院中の手術前後のいずれかの時期に1回，退院後の外来でもう1回算定することが可能である。また，原発性リンパ浮腫の場合は診断された月又はその翌月に算定可能である。

③指導内容として，リンパ浮腫の病因と病態の説明，治療方法の概要の説明，セルフケアの具体的実施方法の指導（**図表56**に示した内容），生活上の注意，感染症等増悪時の対処方法が，項目として挙げられている。要点のカルテ記載が必要である。

④入院医療機関または入院医療機関以外の医療機関（地域連携診療計画に基いた治療を担う医療機関であって，B005-6-2がん治療連携指導料を算定した場合に限る）が退院後の診療にあたった場合にも，指導を実施したいずれかの医療機関で1回に限り算定できる。

カルテへの記載事項

●指導内容の要点を記載

レセプト摘要欄への記載事項

●（入院）手術日または手術予定日（年月日）を記載

●（入院外）本管理料を退院後に再度算定した場合，退院日（年月日）と実施した手術名を記載

●（入院外）「注2」地域連携診療計画に基づいた治療を担う他の保険医療機関で算定した場合，入院中に当該指導管理料を算定した保険医療機関名と実施手術名を記載

適応疾患　●鼠径部，骨盤部，腋窩部のリンパ節郭清を伴う悪性腫瘍に対する手術を行った患者，●原発性リンパ浮腫の患者

B001-8 臍ヘルニア圧迫指導管理料

臍ヘルニア圧迫指導管理料 **100点**
注 医師が1歳未満の乳児に対する臍ヘルニアについて療養指導を行った場合に1回に限り算定。

《臍ヘルニアとは》

臍ヘルニアは，俗にいう「出べそ」のことである。小児では，外鼠径ヘルニアとならんで頻度が高く，1歳未満の乳幼児の10〜20％に見られる。

生後3カ月を過ぎる頃から腹部の筋肉が発達し始めると自然に治ってくる場合が多く，**1歳の誕生日を迎える頃には95％が治癒する**と言われており，多くの小児科医が，特に処置を行わず自然経過をみている。

《臍ヘルニアの治療》

2歳を過ぎても自然治癒しない場合には手術対象となる。あるいは，ヘルニアが出なくなっても大きく膨らんでしまったものは，余って弛んだ皮膚が美容的に問題となり，小児外科や形成外科で「余剰皮膚切除」の手術対象となる。

臍ヘルニアは昔から民間療法として，5円玉をガーゼに包んで押さえたり，ガーゼを貼ってテープで押さえたりすることが行われていたが，素人療法の結果，皮膚がかぶれたり，感染を起こすこともあって，小児科医の多くはあまり好ましくないと親に説明してきた。ただし，圧迫療法はそれ自体が有害無益な処置ではなく，**適切な圧迫により，自然治癒率が高くなる，あるいは自然治癒までの期間が短縮される**ことが期待できる方法である。近年のテープ・フィルム・スポンジなどの衛生用品の性能向上にともない，正しい圧迫療法を指導しようとする小児科医も増えつつある。

実際には，片面に接着剤がついているスポンジを臍の大きさにハサミで切り，これを片面に接着剤のついたフィルムテープに貼り付け，こ

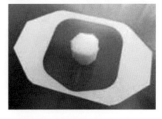

図表60 スポンジとテープ

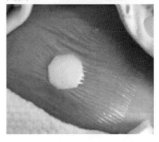

図表61 スポンジ圧迫

れを出臍の上に当て，スポンジで圧迫してへそをへこませながら，フィルムで臍を覆って丁寧に貼り付ける。このまま3日程度圧迫したのちスポンジ付テープをはがすという治療を繰り返すものである。

5円玉でなく清潔なスポンジ，粗悪な絆創膏でなく最新の医療用粘着フィルムを使ったスマートな圧迫療法である（図表60・61）。

保険請求上の留意点

臍ヘルニアの病態，圧迫療法の概要と具体的実施方法，治癒率と治癒しなかった場合の治療法，想定される合併症の予備緊急時の対処方法——について，医師が1歳未満の患者の保護者に対して個別に説明・指導管理を行った場合に，患者1人につき1回だけ算定する。

カルテへの記載事項

●指導内容の要点を記載

適応疾患 ●臍ヘルニア（1歳未満）

B001-9 療養・就労両立支援指導料

| 療養・就労両立支援指導料 | 1 初回 | 800点 |

2　2回目以降　　　　　　　　　400点

注1　「1」は，厚生労働大臣が定める疾患（別表第3
　　の1の2，p.172）の罹患患者に対し，患者と患者
　　を使用する事業者が共同して作成した勤務情報を
　　記載した文書の内容を踏まえ，就労状況を考慮し
　　療養上の指導を行い，患者の同意を得て，患者が
　　勤務する事業場の産業医，総括安全衛生管理者，
　　衛生管理者，安全衛生推進者若しくは衛生推進者，
　　労働者の健康管理等を行う保健師（以下「産業医
　　等」）に対し，病状，治療計画，就労上の措置に
　　関する意見等当該患者の就労と治療の両立に必要
　　な情報を提供した場合に，月1回に限り算定。
　2　「2」は，当該医療機関において「1」を算定
　　した患者に，就労の状況を考慮して療養上の指導
　　を行った場合，「1」を算定した日の属する月か
　　ら起算して3月を限度に，月1回に限り算定。
　3　届出医療機関において，当該患者に対し，看護
　　師又，社会福祉士，精神保健福祉士又は公認心理
　　師が相談支援を行った場合，**相談支援加算**として，
　　50点を加算。
　4　「注1」の産業医等への文書の提供に係る**B009**
　　診療情報提供料（Ⅰ）又は**B010 診療情報提供料**
　　（Ⅱ）の費用は，所定点数に含む。
　5　届出医療機関において，本指導料を算定すべき
　　医学管理を情報通信機器を用いて行った場合，
　　「1」又は「2」の所定点数に代えて，それぞれ
　　696点又は**348点**を算定。

悪性腫瘍，脳梗塞，脳出血，くも膜下出血，
その他の急性発症した脳血管疾患，肝疾患（経
過が慢性なものに限る），心疾患，糖尿病，若
年性認知症，指定難病その他これに準ずる疾患
と診断された患者の治療にあたっている医師
が，患者と事業者が共同して作成した勤務情報
を記載した文書の内容をふまえ，就労している
事業場の産業医，総括安全衛生管理者，衛生管
理者もしくは安全衛生推進者又は労働者の健康
管理等を行う保健師へ就労と療養の両立に必要
な情報を文書によって提供した場合に算定でき
る。

《産業医を選任すべき事業所と業務》

事業者は，事業場の規模に応じて，以下の人
数の産業医を選任し，労働者の健康管理等を行
わせなければならないことになっている。

(1) 労働者数50人以上3,000人以下の規模
　　の事業場…1名以上選任
(2) 労働者数3,001人以上の規模の事業場…
　　2名以上選任

また，常時1,000人以上の労働者を使用する
事業場と，次に掲げる業務（※）に常時500人
以上の労働者を従事させる事業場では，その事

業場に専属の産業医を選任しなければならな
い。

※労働安全衛生規則第13条第1項第2号

イ　多量の高熱物体を取り扱う業務及び著しく
　　暑熱な場所における業務
ロ　多量の低温物体を取り扱う業務及び著しく
　　寒冷な場所における業務
ハ　ラジウム放射線，エックス線その他の有害
　　放射線にさらされる業務
ニ　土石，獣毛等のじんあい又は粉末を著しく
　　飛散する場所における業務
ホ　異常気圧下における業務
ヘ　さく岩機，鋲打機等の使用によって，身体
　　に著しい振動を与える業務
ト　重量物の取扱い等重激な業務
チ　ボイラー製造等強烈な騒音を発する場所に
　　おける業務
リ　坑内における業務
ヌ　深夜業を含む業務
ル　水銀，砒素，黄りん，弗化水素酸，塩酸，
　　硝酸，硫酸，青酸，か性アルカリ，石炭酸そ
　　の他これらに準ずる有害物を取り扱う業務
ヲ　鉛，水銀，クロム，砒素，黄りん，弗化水
　　素，塩素，塩酸，硝酸，亜硫酸，硫酸，一酸
　　化炭素，二硫化炭素，青酸，ベンゼン，アニ
　　リンその他これらに準ずる有害物のガス，蒸
　　気又は粉じんを発散する場所における業務
ワ　病原体によって汚染のおそれが著しい業務
カ　その他厚生労働大臣が定める業務

《療養・就労両立支援指導料の狙い》

男性では，70歳までに5人に1人，女性で
は6人に1人ががんに罹患するリスクがある。
がん医療の進歩により生存率は上昇しており，
全がんの5年相対生存率は62.1％である。がん
患者の約3人に1人は就労可能な年齢でがんに
罹患しており，仕事をもちながら悪性新生物で
通院している患者は約32.5万人いると言われ
ている。

「がん患者のおかれている状況と就労支援の
現状について」（平成28年12月8日厚生労働
省健康局がん・疾病対策室）によると，2013
年度の調査では，勤務者の34％が依願退職，
解雇されており，自営業等の者は17％が廃業

の道を選ぶなど，がん患者にとってがん治療と就労の両立を目指す場合，困難に直面する場合も多い。

がん患者はあらゆる規模の企業で働いている。2018年改定で新設された診療報酬であり，がん療養しながら就労を両立させる条件を改善させる一助になり得る改定と考えられる。

2020年改定では両立支援をより充実させるため対象疾患が拡大され企業側の連絡先も追加された。

《2022年改定による変更点》

2022年改定では，さらに対象疾患が追加され，心疾患，糖尿病，若年性認知症も含まれるようになった。療養と就労の両立が課題となる疾患が多いことの反映であると考えられる。

また，2022年改定で，新規に「情報通信機器を用いた場合の評価対象」となった医学管理であり，オンライン指針に沿った診療を行った場合に算定できる。

保険請求上の留意点

①がん，脳血管疾患，肝疾患（経過が慢性なもの），心疾患，糖尿病，若年性認知症，指定難病などと診断された外来患者からの求めを受け，次のすべての医学管理を実施した場合に算定する。

・治療を担当する医師が企業から提供された勤務状況を記載した文書を受け取る

・治療を担当する医師が，文書の内容を踏まえて療養上の指導を行うとともに，治療を行う医師または指示を受けた看護師や社会福祉士，精神保健福祉士または公認心理師が患者の就労の状況を聴取したうえで，治療や疾患の経過に伴う状況変化に応じた就労上の留意点について指導を行う。

・治療にあたる医師が，職場の産業医等に病状，治療計画，就労上の措置に関する意見等患者の就労と療養の両立に必要な情報の提供を行う。

・病状，治療計画，治療に伴い予想される症状，就労上必要な配慮等について記載した文書の写しを診療録に添付する。または，診察に同席した産業医等に対して就労と療養の両立に必要なことを説明し，診療録等に記載する

②「注2」は「1」を算定した患者について療養指導を行った場合に2回以降，初回算定月から起算して3月を限度に月1回算定できる。

③「注3」は相談支援加算であり両立支援コーディネーター養成のための研修カリキュラムに即した研修を終了している看護師又は社会福祉士，精神保健福祉士または公認心理師が相談支援を行った場合に加算する。

④情報通信機器を用いた医学管理については，オンライン指針に沿って診療を行った場合に算定する。

カルテへの記載事項

●患者の勤務する事業場の産業医等に対して就労と療養の両立に必要な情報を記載した文書の提供を行い，当該文書の写しを診療録に添付

●患者の診察に同席した産業医等に対して，就労と療養の両立に必要なことを説明し，説明の内容を診療録等に記載

レセプト摘要欄への記載事項

●前回算定年月（初回である場合は初回である旨）を記載

対象患者 ●悪性腫瘍，●脳梗塞，●脳出血，●くも膜下出血，●その他の急性発症した脳血管疾患，●肝疾患（経過が慢性なものに限る），●心疾患，●糖尿病，●若年性認知症，●指定難病その他これに準ずる疾患

B002 開放型病院共同指導料（Ⅰ）
B003 開放型病院共同指導料（Ⅱ）

（B002）開放型病院共同指導料（Ⅰ）　350点
注1　紹介患者が，届出医療機関（「開放型病院」という）に入院中である場合において，当該開放型病院に赴いて，共同して療養指導を行った場合に，

患者1人1日につき1回算定する。
2　A000初診料，A001再診料，A002外来診療料，C000往診料又はC001・C001-2在宅患者訪問診療料（Ⅰ）（Ⅱ）は別に算定不可。

（B003）**開放型病院共同指導料（Ⅱ）**　　**220 点**
注　紹介患者が開放型病院に入院中である場合におい
　　て，当該開放型病院において，患者を診察した保険
　　医療機関の医師と共同して療養指導を行った場合
　　に，1 日につき 1 回算定する。

　開放型病院共同指導料は，**開放型病院に入院
中の患者を紹介元の医師が訪れ，病院の医師と
ともに患者の診療，療養指導を行うことを評価
し，双方で診療報酬算定できるようにしたもの**
である。
《開放型病院とその役割》
　開放型病院とは，病院の施設・設備を地域の
すべての（希望する）医師に開放し，診察や検
査に利用できる病院のことをいう。欧米では古
くからそうした病院施設の共同利用が行われ，
特にアメリカでは普及した医療形態であるが，
日本では入院した患者の診療は病院側に全面的
に委ね，紹介元の医師が病床を訪問して診療に
加わることは少なかったし，現在もまだ広く普
及するには至っていない。
　理念としては，病床に入院した患者をかかり
つけ医が訪問し，病院の医師と共同して治療を
行うことで，**普段の身体状況，生活状況，これ
までの治療歴などを反映した的確な診断・治療
を行うことができ，退院後のかかりつけ医への
医療管理の移行も円滑かつ適切に行うことが可
能となる**。どうしても情報量が限られる紹介状
や報告書に比べて優位であることは明瞭で，患
者に与える安心感も大きいものがある。
　しかしながら，病院近隣にクリニックをもち，
頻繁に患者を訪れることが可能な医師を除け
ば，それぞれの日々の診療に追われて，入院患
者の日々の変化に応じて病院医師と共同の診
療・指導を行うことはむずかしい。実際にでき
ることは，入院中の患者を訪問して病床担当医
から説明を受け，紹介状では書ききれない情報
を伝え，患者の顔を見て安心感を与える程度に
とどまることも多い。
　なお，こうしたかかりつけ医の病床訪問は開
放型病院でなければ無償である。開放型病院と
して届け出た医療機関に限り，双方が共同指導
料を受け取ることができる。

《開放型病院の要件》
　開放型病院の要件としては，病床の開放利用
に関して地域の医師会などとの合意（契約など）
があり，病院の運営規定などに明示されている
こと，開放病床が 5 床以上あること，病院の開
設者と雇用関係のない 10 以上の診療所（もし
くは地域の 5 割以上）の医師が「開放病床を利
用する」という登録をしていること，病床の利
用実績があること──などが挙げられる。
　病床の利用実績のハードルはそう高いもので
はなく，要件の中心になるのは，地域における
医師会などとの協力関係・登録医師の数の確保
であるといってよい。実際，開放型病院の多く
が，臨床検討会・各種の学術集談会・研修会な
どの開催，報告・情報誌の定期提供など，地域
の医療機関との恒常的な医療連携に相当の努力
を行っている。
　なお，「地域医療支援病院」は開放型病院の
条件を基本的に満たすものとみなされている。
　地域医療支援病院とは，患者に身近な地域で
医療が提供されるということが望ましいという
観点から紹介患者に対する医療提供，医療機器
等の共同利用の実施等を通じて第一線の地域医
療を担うかかりつけ医，かかりつけ歯科医等を
支援する能力を備え，地域医療の確保を図る病
院として相応しい構造設備等を有する病院。都
道府県知事が個別に承認している。

**　保険請求上の留意点**
①開放型病院共同指導料は，病院に赴いた医師
　の所属する紹介元保険医療機関，開放型病院
　の双方が算定できる診療報酬であり，病院に
　赴いた医師の保険医療機関では開放型病院共
　同指導料（Ⅰ）を算定し，開放型病院では開
　放型病院共同指導料（Ⅱ）を算定する。（Ⅰ）
　（Ⅱ）ともに患者 1 人 1 日につき 1 回の算定。
②訪問日数に制限はない。
③紹介元保険医療機関，開放型病院それぞれの
　診療録に，共同指導した事実の記載が必要で
　あるが，詳細な記載は特に求められていない。
④開放型病院共同指導料と退院時共同指導料と
　の併算定は認められていないので，1・2 回
　の訪問であれば，退院時共同指導料を算定し
　たほうがよい場合もある（在宅療養支援診療

カルテへの記載事項

●（B002・B003）主治医は開放型病院において指導等を行った事実を記載。開放型病院では，主治医の指導等が行われた旨を記載

レセプト摘要欄への記載事項

●（B002・B003）共同指導を行った年月日を記載

対象患者 ●開放型病院に入院中の患者を紹介元の医師が訪れ，病院の医師とともに患者の診療，療養指導等を行った場合

B004　退院時共同指導料1
B005　退院時共同指導料2

（B004）退院時共同指導料1

1	在宅療養支援診療所の場合	1,500点
2	1以外の場合	900点

注1　入院患者について，退院後の在宅療養を担う医療機関の保険医又は保険医の指示を受けた看護師等，薬剤師，管理栄養士，理学療法士，作業療法士，言語聴覚士若しくは社会福祉士が，患者の同意を得て，退院後の在宅療養上必要な説明及び指導を，入院医療機関の保険医又は看護師等，薬剤師，管理栄養士，理学療法士，作業療法士，言語聴覚士若しくは社会福祉士と共同して行った上で，文書により情報提供した場合に，**入院中1回に限り**，在宅療養担当医療機関が算定する。ただし，厚生労働大臣が定める疾病等の患者（別表第3の1の3，p.173）は，在宅療養担当医療機関の保険医又は当該保険医の指示を受けた看護師等が，患者の入院先医療機関の保険医又は看護師等と1回以上共同して行う場合は，**入院中2回に限り**算定可。

　2　**特別管理指導加算**〔患者が厚生労働大臣が定める特別な管理を要する状態等（別表第8，p.173）にあるときに加算〕：**200点**

　3　A000 初診料，A001 再診料，A002 外来診療料，B002 開放型病院共同指導料（Ⅰ），C000 往診料又は C001・C001-2 在宅患者訪問診療料（Ⅰ）（Ⅱ）は別に算定不可。

（B005）退院時共同指導料2　　　　　　　**400点**

注1　入院医療機関の保険医又は看護師等，薬剤師，管理栄養士，理学療法士，作業療法士，言語聴覚士若しくは社会福祉士が，患者の同意を得て，在宅療養担当医療機関の保険医若しくは保険医の指示を受けた看護師等，薬剤師，管理栄養士，理学療法士，作業療法士，言語聴覚士若しくは社会福祉士又は訪問看護ステーションの看護師等（准看護師を除く），理学療法士，作業療法士若しくは言語聴覚士と共同して退院後の在宅療養上の指導を行ったうえで，文書により情報提供した場合に，入院医療機関が**入院中1回に限り**算定する。ただし，厚生労働大臣が定める疾病等の患者（別表第3の1の3）は，入院医療機関の保険医又は看護師等が，在宅療養担当医療機関の保険医若しくは当該保険医の指示を受けた看護師等又は在宅療養担当医療機関の保険医の指示を受けた訪問看護ステーションの看護師等（准看護師を除く）と1回以上共同して行う場合は**入院中2回に限り**算定可。

　2　**医師共同指導加算**（入院医療機関の保険医及び在宅療養担当医療機関の保険医が共同指導を行った場合に加算。ただし「注3」と併算定不可）：**300点**

　3　**多機関共同指導加算**〔入院中医療機関の保険医又は看護師等が，在宅療養担当医療機関の保険医若しくは看護師等，歯科医師若しくはその指示を受けた歯科衛生士，保険薬局の保険薬剤師，訪問看護ステーションの看護師等（准看護師を除く），理学療法士，作業療法士若しくは言語聴覚士，介護支援専門員又は相談支援専門員のうちいずれか3者以上で共同指導を行った場合に加算〕：**2,000点**

　4　A246 入退院支援加算の算定患者にあっては，当該保険医療機関において退院支援計画を策定し，患者に説明して文書により提供するとともに，これを在宅療養担当医療機関と共有した場合に限り算定。

　5　B003 開放型病院共同指導料（Ⅱ）は併算定不可。

　退院時共同指導料は，**入院中の患者の退院後の在宅療養について，退院後の医療管理を受けもつ医療機関と，入院医療を担当する病院の双方の担当者で共同して行われる患者・家族への指導を評価した診療報酬である。**

　退院時共同指導料1は，退院後の在宅療養指導を担当する保険医療機関，退院時共同指導料2は，現在入院医療を提供している保険医療機関が算定するものである。**一連の共同指導を二つの医療機関でそれぞれ算定することになる。**

　退院時共同指導料の対象となる患者は，特に疾患名や病状についての規定はされていない。退院後，在宅療養を行う患者であること，それにあたって，退院後の療養指導を担当する医療機関の担当者との共同指導が適切と考えられる場合はすべて対象となる。

　また，退院後の在宅療養指導を担当する医療機関，入院医療を担当している医療機関のいずれも，共同指導料を算定するにあたっての施設要件は定められていない。ただし，退院時共同

指導料1については，在宅療養支援診療所とそれ以外の医療機関で点数に格差がつけられている。

《退院時共同指導の場とは》

　退院時共同指導料算定の対象となる共同指導の場は，医療現場では「退院前カンファランス」「退院準備カンファランス」などと呼ばれていることが多い。入院中の患者を自宅退院させるにあたっては，様々な指導，準備が必要であり，退院後の医療管理・療養指導を担当する医療機関のスタッフの参加が特に望まれる場合に開催される。病院側，患者家族側，受け皿医療機関側それぞれから開催要望が出されるが，キーになるのは受け皿医療機関スタッフの参加である。

　退院前共同カンファランスがもたれるケースとしては，

① 入院以前に比べて，病期の進行，麻痺発症，廃用症候群などによって移動や身の回りの生活行動能力が大幅に低下し，在宅での看護・介護の体制を整える必要が生じた場合

② 在宅療養にあたって，新たに在宅酸素療法，カテーテル留置，経管栄養法，気管切開管理その他の在宅医療を実施する必要が生じた場合（入院以前から訪問診療などの在宅療養指導管理を受けていた患者を含む）

③ 末期癌のターミナルケアを在宅で行う場合

④ 入院以前の在宅療養の状況やそれを支える体制にそもそも問題があり，退院にあたってその改善が必要と判断される場合

　――などが挙げられる。

　これらに加えて，患者・家族が退院後の在宅療養に不安をもち，自宅退院を逡巡している状況を打開するために，受け皿となる医療機関のスタッフがインフォームドコンセントに加わるという側面もある。

《退院時共同指導料の対象患者》

　退院時共同指導料の対象患者は，必ずしも退院後に訪問診療を受ける患者でなければならないわけではないが，実際の医療現場では，受け皿医療機関のスタッフが病院に赴いてカンファランスに参加するケースの多くは，通院困難で訪問診療を受ける患者であることが多い。

　筆者の属した診療所は訪問診療中心であるので，退院前カンファランスに参加する機会が多く，毎月数件の退院時共同指導料を算定していた。入院前より訪問診療を行っており，連携病院に入院した患者の場合は，適宜こちらから訪問したり，病院から情報が届けられるが，退院に当たって以前と異なる準備が必要な場合には，患者・家族の参加のもとできちんとしたカンファランスを開催することが多い。

　筆者の診療所では，退院に当たって新たに訪問診療を要請された患者の場合には，家族にこちらの診療所に来ていただき，訪問診療の実際について説明し，ある程度理解していただいたうえで，病院に要請して退院時カンファランスを開催していただき，こちらのスタッフが参加して共同指導を行うことにしているが，病院・患者・家族の都合により，共同カンファランスと診療所でのオリエンテーションが前後することもある。

《退院時共同指導を行う者》

　退院時共同指導料は，**共同指導の参加スタッフが医師でなくとも（医師の指示を受けた看護師等，薬剤師，管理栄養士，理学療法士，作業療法士，言語聴覚士，社会福祉士であれば）算定でき**，在宅療養支援診療所の場合には高い点数が設定されているため，在宅医療に積極的に取り組む診療所にとっては，取組みを後押しする効果がある。

　退院後に訪問診療対象となる患者では，入院中に訪問診療関係スタッフ，訪問看護スタッフ，介護支援専門員（ケアマネジャー）などが参加するカンファランスが広く普及するようになってきている。多くの機関の多職種の参加で退院後療養がトラブルなく始められるほか，病院側にとっても，共同指導料の加算点数が得られるメリットがある。

《情報通信機器を用いた退院時共同指導》

　2022年改定では従前の要件が削除され，ビデオ通話が可能な機器を用いて支給することが可能となった。

　2024年改定では，患者が退院後に介護保険のリハビリテーションの利用を予定している場合には，介護保険の訪問・通所リハビリテーション事業所の医師・理学療法士等の参加を求める

ことが望ましいとされた。

保険請求上の留意点

退院時共同指導料1・2共通の留意点は，以下のとおりである。

①原則入院中に1回だけの算定であるが，末期癌患者・在宅医療での特別の管理が必要な患者などでは2回算定できる。

②共同指導の内容を文書で患者に提供する必要がある。これは病院と受け皿医療機関の共同作成でも差し支えない。

③病院と受け皿医療機関または，退院後の在宅療養を担う訪問看護ステーションとが特別の関係にある場合（以下，イ〜ホの5つの場合）は，退院時共同指導料は算定できなかった。2018年改定で退院時共同指導料は**特別な関係にある場合でも算定できる**ようになった。

《該当事由》

イ　当該保険医療機関等の開設者が，当該他の保険医療機関等の開設者と同一の場合

ロ　当該保険医療機関等の代表者が，当該他の保険医療機関等の代表者と同一の場合

ハ　当該保険医療機関等の代表者が，当該他の保険医療機関等の代表者の親族等の場合

ニ　当該保険医療機関等の理事・監事・評議員その他の役員等のうち，当該他の保険医療機関等の役員等の親族等の占める割合が10分の3を超える場合

ホ　イからニまでに掲げる場合に準ずる場合（人事，資金等の関係を通じて，当該保険医療機関が，当該他の保険医療機関の経営方針に対して重要な影響を与えることができると認められる場合に限る）

《特別の関係にあたる場合も算定可能なもの》

(1)　在宅患者緊急入院診療加算

(2)　精神科救急搬送患者地域連携受入加算

(3)　入退院支援加算1

(4)　精神疾患診療体制加算

(5)　退院時共同指導料1

(6)　退院時共同指導料2

(7)　在宅患者連携指導料

(8)　在宅患者緊急時等カンファレンス料

(9)　施設入所者共同指導料

④結果的に自宅退院することなく，他病院に転院，施設入所などとなったケースや死亡したケースについては，共同指導を行っても算定できない。

退院時共同指導料1の算定については，さらに以下のような要件が設定されている。

①在宅療養支援診療所とそれ以外の医療機関について，点数に格差が設けられている。

②初診料・再診料・外来診療料・開放型病院共同指導料（Ⅰ）・往診料・在宅患者訪問診療料（Ⅰ）・在宅患者訪問診療料（Ⅱ）は別に算定できない。

また，退院時共同指導料2の算定については，以下のような要件が設定されている。

①病院側・受け皿医療機関側の双方の医師が参加した場合には300点が加算される。

②共同指導の場に受け皿となる医療機関のスタッフ，訪問看護ステーションの看護師等（准看護師を除く），歯科診療所のスタッフ，保険薬局薬剤師，理学療法士，作業療法士，言語聴覚士，介護支援専門員，相談支援専門員のうち，3者以上の参加を確保して共同指導を行った場合に2,000点が加算される。

③開放型病院共同指導料（Ⅱ）は別に算定できない。

④同一日に，入院医療機関の理学療法士，作業療法士又は言語聴覚士が指導等を行った場合は退院時リハビリテーション指導料を，薬剤師が指導等を行った場合は退院時薬剤情報管理指導料を，別に算定できない。

⑤退院後に介護保険によるリハビリテーションを利用予定の場合，在宅での療養上必要な説明・指導について，入院医療機関の医師等が，介護保険によるリハビリテーションを提供する事業所の医師，理学療法士，作業療法士または言語聴覚士の参加を求めることが望ましい。

カルテへの記載事項

●(B004・B005) 指導内容等を記載，又は患者・家族等に提供した文書の写しの添付

レセプト摘要欄への記載事項

●(B004)「注2」特別管理指導加算を算定した場合，算定日を記載

●(B005) 共同指導を行った年月日を記載

●(B005)B006-3またはB014を算定した場合は，共同指導を行った者の職種および年月日を記載

対象患者　●退院後，在宅療養を行う患者で

あり，入院中の保険医療機関と退院後の療養指導を担当する医療機関の担当者との共同指導が適切と考えられる場合

B005-1-2　介護支援等連携指導料

介護支援等連携指導料　　　　　　**400 点**
注　入院患者に対し，患者の同意を得て，医師又は医師の指示を受けた看護師，社会福祉士等が介護支援専門員又は相談支援専門員と共同して，介護サービス又は障害福祉サービス等や退院後に利用可能なそれぞれのサービス等について説明及び指導を行った場合に，**入院中2回に限り算定する。**同一日に，B005「注3」の加算（介護支援専門員又は相談支援専門員と共同して指導を行った場合に限る）は併算定不可。

　介護支援等連携指導料は，**入院中の患者が退院後に望ましい介護・障害福祉サービスの導入について，病院スタッフ（医師，看護師，社会福祉士，薬剤師，理学療法士，作業療法士など）が，介護支援専門員（ケアマネジャー）又は相談支援専門員とともに説明指導を行った場合に**算定できる指導料である。

　相談支援専門員は障害等のある人が，自立した生活を営むことができるように，障害福祉サービスなどの利用計画の作成や地域生活への移行に向けた支援を行い，住宅入居等支援事業や成年後見人制度の利用を支援するなど障害のある方の相談支援を行う。

　医師が直接深く関わるものではないことから，比較的少額の点数設定となっているが，従来は無償であった退院後の介護に関する病院スタッフの相談や援助に診療報酬を設定した意味は大きいものがある。

《介護支援等連携指導の意義》

　介護保険の被保険者で，まだ介護認定を受けていない患者では，本人・家族の同意を得て，至急介護認定の申請を行い，介護支援専門員の紹介をすることが最初の指導・援助となる。

　担当医師は，入院の原因となった疾患・障害・入院中の心身の状況の評価（日常生活行動能力の程度，認知症の有無）などをもとに，主治医意見書を作成し，介護保険認定審査の資料を提供する必要がある。

　自宅療養が困難であり，施設療養を希望する場合には，適切な施設を選択できるよう助言するとともに，希望する施設に入所できるまでの療養場所についても助言・指導する必要がある。

　在宅療養患者の場合，不衛生な環境，食生活の乱れなどが危惧される場合には生活支援訪問介護サービスが必要である。また，身体活動が制限され，日常生活行動に介護が必要な患者では，家族介護能力との兼ね合いもあるが，身体介護サービスの利用が重要になる。移動・起き上がりなどの障害が強い患者では，家屋の改修・介護ベッドの導入・車椅子・歩行器などの介護・補助機器サービスが欠かせない。

　医療機器の使用を援助したり，医療処置・看護処置・生活リハビリなどを行うことが必要な患者では，訪問看護の導入が適切である。

　認知症の進行を遅らせたり，閉じこもりなどを防止するには，デイサービスなどを積極的に利用することが勧められる。

　一般に，サービスの総量が制限される介護保険の利用計画では，家族と介護支援専門員任せにすると，リハビリテーション・訪問看護などが後回しになりがちになるので，医療機関側では疾患の再発・再増悪予防の立場から積極的助言を行い，介護サービス計画に反映させることが望まれる。

　2018年度改定で介護支援専門員に加えて相談支援専門員も付け加えられ，退院後導入が好ましい，または利用可能な介護サービスのみでなく，障害福祉サービスに対して説明や指導を行った場合も算定できるようになった。

《指導内容とは》

　介護支援等連携指導料は**入院中に2回算定できる**とされている。

　1回目の指導では，介護・障害福祉サービスを利用することの確認，認定（新規あるいは区分変更など）の申請，ケアマネジャー又は相談支援専門員の選定，身体障害者認定・難病認定

などその他の関連サービスの手続き，療養する場所（自宅か，様々な介護施設か）をまず定めることになる。2回目の指導では，実際の退院を前に，適切で具体的な介護・障害福祉サービスのプランの大枠を作成するための助言・指導が中心になると予想される。

ビデオ通話が可能な機器を用いて共同指導した場合も算定可能である。

患者の同意を得て，厚生労働省「医療情報システムの安全管理に関するガイドライン」に対応していることが必要となる。

保険請求上の留意点

①退院時共同指導料2の多機関共同指導加算（介護支援専門員または相談支援専門員を含めた共同指導を行った場合）を算定している場合には，介護支援等連携指導料は算定できない。

②退院時共同指導料とは異なり，退院することなく死亡した患者，他医療機関に転院することになった患者についても，実際に指導を行っていれば算定できる。

③当該医療機関に併設する介護保険施設等の介護支援専門員と共同指導を行った場合については，介護支援等連携指導料は算定できない。

カルテへの記載事項

●指導内容等の要点の記載，又は患者・家族等に提供した文書とケアプラン等の写しの添付

レセプト摘要欄への記載事項

●算定年月日を記載（当該入院中に算定済の場合は，初回算定日を併せて記載）

対象患者 ●退院後に介護・障害福祉サービスを導入するのが適当であり，本人も導入を望んでいる場合

B005-1-3　介護保険リハビリテーション移行支援料

介護保険リハビリテーション移行支援料　　500点
注　H001「注5」，H001-2「注5」，H002「注5」を算定する入院外患者に対し，患者の同意を得て，医師又は医師の指示を受けた看護師，社会福祉士等が介護支援専門員等と連携し，介護保険法に規定する訪問リハビリテーション，通所リハビリテーション，介護予防訪問リハビリテーション，介護予防通所リハビリテーションに移行した場合に，**1回を限度**として算定。

リハビリテーションという用語は，身体的，精神的，社会的障害者に対し，機能・能力・社会生活の回復・促進を目的とした専門的技術による支援を意味するが，狭い意味では，脳血管障害，骨折などの回復段階における，身体機能回復のための作業療法や理学療法による医学的リハビリテーション（回復期リハビリテーション）を指して用いられることが多い。一方で，回復期リハビリ期間を過ぎても，家庭生活・社会生活の場面での生活機能リハビリや，現在の機能を維持するための維持リハビリなど，リハビリテーションを行う意義は大きいものがある。

《医療保険のリハビリ》

医療保険でのリハビリテーションは外来通院・入院を問わず，疾病の発症・手術・急性増悪からの一定期間の回復期リハビリを対象にしている。心大血管疾患，脳血管疾患等，運動器，呼吸器について，疾病群別にリハビリが実施される。リハビリを受けられる，言い換えれば，医療機関が保険診療でリハビリテーション料を算定できる期間には制限があり，心大血管疾患150日，脳血管疾患等180日，運動器150日，呼吸器90日とされている。その期間を過ぎた患者のリハビリテーションを実施しても保険診療として算定することはできない。

《介護保険のリハビリ》

これに対し，介護保険でのリハビリテーションは，介護認定を受けている人を対象にしており，病気・障害の種類や発症からの期間などに条件はなく，リハビリテーションの必要があれば利用することが可能である。

介護保険でのリハビリテーションには，通所リハビリ事業所（老人保健施設や介護老人福祉施設などのデイサービス，独立した通所デイサービス施設，介護保険サービス提供も行う医療機関）に通所して行う**通所リハビリ**と，自宅で行う**訪問リハビリ**がある。

一般に介護事業所での通所リハビリは，通院リハビリを実施する医療機関と比較すると，理学療法士・作業療法士などリハビリの専門職の配置が少なく，介護職など他の職種が補助協力して行うリハビリとなる。

高齢者の長期の**維持リハビリ**は，一般に介護保険サービスとして提供されている。医療保険での通院リハビリとともに介護保険での通所リハビリも受け入れている医療機関に通所する場合には，一般の介護事業所に比べると，相対的に充実した個別リハビリを受けることが可能であるが，その代わりに，対話やリクレーション，介助入浴サービスといったデイサービス機能についてはあまり期待できない。したがって，日中の身体介護援助や認知症の進行防止効果としてのデイサービス機能を重視する場合には，医療機関ではない介護事業所への通所リハビリのほうがむしろ適切な選択となる。

《介護保険リハビリテーション移行支援料》

介護保険リハビリテーション移行支援料は，それまで医療保険での疾患別リハビリを実施してきた保険医療機関が，**定められた期間を経過した後も継続あるいは維持リハビリが必要で，介護保険でのリハビリテーション**（通所リハビリ，訪問リハビリ，介護予防通所リハビリ，介護予防訪問リハビリ※）**を利用することになった患者について，介護保険でのリハビリテーション実施プラン作成を支援して，円滑な移行を行ったときに算定できる医学管理料**である。通常，発症時からの病状経過や医療内容，リハビリテーション経過と到達点などの診療情報提供と合わせてこうした移行支援が行われるが，診療情報提供については，要件を満たせば別途算定できる。

《移行支援料の算定》

介護保険リハビリテーション移行支援料は，リハビリ実施施設が保険医療機関から他の介護保険事業者に移行し，保険医療機関での医療保険疾患別リハビリを終了するときに，1回に限り算定できる。医療機関が介護保険事業者でもあり，引き続き介護保険サービスとしてのリハビリテーションを担当するときには算定することはできない。

※介護予防通所リハビリ，あるいは介護予防訪問リハビリとは，「疾病予防や身体機能低下の予防」を意味する用語ではなく，介護保険認定が要介護（1～5）でなく要支援（1・2）となっている患者が利用するリハビリテーションのことである。

保険請求上の留意点

患者の同意を得て，介護保険によるリハビリテーションを開始し，維持期のリハビリテーションを終了した場合に，患者1人につき1回に限り算定できる。

心大血管疾患，呼吸器のリハビリテーションを受けてきた患者については適応とならない。

カルテへの記載事項

●患者の同意を得た上で，介護支援専門員より情報提供を受けたケアプランの写しを添付

レセプト摘要欄への記載事項

●①介護保険によるリハビリテーションを開始した年月日，②維持期のリハビリテーションを終了した年月日を記載

対象患者　●医療保険による脳血管疾患等リハビリテーション，廃用症候群リハビリテーション，運動器リハビリテーションの標準的算定日数を超えた維持期リハビリテーションを終了する患者

B005
-1-2
～
B005
-14

B005-4　ハイリスク妊産婦共同管理料（Ⅰ）
B005-5　ハイリスク妊産婦共同管理料（Ⅱ）

（B005-4）ハイリスク妊産婦共同管理料（Ⅰ）　　800点
注　届出医療機関において，紹介した患者〔厚生労働大臣が定める状態等（別表第3の2, p.173）に限る〕が別の病院（A236-2 ハイリスク妊娠管理加算「注」又は A237 ハイリスク分娩管理加算「注1」の届出

医療機関に限る）に入院中である場合において，当該病院に赴き，その保険医と共同してハイリスク妊娠・分娩に関する医学管理を行った場合に，患者を紹介した保険医療機関において1回算定。

(B005-5) ハイリスク妊産婦共同管理料（Ⅱ）　　500点
注　**A236-2** ハイリスク妊娠管理加算「注」又は**A237** ハイリスク分娩管理加算「注1」の届出医療機関において，別の届出医療機関から紹介され，入院している患者〔**B005-4** ハイリスク妊産婦共同管理料（Ⅰ）「注」に規定する厚生労働大臣が定める状態等（別表第3の2，p.173）であるものに限る〕について，患者を紹介した医療機関の保険医と共同してハイリスク妊娠・分娩に関する医学管理を行った場合に，当該病院において**1回**算定。

《ハイリスク妊娠とは》

妊娠，分娩，産褥および新生児期において，母体または胎児・新生児（多くはその両方）に危険が起こる可能性が高い妊娠は，総称して「**ハイリスク妊娠**」と呼ばれている。死産，早産，巨大児分娩などの既往，妊娠中毒症，切迫早産，高齢初産妊婦，糖尿病や心疾患などを合併している妊婦などでは，妊産婦死亡や周産期死亡あるいは母児の重篤な後遺症の危険性が高くなることは一般にもよく知られている。

妊娠・正常分娩は「病気ではない」との考えから，通常は保険診療の対象ではないが，これらハイリスク妊産婦の妊娠中のトラブルに対する治療，異常分娩の処置は保険給付の対象であり，近年，ハイリスク妊娠管理，ハイリスク分娩管理などの診療報酬適用の拡大や算定点数の増額が行われてきた。

《ハイリスク妊産婦共同管理料の狙い》

こうしたハイリスク妊産婦のうちでも特に重度のリスクがある妊産婦は，妊娠の早い時期から周産期センター・大学付属病院などで管理を受けることが多いが，中等度までの潜在リスクがある相当数の妊産婦は一般の産婦人科で管理を受けることになる。そうした妊産婦が経過中にリスクが高まり，あるいはリスクが発見されて，ハイリスク分娩に対応できる病院に入院することは珍しくないし，ときには救急搬送されることもある。

こうした**ハイリスク妊産婦のセンター機能をもつ病院への入院にあたって，それまでの主治医が病院を訪れ，病院の医師とともに医学管理（診療）を行うことを評価**したのが，ハイリスク妊産婦共同管理料である。しばしば，救急搬送に同行した主治医が，そのまま病院での初期治療に参加し，情報を提供するかたちで共同管理を行う場合がある。

《ハイリスク妊産婦共同管理料の算定》

ハイリスク妊産婦共同管理料（Ⅰ）は，患者（ハイリスク妊産婦）を紹介した医師が病院を訪れて共同の医学管理を行ったときに，紹介元の医療機関で算定する。

ハイリスク妊産婦共同管理料（Ⅱ）は，患者（ハイリスク妊産婦）を受け入れた病院の医師が紹介元の医師と共に共同の医学管理を行ったときに病院側で算定する。

少子化社会の進むなかで，産婦人科医や入院分娩医療機関の減少は大きな社会問題となっているが，妊産婦が安心を求めて総合周産期母子医療センターなどに集中する結果として，センター病院が混雑し，ハイリスク妊産婦の救急受入れを阻害している状態も各地で見られる。ハイリスク妊産婦共同管理料は，一般の産婦人科とセンター機能病院との連携・機能分担を進める一助となることも期待されている。

保険請求上の留意点

ハイリスク妊産婦共同管理料の対象となる患者は，妊婦19項目，妊産婦18項目の疾病や状態が挙げられている。妊婦と妊産婦とで数項目の違いがあることに注意が必要である。

ハイリスク妊産婦共同管理料（Ⅰ）を算定するためには，地方厚生局長等への届出が必要である。施設基準としては，産科または産婦人科を標榜していること，ハイリスク分娩共同管理を行う医療機関名の掲示などがあり，その地域の周産期センター等との連携が確認されている必要がある。

ハイリスク妊産婦共同管理料（Ⅱ）の算定も，あらかじめ届出が必要である。A236-2 ハイリスク妊娠管理加算の「注」または A237 ハイリスク分娩等管理加算の「注1」に規定する施設基準に適合するものとされている。施設基準は，ハイリスク妊産婦患者の治療を担える医師体制が整備されていることが中心的内容で，特にハイリスク分娩等管理加算の施設基準は，専ら産婦人科または産科に従事する3人以上の常勤医師，3人以上の常勤助産師，年間120件以上の分娩数が要求されているハイレベルなものとなっている。

　ハイリスク妊産婦共同管理料（Ⅰ）を算定した場合は，A001 再診料，A002 外来診療料，C000 往診料および C001 在宅患者訪問診療料（Ⅰ）の「1」等は算定できない。

　自院で診療中の妊産婦の異常のために，センター機能病院へ救急搬送する際に医師が同行して診療を行った場合には，ハイリスク妊産婦共同管理料（Ⅰ）と C004 救急搬送診療料を同時に算定することが可能である。

カルテへの記載事項

●（B005-4，B005-5）紹介元医師は，紹介先病院において医学管理等を行った事実を記載。紹介先病院は，主治医の医学管理等が行われた旨を記載

レセプト摘要欄への記載事項

●（B005-4）ハイリスク妊娠またはハイリスク分娩に関する医学管理を行った年月日を記載

適応疾患　【妊婦・妊産婦共通】●分娩時の妊娠週数が 22 週から 32 週未満の早産，●妊娠高血圧症候群重症，●前置胎盤（妊娠 28 週以降で出血等の症状を伴うものに限る），●多胎妊娠，●子宮内胎児発育遅延，●心疾患（治療中のものに限る），●糖尿病（治療中のものに限る），●特発性血小板減少性紫斑病（治療中のものに限る），●白血病（治療中のものに限る），●血友病（治療中のものに限る），●出血傾向のある状態（治療中のものに限る），●HIV 陽性，●当該妊娠中に帝王切開術以外の開腹手術を行った患者または行うことを予定している患者，●精神疾患の患者（精神療法が実施されているものに限る）

【妊婦のみ】●妊娠 30 週未満の切迫早産（子宮収縮，子宮出血，頸管の開大，短縮または軟化のいずれかの兆候を示すもの等に限る），●甲状腺疾患（治療中のものに限る），●腎疾患（治療中のものに限る），●膠原病（治療中のものに限る），●Rh 不適合

【妊産婦のみ】●40 歳以上の初産婦，●分娩前の BMI が 35 以上の初産婦，●常位胎盤早期剥離，●双胎間輸血症候群

※妊婦：妊娠している女性

※妊産婦：妊婦と産婦。妊娠中や出産前後の女性

B005-6　　がん治療連携計画策定料
B005-6-2　　がん治療連携指導料

（B005-6）がん治療連携計画策定料
1　がん治療連携計画策定料1　　　　　　750 点
2　がん治療連携計画策定料2　　　　　　300 点
注1　「1」は，がん患者の退院後の治療を総合的に管理するため，届出医療機関（「計画策定病院」という）が地域連携診療計画を作成し，がん治療を担う別の保険医療機関と共有して，かつ，患者の同意を得た上で，入院中又は退院日から 30 日以内に，患者の治療計画を作成し，患者に説明して文書で提供するとともに，別の保険医療機関に患者に係る診療情報を提供した場合（がん診断後，最初の入院に限る）に，**退院時又は退院日から 30 日以内に 1 回に限り算定**。
　2　「2」は，当該保険医療機関で「1」を算定し，他の保険医療機関で B005-6-2 がん治療連携指導料を算定している患者について，状態の変化等に伴い患者を診療し，治療計画を変更した場合に，月 1 回に限り算定。
　3　「注1」「注2」による文書の提供に係る B009 診療情報提供料（Ⅰ）の費用は包括。
　4　B003 開放型病院共同指導料（Ⅱ），B005 退院時共同指導料2は，併算定不可。
　5　がん治療連携計画策定料2について，届出医療機関において，本策定料2を算定すべき医学管理を情報通信機器を用いて行った場合，所定点数に代えて，261 点を算定。

（B005-6-2）がん治療連携指導料　　　　　　**300 点**
注1　届出医療機関（計画策定病院を除く）が，B005-6 がん治療連携計画策定料1又は2を算定した入院外患者に対して，地域連携診療計画に基づいた治療を行うとともに，患者の同意を得た上で，計画策定病院に患者に係る診療情報を文書により提供した場合に，月 1 回に限り算定。
　2　文書の提供に係る B009 診療情報提供料（Ⅰ）及び B011 連携強化診療情報提供料の費用は包括。

　がん治療連携計画策定料，がん治療連携指導料は，2010 年改定で診療報酬に取り入れられた医学管理料である。

　がん治療連携計画策定料2は，2022 年改定で，新規に「情報通信機器を用いた場合の評価対象」となった医学管理であり，オンライン指針に沿った診療を行った場合に算定できる。

《がん治療連携の狙い》

　癌患者が身近な環境で質の高い癌医療を受けられる医療提供体制を推進する観点から，**がん診療連携拠点病院等と地域の医療機関が，癌患者の退院後の治療をあらかじめ作成・共有された計画に基づき連携して行い，適切に情報交換を行うことを評価**するものである。

　癌患者の連携診療を評価するこの医学管理料は，がん診療連携拠点病院等に過度に患者が集中し，結果として特に再発・進行癌患者が，いつまでも拠点病院にしがみつき，末期には通院不能となって地域病院に駆け込むいわゆる「癌難民」状況を防ぐ狙いがあり，患者が「がん拠点病院から見放される」のでなく，患者ごとに作られた短期・中期・長期の治療計画に基づいた，質が高く，かつ患者の生活を配慮したきめ細かな治療を身近で受けられるようにすることを目標としている。

《がん治療連携の具体例》

　がん治療連携は，**がん診療連携拠点病院等の計画策定と患者への指導および連携医療機関への情報提供，連携医療機関の治療計画に基づいた治療と計画策定病院への報告・相談という連携システム**からなり，計画策定病院では癌の種類や病期ごとに一定の連携治療計画を用意し，個々の患者ごとに具体的に作成することなどが特色である。この点数新設を機に，連携システムの標準化を進める動きも各地で見られる。

　東京都を例にとると，がん診療連携拠点病院，東京都がん診療連携拠点病院，東京都がん診療連携協力病院，国立がん研究センター中央病院および東京都医師会が協力し，都内医療機関が共通に使用できる5大癌（肺癌・胃癌・肝癌・大腸癌・乳癌）および前立腺癌の地域連携クリティカルパス「東京都医療連携手帳」の整備に向けた検討が進められた。また，連携を行っている医療機関をリスト化している。

　図表62は，がん診療連携拠点病院と連携医療機関（病院・診療所）との，この医学管理料を軸にしたがん治療連携のイメージをイラスト化したものである。

保険請求上の留意点

① 2012年改定で，がん治療連携計画策定料は，「1」「2」に区分された。「1」に当たるこれまでの「がん治療連携計画策定料」は，がん診療拠点病院が患者の退院時に1回だけ算定できるとされていたが，2012年改定で，退院した日から30日以内でも認められることに

図表62　がん診療連携拠点病院等を中心とした連携の評価

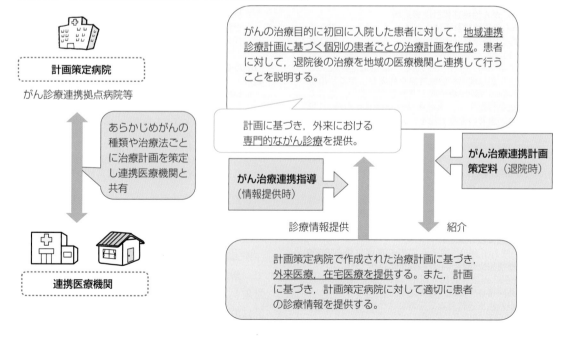

計画策定病院
がん診療連携拠点病院等

連携医療機関

がんの治療目的に初回に入院した患者に対して，地域連携診療計画に基づく個別の患者ごとの治療計画を作成。患者に対して，退院後の治療を地域の医療機関と連携して行うことを説明する。

あらかじめがんの種類や治療法ごとに治療計画を策定し連携医療機関と共有

計画に基づき，外来における専門的ながん診療を提供。

がん治療連携指導（情報提供時）

がん治療連携計画策定料（退院時）

診療情報提供　　　　紹介

計画策定病院で作成された治療計画に基づき，外来医療，在宅医療を提供する。また，計画に基づき，計画策定病院に対して適切に患者の診療情報を提供する。

なった。治療計画の実施にあたって，連携医療機関との連絡調整を行うための時間的余裕をもたせること，逆に言えば入院期間の短縮につながることを考慮した改定である。

「2」は，地域医療機関と連携したがん治療開始後に，病状の変化・想定外の副作用・患者の要望その他の理由で治療計画を修正・変更する必要が生じたとき，地域医療機関からの紹介（依頼）によって，治療連携計画を改めて策定したときに算定するものである。算定は月1回に限るが，回数の制限はない。

がん治療連携指導料を算定できるのは，地方厚生局長等に届け出た保険医療機関である。計画の共有，治療計画に基づいた治療の実施という，抽象的な施設基準しか示されていないが，**がん診療拠点病院，地域がん診療病院，小児がん拠点病院**が該当する。

病理診断の結果が出ないなど，治療計画を入院中に策定できない場合でも，退院後の療養を地域連携診療計画に基づき連携医療機関と協力して行うことについて患者の同意を得て適用する可能性のある診療計画などについて説明し，治療計画が作成可能になった段階で速やかに作成し，文書で患者または家族に提供した場合は，算定できる。

がん治療連携指導料は，地域医療機関が計画策定病院への文書報告をしたときに，月に1回算定できる。回数の制限はない。通常の診療情報提供料より，少しではあるが高く設定されている。

②情報通信機器を用いた医学管理については，オンライン指針に沿って診療を行った場合に算定する。

カルテへの記載事項
●（B005-6）治療計画書の写しを添付

レセプト摘要欄への記載事項
●（B005-6）〈入院外〉「1」を算定した場合，退院年月日を記載

対象患者　●悪性腫瘍

B005-6-3　　がん治療連携管理料

がん治療連携管理料
1	がん診療連携拠点病院の場合	500 点
2	地域がん診療病院の場合	300 点
3	小児がん拠点病院の場合	750 点

注　基準を満たす医療機関が，他の保険医療機関等から紹介された患者であってがんと診断された入院患者以外の患者に対して，化学療法又は放射線治療を行った場合に，各区分に従い，1回に限り算定。

近年のがん診療の進歩に伴い，地方におけるがん診療の拠点となる病院の整備が進められてきた。がん診療の拠点病院は地域の病院などからの紹介を受け，がん診断や病期の判定，適切な治療計画の策定を行うとともに，すべての治療を自ら行うのでなく，地域病院などと医療機関連携のうえで治療を推進することが期待されている。保険診療においても，B005-6がん治療連携計画策定料，B005-6-2がん治療連携指導料が設けられていたが，2012年改定により，外来での治療連携管理料として本管理料が追加されることになった。

がん治療連携管理料は，**がん診療拠点病院などが，他の保険医療機関から紹介されたがん患者に対して化学療法・放射線療法を行うときに1回に限り算定できる医学管理料**である。

これまでも，入院基本料の加算として，A232がん拠点病院加算（がん治療連携管理料と同じ500点）が設定されていたが，入院することなく，あるいは入院治療を開始する前に，外来通院で放射線治療・化学療法を開始することもしばしばある。外来でも同様の加算点数を算定できるようにしたことに意義がある。

地域の医療機関でがん治療を行ってきたが，放射線治療の適応があり，その医療機関に放射線治療設備がないとき，がん診療拠点病院などに治療を依頼してくることはしばしば見られる。また，既存の化学療法で効果がなく，適切な最新の化学療法の選択と開始をがん診療拠点病院に依頼してくる場合も多い。これらの紹介患者の場合，ただちに入院するのではなく外来

で必要な治療を行うことも多く，こうしたケースについても算定できるようになる。

保険請求上の留意点

がん診療連携拠点病院のほか，地域がん診療病院，小児がん拠点病院として指定されている医療機関であって，がん治療連携管理料の施設基準を満たす医療機関で算定できる。

①患者1人につき1回だけ算定できる。

②がん治療連携管理料とA232がん拠点病院加算は，どちらか一方だけを算定できる。治療開始後に入院した場合には，重複しないように留意が必要である。

適応疾患　●悪性腫瘍（他の医療機関から紹介を受けた患者であり，最終的に確定診断された者）（外来で化学療法または放射線治療を行った場合に限る）

B005-6-4　外来がん患者在宅連携指導料

外来がん患者在宅連携指導料　　　　　**500点**

注1　基準を満たす医療機関が，外来で化学療法又は緩和ケアを実施中の進行がん患者であって，在宅での緩和ケアに移行が見込まれるものについて，患者と十分に話し合い，同意を得た上で，在宅で緩和ケアを実施する他の保険医療機関に文書で紹介した場合に，**1回に限り算定**。

2　文書の提供に係る**B009診療情報提供料（Ⅰ）**の費用は包括。

3　届出医療機関において，本指導料を算定すべき医学管理を情報通信機器を用いて行った場合は，所定点数に代えて，**435点**を算定。

外来がん患者在宅連携指導料は，がん治療連携計画策定料，がん治療連携指導料，がん治療連携管理料に追加して制定された，がん患者治療連携にかかわる管理料である。

《外来がん患者在宅連携指導料の狙い》

前述の3項目が，がんの積極的治療を念頭に，がん治療拠点病院と地域中小医療機関（主に病院）との連携協力を進めることを評価するものであったのと異なり，外来がん患者在宅連携指導料は，**進行がん患者の在宅緩和ケア移行を円滑に進める努力を評価**するものである。

通院中・在宅療養中のがん患者の医学管理料としては，特定疾患治療管理料のなかで，がん性疼痛緩和指導管理料，がん患者指導管理料，外来緩和ケア管理料などがあり，在宅医療では，在宅悪性腫瘍等患者指導管理料，在宅悪性腫瘍患者共同指導管理料，在宅がん医療総合診療料などの診療報酬が定められている。

《対象患者と指導内容》

外来がん患者在宅連携指導料は，現在，外来通院治療中である進行がん患者のうち，在宅緩和ケアに移行することが見込まれる患者を対象

としている。

進行がん・再発がんなどで，完治が望めなくなり，病勢の進行を食い止める化学療法が限界に至ると，担当医師をはじめとする診療スタッフは，BSC（ベスト・サポーティブ・ケア）への移行を検討することになる。もとより，がん治療は，がんそのものに対する（積極的）治療と，関連して現れる諸症状を緩和する治療の2種類の構成部分からなるが，BSCへの移行とは，重点を後者の症状緩和に移し，がんそのものに対する抗がん剤治療などは終了するか，限局された範囲で行うにとどめることになる。

こうした状態に至った患者に対して，病状と今後の治療方針を説明し，がん末期の療養をどこでどのように過ごしたいかなど患者の意思を聞くことになる。厚労省が行っている国民の意識調査では，できるだけ自宅で過ごしたいという希望が過半数であり，十数パーセントの患者が最後まで自宅で療養したいとの希望をもっているという。

患者が在宅療養を行いながら緩和ケアを受けたい要望があるとき，がん治療施設では，良質な在宅緩和ケアを提供できるよう，患者の居住地域をカバーしている在宅対応医療機関を紹介することになる。

《連携指導料の算定》

外来がん患者在宅連携指導料は，**進行・末期がんの在宅療養を担当する医療機関の紹介，情報提供だけでなく，予後を含む今後の療養方針をよく患者に説明し，その同意を得る努力を含めて評価**したものであり，患者1人につき1回

だけ算定することができる。

　外来がん患者在宅連携指導料の算定を行う医療機関では，患者の特性や居住地を考慮しつつ適切に紹介できるように，**在宅緩和ケアの受けⅢとなる保険医療機関・訪問看護ステーションのリストを整備**することが求められている。独自に医療機関へのアンケート調査を行っている施設もあるが，厚労省に届けられた，強化型在宅療養支援診療所・病院や，緩和ケア充実在宅療養支援診療所・病院のリストが活用されるであろうことが予想される。

　2022 年改定で，新たに「情報通信機器を用いた場合の評価対象」となった。オンライン指針に沿った診療を行った場合に算定できる。

保険請求上の留意点

①施設基準を満たす医療機関であること。外来緩和ケア管理料または外来腫瘍化学療法診療料2の施設基準を満たしており，その旨の届け出が出されていることが必要である。改めて外来がん患者在宅連携指導料の届出を行う必要はない。

②外来がん患者在宅連携指導料を算定する場合には，診療情報提供料（Ⅰ）は算定できない。

③情報通信機器を用いた医学管理については，オンライン指針に沿って診療を行った場合に算定する。

適応疾患　●進行がん

B005-7　認知症専門診断管理料

認知症専門診断管理料
1　認知症専門診断管理料1
　　イ　基幹型又は地域型の場合　　　　　700 点
　　ロ　連携型の場合　　　　　　　　　　500 点
2　認知症専門診断管理料2
　　イ　基幹型又は地域型の場合　　　　　300 点
　　ロ　連携型の場合　　　　　　　　　　280 点
注1　「1」は，基準を満たす医療機関が，他の保険医療機関から紹介された認知症の疑いのある入院外患者，又は療養病棟の入院患者に対し，患者・家族等の同意を得て，認知症の鑑別診断を行った上で療養方針を決定して認知症療養計画を作成し，患者に説明して文書で提供するとともに，地域で療養を担う他の保険医療機関に診療情報を文書で提供した場合に，1回に限り算定。
　2　「2」は，基準を満たす医療機関が，地域で診療を担う他の保険医療機関から紹介された認知症症状の増悪した患者（入院外患者又は療養病棟入院患者に限る）に対して，患者・家族等の同意を得て，診療を行った上で今後の療養計画等を患者に説明し，文書で提供するとともに，当該他の保険医療機関に診療情報を文書で提供した場合に，3月に1回に限り算定。
　3　文書の提供に係る B009 診療情報提供料（Ⅰ）及び B011 連携強化診療情報提供料の費用は包括。
　4　B000 特定疾患療養管理料は，併算定不可。

《認知症とは》

　認知症（Dementia, Demenz）は，後天的な脳の器質的障害により，いったん正常に発達した知能が低下した状態をいい，かつては痴呆と呼ばれていた。2004 年の厚生労働省の用語検討会報告に沿って，高齢者介護分野を皮切りに「痴呆症」の語が廃止され「認知症」に言い換えられていった。医学界も順次これを受け入れ，今日では医学・医療・介護・福祉の関係者のみならず，社会的にも定着した用語となった。

　認知症としては，**アルツハイマー病，脳血管（障害）性認知症**が古くからよく知られているが，ほかにも，**レビー小体型認知症，ピック病などの前頭側頭型認知症**などがあり，臨床現場でもかなり知られるようになった。また，一般には認知症に分類されないが，クロイツフェルトヤコブ病（狂牛病）や HAM（HTLV-1 関連脊髄症）などの感染性疾患，ハンチントン病，進行性核上性麻痺，脳腫瘍などでも認知症症状がみられる。

《アルツハイマー病の早期診断・治療の意義》

　認知症の相当割合を占めるアルツハイマー病では，まだ決定的な治療法はないものの，早期に正しく診断することで，症状の進行を遅らせる薬物がいくつか開発されており，また家族や周囲の人々の適切な対応やデイサービスなどの利用によっても病状の進行を遅らせ，一部の症状を改善することが可能である。また，臨床医学上では，甲状腺機能低下症，正常圧水頭症，老人性うつ病など，認知症と混同しがちな「治

B005
-1-2
〜
B005
-14

図表63 認知症の早期診断の手がかりとなる症状
（順天堂大学病院「ものわすれ外来」資料より）

本人の自覚症状として
・ものの名前が思い出せない。
・しまい忘れや置き忘れがある。
・財布やクレジットカードなど大事なものを失くすようになった。

家族が気づく症状として
・時間や場所の感覚が不確かになってきた。
・何度も同じことを言ったり、尋ねたりする。
・慣れている場所で道に迷った。
・薬の管理ができなくなった。
・以前好きだったことや、趣味に対して興味が薄れた。
・鍋をこがしたり、水道の閉め忘れが目立つようになった。
・料理のレパートリーが減り、同じ料理ばかり作るようになった。
・以前より怒りっぽくなった。
・財布を盗まれたと言って騒ぐことがある。
・映画やドラマを理解できない。

せる認知症」を正しく診断して適切な治療を行うことも重要である。そうした意味で、専門医療機関で、専門的知識と経験の豊かな医師が正確な診断を行い、治療計画を立て、療養の指導を行うことの意義は大きい。

認知症の発症に早く気づき、かかりつけ医と相談のうえ、専門医療機関を受診するきっかけとなるのは、**図表63**のような症状である。

《専門医療機関での早期診断と地域連携》

認知症診断の専門医療機関では、詳細な問診、理学診察、一般検査を基礎に、脳の器質的異常を見るために、コンピュータ断層撮影（CT）、磁気共鳴撮影（MRI）、脳血流シンチグラフィ（SPECT）などの画像検査が行われる。中核症状である記憶・認知機能などの異常程度を客観的に評価する検査としては、一般の医療機関で普及している「改訂長谷川式簡易知能評価スケール」（HDS-R）のほか、「ミニメンタルステート検査」（MMSE）がよく用いられる。

一方で、認知症は非常に患者が多い疾病であって、長期の経過観察や療養指導をすべて専門医師がみていくことは不可能と言ってよい。また、長期にわたる日常生活での療養指導や合併症の管理が大切であり、患者の居住する地域でのかかりつけ医療機関がその任を負うのが適切と言える。

認知症専門診断管理料は、そうした**地域のかかりつけ医師と認知症専門医療機関の連携を重視して設けられた**管理料である。

管理料を算定できるのは、専門的鑑別診断を行う側の医療機関であるが、別の保険医療機関（かかりつけ医）からの紹介患者であることが前提となる。

2022年改定では、「2」の対象となる医療機関に、連携型の認知症疾患医療センターが追加された。

保険請求上の留意点

算定できる医療機関は、施設基準を満たす認知症診療の専門医療機関であり、専任の専門医を配置していることが必要である。

需要の拡大に伴って、従来、認知症専門診断を担ってきた大学付属病院などの病院だけではなく、病床やほかの診療科をもたないが、認知症診断に必要な設備・機能を備えた診療所タイプの認知症専門診断施設が要望されるようになったことを反映し、認知症専門診断管理料1には「イ」「ロ」の2区分が設けられた。

2018年改定では、「ロ」の「診療所型」が「連携型」に変更された。連携型認知症疾患医療センターが他の医療機関から紹介された患者について、認知症の鑑別診断と療養計画作成を行った場合に算定する。

認知症専門診断管理料は「1」「2」に区分され、認知症症状の憎悪により、地域医療機関から再度の専門診断を求める紹介があったときにも算定できる。がん治療連携計画策定料と同様であるが、がんの場合は1カ月に1回の繰り返し算定ができるが、認知症では3カ月に1回に限られている。

認知症の鑑別診断の結果と療養方針を患者に説明し、それを文書で提供すること、紹介元の医療機関に診療情報を文書で提供することが必要である。

カルテへの記載事項
●患者・家族等に交付した文書の写しを添付

レセプト摘要欄への記載事項
●〈入院外・入院〉「2」を算定した場合、前回算定年月日（初回の場合はその旨）を記載

図表64　B005-7 認知症専門診断管理料・B005-7-2認知症療養指導料・B005-7-3認知症サポート指導料の関係

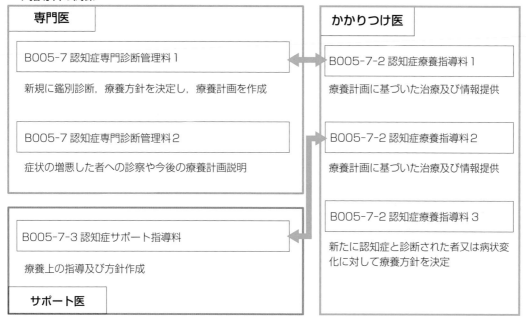

適応疾患　●認知症〔アルツハイマー病，脳血管（障害）性認知症（血管性認知症），レビー小体型認知症，ピック病などの前頭側頭型認知症など〕

B005-7-2　認知症療養指導料

認知症療養指導料
1　認知症療養指導料1　　　　　　　350点
2　認知症療養指導料2　　　　　　　300点
3　認知症療養指導料3　　　　　　　300点

注1　「1」は，当該保険医療機関の紹介により他の保険医療機関で認知症の鑑別診断を受け，B005-7認知症専門診断管理料1を算定した，入院外患者または療養病棟入院患者に対して，認知症療養計画に基づいた治療を行うとともに，患者または家族等の同意を得たうえで，当該他の保険医療機関に診療情報を文書で提供した場合に，治療日の属する月を含め6月を限度として，**月1回に限り算定**。

2　「2」は，医療機関の紹介により他医療機関においてB005-7-3認知症サポート指導料を算定した入院外患者に対して，他医療機関から認知症の療養方針に係る助言を得て認知症療養計画に基づいた治療を行うとともに，患者又はその家族等の同意を得た上で，他医療機関に患者の診療情報を文書で提供した場合に，治療を行った月を含め6月を限度，**月1回に限り算定**。

3　「3」は，新たに認知症と診断された患者又は認知症の病状変化により認知症療養計画の再検討が必要な入院外患者に対して，認知症患者の支援体制確保に協力している医師が，患者又はその家族等の同意を得て認知症療養計画を作成の上，患者等に説明し，文書で提供し，治療を行う場合に，治療開始月を含め6月を限度，月1回に限り算定。

4　文書の提供に係るB009診療情報提供料（Ⅰ）及びB011連携強化診療情報提供料の費用は包括。

5　「1」から「3」までは同時に算定できず，B000特定疾患療養管理料及びI002通院・在宅精神療法は，併算定不可。

認知症療養指導料は，前項B005-7認知症専門診断管理料に対応する医学管理料として2012年の診療報酬改定で設けられた。

認知症専門診断管理料が認知症の専門医療機関として適切な診断を行い療養方針を決定して，それを紹介元の医療機関に提供することを評価するのに対して，認知症療養指導料1は，**保険医療機関が，認知症疾患医療センターで認知症と診断された患者に対し，同センターから提供された療養計画に基づいた治療を行い，その経過と評価を同センターに報告（文書提供）**

したときに算定する医学管理料である。

《認知症患者の専門医療機関との連携》

認知症患者の専門医療機関との連携に関する医学管理料は次のような構図になる。

地域医療を行う医療機関Aから認知症専門医療機関（認知症疾患医療センター）Bに，認知症が疑われる患者を紹介する場合には，Aは**診療情報提供料**（250点および認知症専門医療機関紹介加算100点）を算定できる。

認知症専門医療機関Bが専門的診断を行い，療養計画を作成して紹介元の医療機関Aに提供したときには，Bは**認知症専門診断管理料1**（700点）を算定できる。

療養計画の提供を受けた医療機関Aが，療養計画に基づいた治療を行い，その診療情報を認知症専門医療機関Bに提供した場合には，Aは**認知症療養指導料1**（350点）を算定できる。

《認知症療養指導料とは》

認知症療養指導料1は，認知症疾患センターから療養計画の提供を受けて治療を開始してから6カ月の間，月1回算定できる。センターへの情報提供内容は，療養計画に基づく治療の状況，現状の評価，薬剤の効果や副作用の有無などであるが，毎回精密なレポートを求められているわけではなく，専門医療機関と連携を継続していることを評価したものと理解してよい。

*　　　*　　　*

2018年改定では，「1」のほかに，認知症サポート医との連携を評価した「2」と，認知症療養計画作成を評価した「3」が新設された。

保険請求上の留意点

①認知症患者に対して，認知症療養計画に基づき，症状の定期的な評価，生活機能，行動・心理症状，家族または介護者等による介護の状況の定期的な評価，抗認知症薬等の効果や副作用の有無等の定期的な評価等を行い，療養指導を行う。

②「1」から「3」までは同時に算定できず，B000特定疾患療養管理料，I002通院・在宅精神療法は併算定できない。

③療養病棟に入院中の患者でも算定することができる。外来通院患者と同様に，1カ月に1回，6カ月間である。

カルテへの記載事項

●症状，生活機能，行動・心理症状，介護の状況等について認知症療養計画に基づいて行った定期的な評価等の要点を記載
●療養計画を記載

レセプト摘要欄への記載事項

●「1」〈入院外〉治療を行った年月日を記載
●「1」〈入院〉認知症療養計画に基づく最初の治療を行った年月日を記載
●「2」「3」治療を行った年月日を記載

適応疾患　●認知症

B005-7-3　認知症サポート指導料

認知症サポート指導料　　　　　　　450点
注1　認知症患者の支援体制確保に協力している医師が，他医療機関からの求めにより認知症を有する入院外患者に対し，患者又はその家族等の同意を得て指導を行い，他医療機関に療養方針の助言を行った場合に，6月に1回に限り算定。
　2　他医療機関への助言に係るB009診療情報提供料（I）及びB011連携強化診療情報提供料の費用は，所定点数に含む。

地域において認知症患者の支援体制の確保に協力する**認知症サポート医が行う療養指導やかかりつけ医への助言**についての評価である。

認知症サポート医は，①かかりつけ医等の認知症診断等に関する相談・アドバイザー役とな

るほか，他の認知症サポート医と連携体制の構築，②各地域医師会と地域包括支援センターとの連携づくりへの協力，③都道府県・指定都市医師会を単位としたかかりつけ医等を対象とした認知症対応力の向上を図るための研修の企画案及び講師の役割などを担うとされている。

保険請求上の留意点

①地域で認知症患者に対する支援体制の確保に協力している認知症サポート医が，他医療機関から紹介された認知症患者に対して，患者または家族等の同意を得て文書を用いて指導を行い，今後の療養方針について紹介元医療

機関に文書で助言を行った場合に算定する。
②認知症サポート医とは，アに加え，イまたはウのいずれかを満たす医師
　ア　国立研究開発法人国立長寿医療研究センターが都道府県または指定都市の委託を受けて実施する認知症サポート医養成研修を修了した医師
　イ　直近1年間に「認知症初期集中支援チーム」等，市区町村が実施する認知症施策に協力している実績がある
　ウ　直近1年間に，都道府県医師会または指定都市医師会を単位とした，かかりつけ医等を対象とした認知症対応力の向上を図るための研修の講師を務めた実績がある

③1人につき6月に1回に限り算定する。ただし，かかりつけ医が認知症サポート医に対し助言を求めた場合には，6月後に再度算定することができる。
④B009診療情報提供料（Ⅰ），B011連携強化診療情報提供料との併算定不可。
　カルテへの記載事項
●患者および紹介を受けた他の医療機関に交付した文書の写しを添付
　レセプト摘要欄への記載事項
●前回算定年月（初回である場合は初回である旨）を記載
　適応疾患　●認知症

B005-8　肝炎インターフェロン治療計画料

肝炎インターフェロン治療計画料　　　700点
注1　届出医療機関が，長期継続的にインターフェロン治療が必要な肝炎の患者に対し，患者の同意を得た上で，治療計画を作成し，患者に説明して文書で提供するとともに，地域で治療を担う他の保険医療機関に治療計画及び診療情報を文書で提供した場合に，**1回に限り**算定。
　2　文書の提供に係る**B009**診療情報提供料（Ⅰ）の費用は包括。
　3　届出医療機関において，入院外患者に対し，本計画料を算定すべき医学管理を情報通信機器を用いて行った場合，所定点数に代えて，**609点**を算定。

　インターフェロン（IFN）は動物体内で病原体や腫瘍細胞などの異物の侵入に反応して細胞が分泌する蛋白質であり，**ウイルス増殖の阻止や細胞増殖の抑制，免疫系および炎症の調節**などの働きがある。医薬品として，ウイルス性肝炎等の抗ウイルス薬や腎臓癌・多発性骨髄腫等の抗癌剤として用いられる。

　インターフェロンは，かつては希少できわめて高価であったが，遺伝子工学の進歩により細菌や培養細胞での大量生産が可能になり，現在，医薬品として多くのインターフェロンが承認されている。

《インターフェロン治療の対象》

　インターフェロン治療対象として最も多いのは**慢性のB型肝炎・C型肝炎**である。

　B型肝炎は，血液や体液を介してB型肝炎ウイルス（HBV）に感染することによって発症する肝炎である。感染の原因は，輸血や注射針の使い回し，性行為による感染，母親から生まれた子どもへの母子感染であるが，C型肝炎よりウイルスの発見が先行し，感染予防対策が進んだこと，ワクチンが実用化されたことから，新規の発症は1970年代以降減少している。日本のB型肝炎の患者・感染者は100万人強と推定されている。

　C型肝炎も，同様に血液を通じてC型肝炎ウイルス（HCV）に感染することによって発症する肝炎である。感染力はB型肝炎よりも弱いが，ウイルスの発見同定と，それによる感染予防対策が1990年代初めまで遅れたため，輸血や血液製剤による感染が広範囲に及ぶことになった。日本のC型肝炎の患者・感染者は200万人強と推定されている。

　B型肝炎治療ガイドライン第3.1版（2019年3月）によると，B型肝炎で治療の対象とならないのは1年以上の経過観察期間のうち3回以上の血液検査をして，ALT30U/L以下でHBVDNA量が3.3LogIU/mL未満，HBe抗原が持続的に陰性という条件を満たし，なおかつ肝線維化がない場合であり，それ以外は治療の

B005
-1-2
〜
B005
-14

対象となる。

　C型肝炎はC型肝炎治療ガイドライン第7版（2019年6月）によると，HCVに感染している人はすべてが治療の対象となる。

《インターフェロン治療とは》

　インターフェロンによる治療は，炎症を鎮静化させるにとどまった以前の治療法と異なり，ウイルス性肝炎を根治できる治療法であり，適応とされるすべての患者が一度は試みる価値がある治療法である。有効率はB型肝炎で30%，C型肝炎で50%程度とされてきたが，C型肝炎ではリバビリンとの併用でさらに成績が向上している。ただし，中断することで再燃することはしばしば見られる。医療費が高額な点についても，2008年度から全国的に助成制度が始まり，かなり軽減されることになった。

　その後，HCVに対する治療薬は進歩し，血中HCVRNAの持続陰性化率は95%を超えるようになってきた。

　インターフェロンからウイルスタンパクを直接阻害しHCV増殖を強力に抑制する薬剤（DAA：direct acting antivirals）に移行してきている。

　肝炎インターフェロン治療には，強い副作用（発熱や頭痛，筋肉痛，脱毛，めまい，不眠，食欲不振，倦怠感，うつ病など）を伴うことが多いこと，肝臓機能検査・肝炎ウイルスマーカー検査や副作用チェックのための臨床検査が頻回に必要なことなどもあって，副作用と戦いながら専門医療機関に通院すること自体がかなり患者の負担となる。このため，インターフェロン治療の計画を作り，患者に療養指導する専門医療機関が，実際の注射実施や経過の管理を，患者の通院に利便性のある地域の保険医療機関に依頼することが理にかなった方法である。

《肝炎インターフェロン治療計画料とは》

　肝炎インターフェロン治療計画料は，**肝炎の状態を診断し，インターフェロン療法を患者の同意を得て計画した専門医療機関が，地域の保険医療機関と連携して治療にあたることを評価**した医学管理料である。

　治療計画料は，インターフェロン治療の内容を副作用も含めて患者によく説明して治療計画を作成し，それを文書で患者に提供すると同時に，地域の保険医療機関に診療情報と治療計画を作成・提供することによって算定することができる。

　2022年改定で，新たに「情報通信機器を用いた場合の評価対象」となった。オンライン指針に沿った診療を行った場合に算定できる。

保険請求上の留意点

①肝炎インターフェロン治療計画料を算定できるのは，肝疾患に関する専門の保険医療機関であり，インターフェロン治療の経験が十分にある専任の医師がいるとして，地方厚生局長等に届け出た医療機関である。施設基準の内容は比較的抽象的な規定であり，医療設備・体制・症例数などに関する具体的な基準項目はない。

②情報通信機器を用いた医学管理については，オンライン指針に沿って診療を行った場合に算定する。

カルテへの記載事項

●患者に交付した治療計画書の写しを添付

適応疾患　●インターフェロン治療が必要な肝炎（B型肝炎，C型肝炎など）

B005-9　外来排尿自立指導料

外来排尿自立指導料　　　　　　　　**200点**

注　届出医療機関の入院外患者であって，厚生労働大臣が定めるもの〔告示［4］第3・9の7⑵，『診療点数早見表2024年度版』p.1330〕に対して，包括的な排尿ケアを行った場合に，**週1回に限り**，A251排尿自立支援加算を算定した期間と通算して12週を限度に算定。ただし，**C106**在宅自己導尿指導管理料を算定する場合，算定不可。

　排尿自立指導料は，**排尿自立を促すアプローチを多職種チームで行った場合に，排尿自立支援を行う医療技術を評価**したもので，2016年の診療報酬改定で新設された医学管理料である。老年泌尿器科学会をはじめ関係学会から「**下部尿路機能療法**」として実践されてきた医療技

術である。

　2020年改定では，排尿自立指導は入院と外来に分けて評価されるようになった。入院患者に関しては入院基本料等加算において評価し，排尿自立支援加算（200点，週1回）が新設された。入院患者以外の患者には，退院後の外来においても継続的に指導を行うことができるように外来排尿自立指導料と名称変更された。

《排尿自立指導の意義》

　入院以前より，あるいは入院してから，尿道カテーテルを留置した状態にある患者は数多く存在する。多くは**排尿機能障害**のためであるが，一時的には，意識障害を伴う急性期脳血管障害患者，ICUやCCUで集中治療を受けている重症患者や手術後患者などで，「安静を保ち，かつ尿量を正確に把握する」ために短期間尿道カテーテルを短期間留置することもみられる。認知症患者などの排尿困難を伴わない尿失禁は一般にはオムツ対応であるが，入院中の治療および看護上の必要から尿道カテーテル留置を行う場合もある。

　一般に，尿道にカテーテルを留置することは，患者にとっての局部的不快感があること，見た目に恥ずかしい，情けないといった人としての尊厳性の障害，尿路感染を起こしやすくなる，行動が制限されるので寝たきり化を促進しやすい，（特に男性の場合）カテーテルの交換にあたって疼痛や出血などのトラブルを伴いやすい——などの問題点があり，高度の尿閉以外では，なるべく抜去するにこしたことはない。

　また，カテーテルが抜去できない場合で退院後に自宅に戻る際は，在宅療養のなかでカテーテル管理を行う必要性があり，在宅医療を担う在宅療養支援診療所や訪問看護ステーションの存在が退院の必要条件となることもある。カテーテルを抜去できても排尿動作が自立できず，排せつ全面介助やそれに近い状態であると，在宅介護そのものに難色を示す家族の比率が高まってくるという問題もある。

　そうしたことから，**尿道留置カテーテルの留置状態から脱し，排尿自立を目指す医療アプローチ**の意義は大きいものがある。ここ数年，関係医学・看護学会などでは，排尿自立のための総合的ケアに関して連続講座・セミナー・研修会を行い，医療現場での排尿自立療法の普及とそれを担うスタッフの養成を進めてきた。2016年改定での排尿自立指導料の新設はその成果である。

《外来排尿自立指導料の対象患者》

　外来排尿自立指導料の算定対象となるのは，当該保険医療機関の入院中に排尿自立支援加算を算定し，かつ，退院後に継続的な包括的排尿ケアの必要があると認めたもので，**①尿道カテーテル抜去後に，尿失禁，尿閉等の下部尿路機能障害の症状を有するもの，②尿道カテーテル留置中の患者であって，尿道カテーテル抜去後に下部尿路機能障害を生ずると見込まれるもの**——とされている。

　これらの患者に対して，医師や看護師と排尿ケアチームが，下部尿路機能の回復のための「包括的排尿ケア」を行った場合に週1回200点を12週まで算定できる（排尿自立支援加算を算定した期間と通算して12週を限度）。

　包括的排尿ケアとは，看護師等による排尿誘導や生活指導を中心とし，必要に応じて理学療法士等による排尿に関連する動作訓練，医師による薬物療法等を組み合わせたものである。計画・実施にあたっては，下部尿路機能の評価，治療および排尿ケアに関する関係学会のガイドライン等を遵守することとされている。

　外来排尿自立指導料は，「排尿に関するケアを行うにつき十分な体制が整備されている」という施設要件を満たせれば，病床の規模を問わず，すべての医療機関で申請できる。十分な体制とは，排尿ケアチームの設置のことである。

《排尿ケアチームの構成と業務の流れ》

　排尿ケアチームに必要な職種は，医師，看護師，理学療法士，作業療法士であり，以下のような規定がある。

①下部尿路機能障害を有する患者の診療について経験を有する医師（他の保険医療機関を主たる勤務先とする泌尿器科の医師が対診等により当該チームに参画してもよい）

②下部尿路機能障害を有する患者の看護に従事した経験を3年以上有し，所定の研修を

修了した専任の常勤看護師

③下部尿路機能障害を有する患者のリハビリテーション等の経験を有する専任の常勤理学療法士又は専任の常勤作業療法士

《入院における排尿自立指導の場合》

　実際の仕事の流れは，①病棟看護師等が対象となる患者リストを抽出する，②下部尿路機能評価のための情報（排尿日誌・残尿量など）収集を行う，③カテーテル留置中の患者については，抜去後の下部尿路機能障害の可能性および排尿自立の可能性の評価を行う——というもので，その内容をもとに排尿ケアチームが活動することになる。

　排尿ケアチームの行う活動は，①下部尿路機能障害を評価，②病棟の看護師等と共同して包括的排尿ケアの計画を策定，③病棟の看護師等，関係する従事者と共同して包括的排尿ケアを実施，④定期的に評価を行う——など挙げることができる。このほか，下部尿路機能評価のための情報収集（排尿日誌，残尿測定）等の排尿ケアに関するマニュアルを作成して医療機関内に配布することや，院内研修を実施することも求められている。

《包括的排尿ケアの実際》

　病棟の現場で行われるケアは，実に多彩である。いくつかを列挙するが，個々のケアや看護行為よりも，**全体が計画的に実施されること**が「排尿自立支援加算」算定の要である。

・「カレンダー」と「時計」を見て，生活にリズムをもたせる。
・定時に起きる，着替える，あいさつをする，進んで食べる。リハビリに意欲をもつ，楽しみをもつ。
・適切な量（1日500〜1200cc）の水分摂取。
・便座に座るための座位保持の訓練
・トイレで衣類着脱のための立位保持の訓練
・いきみ，踏ん張るための呼吸筋，腹筋の訓練
・トイレまでの距離，トイレまでの障害物，トイレの広さ，扉・手すり・介助バー，便器の様式・高さなどの調整
・杖（四点杖，ウォーカーケイト），車イスによるトイレ誘導

・尿意・便意を伝えてもらう
・自立排泄への意欲を共有する（排尿自覚刺激行動療法）
・本人にとっての快適性を考えた失禁対策
・肥満を抑える
・膀胱容量を大きくするために排尿間隔を延ばす
・排泄姿勢の保持

　上記のような入院中の包括的な排尿ケアの後で退院後にも継続的なケアが必要なものに対する指導料が外来排尿自立指導料である。

保険請求上の留意点

①施設基準を届け出た保険医療機関において，対象患者に対して，包括的な排尿ケアを行った場合に，週1回に限り，患者1人につき排尿自立支援加算を算定した期間と通算して12週を限度に算定する。

②排尿ケアチームによる関与と，病棟の看護師等による患者への直接的な指導・援助のうち，いずれか片方のみしか行われなかった週については算定できない。両方がかかわる必要がある。

③排尿が自立し指導を終了した場合には，その後については算定できない。

カルテへの記載事項

●退院後に継続的な包括的排尿ケアの必要があると認めた旨を診療録等に記載
●排尿ケアチーム及び医師又は看護師等は共同して，入院中に策定した包括的排尿ケアの計画に基づいた包括的排尿ケアを実施し，その定期的な評価を記載
●必要に応じて排尿ケアチームが計画の見直しを行い，記載する。
●見直した計画については計画書の添付でもかまわない。

レセプト摘要欄への記載事項

●本指導料を算定した場合，初回算定日および初回からの通算算定回数（当該月に実施されたものを含む）を記載

対象患者　●尿道カテーテル抜去後に，尿失禁，尿閉等の下部尿路機能障害の症状を有するもの，●尿道カテーテル留置中の患者であって，尿道カテーテル抜去後に下部尿路機能障害を生ずると見込まれるもの

B005-10　ハイリスク妊産婦連携指導料１

ハイリスク妊産婦連携指導料１　　　　　**1,000 点**
注１　産科又は産婦人科を標榜する届出医療機関において，精神疾患を有する妊婦又は出産後２月以内の入院外患者に対して，患者の同意を得て，産科又は産婦人科の担当医師及び保健師，助産師又は看護師が共同して精神科又は心療内科と連携し，診療及び指導を行った場合に，患者１人につき月１回に限り算定。
　　２　同一医療機関において，B005-10-2 ハイリスク妊産婦連携指導料２との併算定不可。

　2018 年改定で**精神疾患を合併した妊産婦（ハイリスク妊産婦）に対して産科，精神科及び自治体の多職種が連携して患者の外来診療を行う場合の評価**が新設された。妊産婦のメンタルヘルスの重要性を踏まえた指導料の新設である。

《ハイリスク妊産婦連携指導料１の狙い》

　昨今は，女性が子供を産み育てることに困難を感じている時代であり，時間的に経済的に心理的な余裕がないため女性が子どもを産み育てにくい社会でもある。そのような社会背景のなかで，子どもの虐待や妊産婦の自死に精神疾患が大きく関与していることがわかり，医療体制の強化でそれを防ごうという考えのもと新設された指導料である。

　子どもの虐待による死亡は実母がもっとも多く，心中以外の虐待では「子どもの存在の拒否・否定」が最も大きな理由であるが，心中による虐待死では保護者自身の精神疾患・精神不安が最多の動機となっている。**妊産婦の精神疾患の存在が育児を行ううえで虐待につながる大きな要因となり得る**ことを示している。

　また，妊産婦の異常死を分析した結果（東京都 23 区の妊産婦の異常死の実態調査（順天堂大学 竹田省，東京都監察医務院 引地和歌子，福永龍繁）によると，2005 ～ 2014 年の 10 年間で東京 23 区で 63 件の自殺があった。妊娠中の自殺 23 例中約 4 割にうつ病や統合失調症などの精神疾患があり，産後の自殺 40 例中 5 割にうつ病など精神疾患があることが指摘されている。

　以上のような報告を踏まえて，妊産婦のメンタルヘルスケアの重要性が認識され，指導料につながったものと考えられる。

《ハイリスク妊産婦連携指導料１の算定要件》

　ハイリスク妊産婦連携指導料１は精神疾患の妊産婦に対する**産科又は産婦人科の外来における指導**を評価するものであり，**ハイリスク妊産婦連携指導料２**は**精神科又は心療内科における外来指導**を評価するものである。

　ハイリスク妊産婦連携指導料１は，**精神疾患を有する又は精神疾患が疑われる妊婦又は出産後 2 か月以内の入院外の患者**に対して，患者の同意を得て産科又は産婦人科の医師及び保健師，助産師又は看護師が共同して精神科又は心療内科及び市町村又は都道府県と連携し，診療及び療養上の必要な指導を行った場合などで算定できる。

　現に精神療法を受けている妊産婦に限らず，2022 年改定で，精神疾患が疑われ，精神科または心療内科の受診が必要と判断された妊産婦が対象患者に追加となった。

　2024 年改定では，多職種カンファレンスの参加者に，訪問看護ステーションの看護師等が追加された。

保険請求上の留意点

①算定対象となるのは，精神疾患を有する又は精神疾患が疑われる妊婦又は出産後 2 月以内の外来患者であり，かつ次のいずれかの者
・当該保険医療機関で精神療法を実施している患者
・他の保険医療機関で精神療法を実施しており，当該保険医療機関に対して文書により診療情報が提供されている患者
・EPDS 等を参考にメンタルヘルスのスクリーニングを実施し，精神疾患が疑われるものとして，精神科若しくは心療内科を標榜する保険医療機関に対して，診療情報が文書により提供された妊婦又は出産後 2 カ月以内のもの
②産科または産婦人科の担当医またはその指示を受けた保健師，助産師もしくは看護師が，概ね月 1 回，患者の心理的不安を軽減するた

めの面接と療養上の指導を行うこと。

③患者の診療方針などに係るカンファレンスを概ね2カ月に1回程度開催すること。当該患者の担当医（産科または産婦人科の医師，精神科または心療内科の医師），保健師，助産師または看護師，必要に応じて精神保健福祉士，社会福祉士，公認心理師，訪問看護ステーションの看護師・保健師・助産師，市町村等の担当者等が参加していること。

④前述のカンファレンスは，対面実施が原則だが，ビデオ通話が可能な機器を用いて参加することができる。

・カンファレンスでビデオ通話が可能な機器を用いる場合に患者の個人情報を画面上で共有する際は，患者の同意を得ていること。また，電子カルテなどの医療情報システムと共通のネットワーク上の端末にてカン

ファレンスを実施する場合，「医療情報システムの安全管理に関するガイドライン」（厚生労働省）に対応していること。

・カンファレンスに市町村等の担当者が参加しなかった場合は，その都度，患者の同意を得た上で文書により情報提供することでも差し支えない。

⑤B005-10-2ハイリスク妊産婦連携指導料2との併算定はできない。B009診療情報提供料（Ⅰ）も別に算定できない。

レセプト摘要欄への記載事項

●精神疾患が疑われるものとして精神科若しくは心療内科を標榜する保険医療機関に対して診療情報が文書により提供された妊婦又は出産日（年月日）を記載。

対象患者 ●精神疾患を有する又は精神疾患が疑われる妊婦・産婦（出産後2月以内）

B005-10-2　ハイリスク妊産婦連携指導料2

ハイリスク妊産婦連携指導料2 **750点**
注1　精神科又は心療内科を標榜する届出医療機関において，精神疾患を有する妊婦又は出産後6月以内の入院外患者に対して，患者の同意を得て，精神科又は心療内科を担当する医師が産科又は産婦人科と連携し，診療及び指導を行った場合に，患者1人につき月1回に限り算定。
　2　同一医療機関において，B005-10ハイリスク妊産婦連携指導料1は併算定不可。

精神疾患を有する又は精神疾患が疑われる妊婦又は出産後6か月以内の入院外の患者に対して，患者の同意を得て**精神科又は心療内科の医師**が産科又は産婦人科の医師及び市町村等と連携し，診療及び療養上の必要な指導を行った場合などで算定できる。

2022年改定で，精神疾患が疑われる者として，産科もしくは産婦人科を担当する医師から紹介された妊婦または出産後6カ月以内の者も追加となった。

2024年改定では，多職種カンファレンスの参加者に，訪問看護ステーションの看護師等が追加された。

保険請求上の留意点

①算定対象となるのは，精神疾患を有する又は

精神疾患が疑われる妊婦又は出産後6月以内の外来患者であり，かつ当該保険医療機関で精神療法を実施している患者に限る。

②他の保険医療機関で産科または産婦人科に係る診療が行われている場合，患者の同意を得て，定期的に相互に診療情報を提供し合うこと。特に，向精神薬投与の場合，当該薬剤が妊娠，出産等に与える影響等の情報を適切に提供していること。

③患者の診療方針などに係るカンファレンスを概ね2カ月に1回程度開催すること。当該患者の担当医（精神科または心療内科の医師，産科または産婦人科の医師），保健師，助産師または看護師，必要に応じて精神保健福祉士，社会福祉士，公認心理師，訪問看護ステーションの看護師・保健師・助産師，市町村等の担当者等が参加していること。なお，出産後，医学的な管理の必要がなくなった場合には，産科または産婦人科の医師の参加は不要。

④前述のカンファレンスは，対面実施が原則だが，ビデオ通話が可能な機器を用いて参加することができる。

・カンファレンスでビデオ通話が可能な機器を用いる場合に患者の個人情報を画面上で共有する際は，患者の同意を得ていること。また，電子カルテなどの医療情報システムと共通のネットワーク上の端末にてカンファレンスを実施する場合，「医療情報システムの安全管理に関するガイドライン」（厚生労働省）に対応していること。

　　カンファレンスに市町村等の担当者が参加しなかった場合は，その都度，患者の同意を得た上で文書により情報提供すること

でも差し支えない。

⑤ B005-10 ハイリスク妊産婦連携指導料１と B009 診療情報提供料（Ⅰ），B011 連携強化診療情報提供料との併算定はできない。

レセプト摘要欄への記載事項

●当該保険医療機関で精神療法が実施されている又は精神疾患が疑われるものとして産科若しくは産婦人科を担当する医師から紹介された妊婦又は出産日（年月日）を記載。

対象患者　●精神疾患を有する又は精神疾患が疑われる妊婦・産婦（出産後６月以内）

B005-11　遠隔連携診療料

遠隔連携診療料
1　診断を目的とする場合　　　　　750点
2　その他の場合　　　　　　　　　500点
注1　1については，施設基準を満たす医療機関において，対面診療を行っている入院外患者で，厚生労働大臣が定めるもの〔※告示［4］第3・9の7の3（2），『診療点数早見表2024年度版』p.1331〕に対し，診断を目的として，患者の同意を得て，施設基準を満たす難病又はてんかんに関する専門的診療を行う他の医療機関の医師に事前に診療情報提供を行った上で，患者の来院時に，情報通信機器を用いて連携して診療を行った場合，当該診断の確定までの間に3月に1回に限り算定。
2　「2」については，基準を満たす医療機関において，対面診療を行っている入院外患者で別に厚生労働大臣が定めるもの〔※告示［4］第3・9の7の3（3），『診療点数早見表2024年度版』p.1331〕に対し，治療を行うことを目的として，患者の同意を得て，基準を満たす難病又はてんかんに関する専門的な診療を行っている他の医療機関の医師に事前に診療情報提供を行った上で，患者の来院時に，情報通信機器を用いて他の医療機関の医師と連携して診療を行った場合，当該診療料の最初の算定日から1年を限度として，3月に1回に限り算定。

　希少性の高い疾患等，専門性の観点から近隣の医療機関では診断が困難な疾患に対して，かかりつけ医のもとで，事前の十分な情報共有のうえで，遠隔地の医師が情報通信機器を用いた診療を行う場合についての診療料である。

　対象となるのは，指定難病の疑いがある患者やてんかん（外傷性てんかんおよび知的障害を有する者を含む）の疑いがある患者である。

　患者の同意を得たうえで，対面診療を行って

いる主治医が，事前に難病診療連携拠点病院またはてんかん診療拠点病院の医師に診療情報の提供を行い，主治医のもとで遠隔地の医師が連携してオンライン診療を行うことを評価したものである。診断確定までの間3月に1回に限り算定できる。

　厚生労働省の定める情報通信機器を用いた診療に係る指針に沿って診療を行う。初診も可。

　診療報酬は対面医療機関が請求し，配分は相互の合議に委ねられている。

　事前の診療情報提供については，診療情報提供料（Ⅰ）は別に算定できない。

　2022年改定で，前回の点数（500点）から，「1」診断を目的とする場合（750点）と，「2」その他の場合（500点）に分けられた。「2」は施設基準を満たす医療機関で，知的障害を有するてんかん治療を目的とする場合に算定できるとされた。

　2024年改定では「1」に関しては患者の同意を得ることが明記された。また，事前に診療情報提供を行うことも明記された。

　また，「2」についても指定難病の患者が追加され，最初の算定日から1年を限度とする規定が削除された。

保険請求上の留意点

①「1」については，指定難病またはてんかん（外傷性のてんかん及び知的障害を有する者に係るものを含む）の診断を行うことを目的とし

B005
-1-2
〜
B005
-14

図表65 遠隔連携診療のイメージ

難病又はてんかん（疑）の患者が受診

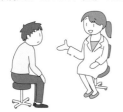

事前に主治医が遠隔地の
難病又はてんかんに関する
専門的知識を有する医師に情報提供を行う

連携した診療について
患者説明・同意

主治医のもとで遠隔地の医師が
オンライン診療を行う（初診も可）

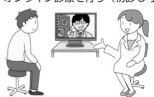

て，患者の同意を得て，難病またはてんかんに関する専門的な診療を行っている他の保険医療機関の医師に事前に診療情報提供を行ったうえで，患者の来院時に，ビデオ通話が可能な情報通信機器を用いて，他の保険医療機関の医師と連携して診療を行った場合に，患者の診断の確定までの間に3月に1回に限り算定する。

② 「2」については，てんかん（知的障害を有する者に係るものに限る）や指定難病の治療を行うことを目的として，患者の同意を得て，てんかんや指定難病に関する専門的な診療を行っている他の保険医療機関の医師に事前に診療情報提供を行ったうえで，当該患者の来院時に，ビデオ通話が可能な情報通信機器を用いて，他の保険医療機関の医師と連携して診療を行った場合に，3月に1回に限り算定する。

カルテへの記載事項

●患者に対面診療を行っている保険医療機関の医師が，診療の内容，診療を行った日，診療時間等の要点を診療録に記載

レセプト摘要欄への記載事項

●（2回以上算定する場合）「未確」と表示し，前回算定年月日を記載

対象患者 ●指定難病の疑いがある患者，てんかん（外傷性てんかんおよび知的障害を有する者を含む）の疑いがある患者

B005-12 こころの連携指導料（Ⅰ）

こころの連携指導料（Ⅰ） 350点
注 届出医療機関において，入院外患者で，地域社会からの孤立の状況等により精神疾患増悪のおそれがあると認められるもの又は精神科若しくは心療内科の医師による療養上の指導が必要であると判断されたものに対し，診療及び指導を行い，患者の同意を得て，精神科又は心療内科標榜医療機関に対して患者に係る診療情報の文書による提供等を行った場合，初回算定日の属する月から1年を限度として，患者1人につき**月1回**に限り算定。

2022年改定で，かかりつけ医および精神科医等が連携して精神疾患を有する者等の診療に当たった場合の評価が新設された。

精神科または心療内科を標榜する保険医療機関との連携を構築している医療施設において，自殺対策などの研修を受講している医師が診療情報提供を行った場合に算定できる診療報酬である。SAD Personsスケール，EPDS，PHQ-9

またはK-6などのスクリーニングで紹介が必要と考えられた患者が対象となる。

SAD Personsスケールとは，自殺リスクの評価法の1つである。7点以上で入院適応を考慮としている（**図表66**）。

EPDSは，エジンバラ産後うつ病自己評価票（Edinburgh Postnatal Depression Scale: EPDS）のことであり，産後うつ病のスクリーニングを目的として，1987年にCoxらが開発した自己記入式質問紙である。

PHQ-9は，うつ病の簡便な早期発見ツールであり，Kroenkeらが評価報告したもので，短時間で精神疾患を診断するシステムであるPRIME-MDをさらに簡便化して，うつ病のみを見つけるために改良されたものである。

K-6は，うつ病や不安障害などの精神疾患を

図表66　SAD Persons スケール

S：Sex　　　性別	男性なら１点，女性なら０点
A：Age　　　年齢	20歳未満，または44歳超過なら１点
D：Depression うつ	うつなら１点
P：Previous Attempt 自殺企図の既往	自殺企図の既往 あれば１点
E：Ethanol Abuse アルコール乱用	あれば１点
R：Rational Thinking Loss 合理的な思考の喪失	あれば１点
S：Social Supports Lacking 社会的支援の欠如	欠如で１点
O：Organized Plan 具体的な自殺の計画	あれば１点
N：No Spouse 配偶者がいない	いなければ１点
S：Sickness 身体疾患	罹患していれば１点

スクリーニングする質問票である。

2024年改定では施設基準として医師の受け

る自殺対策等に関する適切な研修が明記された。

保険請求上の留意点

地域社会からの孤独・孤立状況から精神疾患が増悪するおそれが認められる者，または精神科もしくは心療内科を担当とする医師による療養上の指導が必要と判断された者に対して，診療および療養上の必要な指導を行い，患者の同意を得て，精神科または心療内科に文書で情報提供等を行った場合に算定できる。

カルテへの記載事項

●診療および療養上必要な指導においては，患者の心身の不調に配慮するとともに，当該患者の生活上の課題等について聴取し，その内容及び指導の要点を記載

レセプト摘要欄への記載事項

●初回算定年月日を記載

対象患者　●地域社会からの孤立の状況等により精神疾患の増悪するおそれがある入院外の患者，精神科または心療内科の担当医による療養指導が必要と判断された入院外の患者

B005-13　こころの連携指導料（Ⅱ）

こころの連携指導料（Ⅱ）　　　　　500点
注　届出医療機関において，入院外患者で B005-12 こころの連携指導料（Ⅰ）を算定し，当該医療機関に紹介されたものに対して，精神科又は心療内科の医師が，診療及び療養上必要な指導を行い，患者の同意を得て，患者を紹介した医師に対して患者に係る診療情報の文書による提供等を行った場合，初回算定日の属する月から１年を限度として，患者１人につき月１回に限り算定。

こころの連携指導料（Ⅰ）を算定した医療機関に紹介された入院外の患者に対して，精神科または心療内科の医師が診察および療養指導を行い，患者を紹介した医師に文書で情報提供した場合に算定できるものである。医療機関として精神福祉士が１名以上配置されていることが必要である。

保険請求上の留意点

①連携体制を構築しているかかりつけ医等から

の診療情報等を活用し，患者の心身の不調に対し早期に専門的に対応することを評価したものである。

②２回目以降の診療等では，紹介した医師に対して文書による情報提供を行うことは必須ではないが，あらかじめ定められた方法で情報共有を行う。

③初回の診療等における他医療機関への文書の提供に係る B009・B011 は別に算定できない。

④必要に応じて，患者の同意を得たうえで，患者情報を市町村等に提供する。

レセプト摘要欄への記載事項

●初回算定年月日を記載

対象患者　●地域社会から孤立の状況等により精神疾患の増悪するおそれのある入院外の患者

B005-14　プログラム医療機器等指導管理料　新

プログラム医療機器等指導管理料　　　　　**90 点**
注1　厚生労働大臣が定める施設基準〔告示［4］第3・
　　　9の7の6『診療点数早見表 2024 年度版』p.1332〕
　　　に適合しているものとして地方厚生局長等に届け
　　　出た保険医療機関において，主に患者自らが使用
　　　するプログラム医療機器等（特定保険医療材料に
　　　限る）に係る指導管理を行った場合，月に1回に
　　　限り算定。
　　2　**導入期加算**（プログラム医療機器等に係る初回
　　　の指導管理を行った場合）：**50 点**（初回の指導管
　　　理を行った月に限り）

　2024 年改定では，特定保険医療材料として
評価されるプログラム医療機器を用いた医学管
理等を行った場合の評価が新設された。

　2022 年改定では，「B100 禁煙治療補助システ
ム指導管理加算」として新規に評価されていた
が，今回その加算が廃止され，禁煙に対しては，
CureApp SC ニコチン依存症治療アプリ，高
血圧に対しては，CureApp HT 高血圧治療補
助アプリが「プログラム医療機器等指導管理料」
として保険対象となっている。

　治療用アプリとは，**医師が診断に基づき処方
し，患者が使用することで疾患の治療を行うア
プリ**である。

　2024 年2月現在，日本で薬事承認されてい
る治療用アプリ（患者自らが使用するプログラ
ム医療機器）は3つあるが，保険適用されてい
るのは上記の2つである。

　サスメド Med CBT-i 不眠障害用アプリは，
2024 年改定の保険適用の希望が取り下げられ，
現時点では保険適用はない。

　「CureApp SC ニコチン依存症治療アプリと
CO チェッカー」については，2022 年改定で
「B100 禁煙治療補助システム指導管理加算」と
して，技術料が評価されていた。

　CureApp SC ニコチン依存症治療アプリお
よび CO チェッカーは，**ニコチン依存症の喫煙
者に対する禁煙の治療補助を目的に薬事承認さ
れた治療用アプリと，一酸化炭素濃度測定器に
係る指導管理を行った場合に月1回算定でき
る。**

　具体的には，ニコチン依存症で禁煙を希望す

る者に対して，B001-3-2 ニコチン依存症管理
料「1」の「イ」または「2」を算定し，かつ，
特定保険医療材料のニコチン依存症治療補助サ
プリを算定する。施設基準としては，B001-
3-2「注1」に規定する基準を満たす必要がある。

　Cure App SC は，日本で初めて医療機器と
して承認された治療用アプリである。医師が介
入できない診療と診療の間の治療空白に対し
て，アプリで患者個人に最適化された行動変容
を促し，定着させることを目指している。スマー
トフォン等を通じて得られる日々のデータを解
析し，個別化された治療介入を実施する。

　CureApp HT は，2024 年改定で保険適用さ
れたものであり，**高血圧治療ガイドラインに基
づく標準的な診療に準拠した治療補助アプリで
ある。**

　患者側では，スマートフォンにアプリをイン
ストールし，医師から提供された処方コードを
入力する。スマートフォンで患者は，高血圧の
知識の習得（1日1回約 10 分で全 14 回）を行う。
また，患者から取得した情報で，減塩，減量，
運動，睡眠管理，ストレス管理，節酒のカテゴ
リ順に患者ごとに適切な行動がアプリで提示さ
れ，患者はアプリの助けを借りながら，血圧に
良い行動の実践を目指すことになる。患者が決
めた行動目標に対してその実践を繰り返す。そ
の結果によって行動を習慣化し，医師と決めた
患者の血圧目標の実現を目指すものである。**患
者は，血圧測定や行動実践を遂次，スマートフォ
ンに記録する必要がある。図表 67** の生活習慣
の是正や修正の補助となりうるものである。

　医療機関側では，患者のスマートフォンの情
報を医療機関の PC やタブレット端末などと同
期することで，患者の血圧や脈拍・体重・睡眠
時間などの変化をグラフで確認できる。通院時
にはそれらの情報から，血圧の推移や行動の変
化を評価して，患者個別の状況に応じたフィー
ドバックを行う。

　保険期間は6カ月間が想定されている。保険
期間終了後も継続して血圧を記録し，医師もそ

図表67　血圧の値に応じた治療

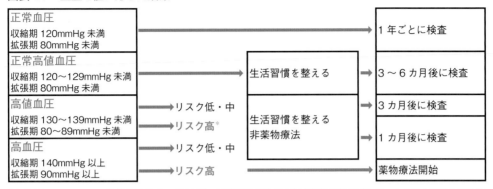

*高値血圧レベルでは，後期高齢者（75歳以上），両側頸動脈狭窄や脳主幹動脈閉塞がある，または未評価の脳血管
障害，蛋白尿のないCKD，非弁膜症性心房細動の場合は高リスクであっても中等リスクと同様に対応する。その
後の経過で症例ごとに薬物療法の必要性を検討する。

の記録が閲覧可能となっている。

　具体的には，高血圧が疑われる患者に対して，高血圧症の医学管理において，医学管理料等のうち要件を満たすものを算定し，かつ，特定保険医療材料の高血圧治療補助アプリを算定する。

　施設基準としては，A001再診料の「注12」の「イ」地域包括診療加算1もしくは「ロ」地域包括診療加算2，B001-2-9地域包括診療料を算定する患者に対して，高血圧症の係る治療管理を実施している，またはB001-3に掲げる生活習慣病管理料（I）の「2」高血圧症を主病とする場合を算定する患者（入院中の患者を除く）のうち，高血圧症に係る治療管理を実施している患者をこれまでに治療している保険医療機関または地域の保険医療機関と連携する，関係学会が認定した高血圧症診療に係る専門施設である保険医療機関となっている。

　プログラム医療機器等指導管理料の算定には，施設基準の届出が必要である。

保険請求上の留意点

①疾病の管理等のために，主に患者自らが使用するプログラム医療機器等である特定保険医療材料の使用に係る指導および医学管理を行った場合に，月1回に限り算定する。具体的には，以下のような場合を指す。

・ニコチン依存症治療補助アプリを用いる場合は，B001-3-2ニコチン依存症管理料の「1」の「イ」または「2」を算定し，かつ，特定保険医療材料のニコチン依存症治療補助アプリを算定する場合

・高血圧治療補助アプリを用いる場合は，高血圧症の医学管理料等（プログラム医療機器等指導管理料を除く）のうち要件を満たすものを算定し，かつ，特定保険医療材料の高血圧治療補助アプリを算定する場合

②導入期加算は，プログラム医療機器等に係る初回の指導管理の際に，使用する際の療養上の注意点および使用方法等の指導を行った場合に算定する。

レセプト摘要欄への記載事項

●プログラム医療機器等指導管理料を算定する際に用いる特定保険医療材料について記載

●（地域の医療機関と連携する，関係学会が認定した高血圧症診療に係る専門施設である医療機関において高血圧治療補助アプリを用いる場合）アプリを活用して治療を行う具体的な理由について記載し，地域のかかりつけ医機能を担う医療機関での治療が可能かどうかの検討結果を記載

対象患者　●ニコチン依存症または本態性高血圧症の患者でプログラム医療機器を用いた医学管理等を行う者

B005
-1-2
〜
B005
-14

B006　救急救命管理料

救急救命管理料　　　　　　　　　**500 点**
注1　保険医療機関の救急救命士が現場に赴いて処置
　　等を行う際，当該救急救命上に指示を行った場合
　　に算定。
　2　救急救命士が行った処置等の費用は包括。

　救急救命管理料は，**患者が発生した現場に保険医療機関の救急救命士が赴いて，医師の指示に基づき必要な処置を行ったときに，救急救命士に指示を行った保険医療機関が算定できる医学管理料**である。

　救急出動，救急救命処置は，一般には消防庁の救急搬送隊の救急救命士が主として担当しているが，離島・僻地などの地域の事情により，また救急患者発生の状況により，保険医療機関のスタッフが赴くことがしばしば起こりうる。

　在宅療養患者の要請で訪問看護スタッフが出向いたところ，救急救命処置が必要な状態であり，電話で医師の指示を仰ぎながら必要な処置を行い，往診医師の到着を待ったり，救急隊の出動を要請してそれまで必要な処置を現場で行うということは筆者も何度か経験している。

　また，老人会の旅行等に，要請を受けた看護スタッフが同行することはよく見られるが，その場で救急処置を行う必要が生じることも時々起こりうる。筆者の属する医療機関ではそうしたときに，あらかじめ了承している当番医師に緊急連絡して，その指示のもとに適切な処置を行うルールを作ってある。

　救急救命管理料は，患者が発生した現場に赴いた医療スタッフが救急救命士資格をもっている場合に，医師の指示に基づき行う処置を保険給付の対象とするものである。処置に要した費用は管理料に含まれ，別途算定することはできない。ただし，管理料は指示を行った医療機関が算定するもので，救急救命士の属する保険医療機関ではない。

保険請求上の留意点

　医師が救急救命士に指示を行ったのみで診察をしていない場合は救急救命管理料のみを算定し，A000，A001，A002 は算定できない。

適応疾患　●患者が発生した現場に赴いた救急救命士に対して必要な指示を行った場合

B006-3　退院時リハビリテーション指導料

退院時リハビリテーション指導料　　　**300 点**
注　退院時に患者・家族等に対して，退院後の在宅での基本的動作能力，応用的動作能力，社会的適応能力の回復を図るための訓練等について指導を行った場合に算定。B005 退院時共同指導料2（入院医療機関の理学療法士等が行った場合に限る）との併算定不可。

　退院時リハビリテーション指導料および次項の退院前訪問指導料は，**一定期間の入院療養を行った患者が退院するにあたって，スムーズな在宅療養移行ができるように病院が行う療養指導を評価**して設けられた診療報酬である。

　対象となる患者の疾病名や病態・病状についての規定はない。脳血管障害や骨折などといったわかりやすいリハビリテーション対象疾患だけでなく，もともと身体機能や生活行動能力に障害があった患者や，入院療養中に廃用症候群を来した患者など，**入院中にリハビリテーション医療を必要とした患者はすべて対象**となる。

　具体的な退院時リハビリテーション指導として，**図表68** のような項目が挙げられている。指導内容は，入院中にリハビリテーションを行った患者が自宅療養に移行するにあたって必要となるきわめて常識的なものである。

　図表69・70 は，実際に患者が退院するにあたってリハビリテーション担当者から交付された在宅での機能訓練のメニューを例示したものであるが，こうした文書の発行などは特に必須要件とはされていない。

保険請求上の留意点

　退院時リハビリテーション指導料は退院日に

図表68　退院時リハビリテーション指導の具体的内容

①患者の運動機能，日常生活動作能力の維持・向上を目的とした狭義のリハビリ指導
　体位変換，起座または離床訓練
　起立訓練
　食事訓練
　排泄訓練
　生活適応訓練
　基本的対人関係訓練
②家屋の適切な改造
③患者の介助方法
④患者の居住地域において利用可能な在宅保健福祉サービスに関する情報提供

図表69　重症患者例

拘縮予防・残存機能維持のための体位の指導を，イラストを使って具体的に行ったもの

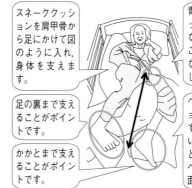

スネーククッションを肩甲骨から足にかけて図のように入れ，身体を支えます。

青い○の中に最もベッドとの圧迫が強くなる骨があります。この部分の圧迫が少なくなるように調整して下さい。

足の裏まで支えることがポイントです。

ベロの付いたクッションに足を乗せます。クッションは黒い線まで入れ込むことがポイントです。ベロが付いている側面は黒い線側です。

かかとまで支えることがポイントです。

図表70　中等症患者例

自宅で行う身体機能訓練プログラムを患者に交付したもの

①肩の上げ下げ　10回
②前後に曲げる　各5回
③右左を向く　各5回

④背中を伸ばす
視線は上
へそをつき出すイメージで背中を伸ばし，その位置でキープ!!　20秒×3回
※お腹周りの力をつける運動です。

⑤身体をひねる　左右5回

⑥足踏み（座位）　交互に20回
⑦膝を伸ばす　10秒キープ×3回　左右それぞれ行います。

⑧立ち上がり練習
ベッドのアームバーにつかまって，立ち上がり5回

⑨立位保持
座位同様，視線を上に向けてもらい背中を伸ばす。その位置でキープ！　20秒×3回

※あごが上がりすぎないように注意！
リハのときは一緒に数を数えてもらっています。

内容と回数は時間に合わせて行っていただければと思います。④と⑨のような姿勢を意識する運動は行って下さい。

⑩足踏み（立位）
アームバーにつかまって足踏み。交互に20回

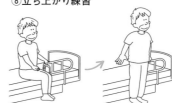
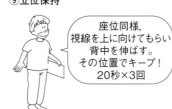
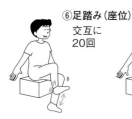
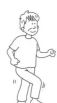

1回だけ算定できるが，これは退院に向けた準備のなかで行われた指導を算定する時点を定めたもので，退院日当日に行うことを意味しない。
　算定要件として挙げられているのは，主治医もしくはリハビリ担当医が指導を行うこと，内容の要点を診療録に記載することの2点である。具体的指導は，関連スタッフ（理学療法士，作業療法士，看護師，保健師，社会福祉士，精神保健福祉士）とともに行うのが一般的であり，そのことは算定に差し支えない。算定のための

施設基準は特に設けられておらず，文書発行義務も定められていないなど，算定の条件はきわめてゆるやかである。

カルテへの記載事項

●指導または指示内容を記載

●同一日に退院時リハビリテーション指導料と退院時共同指導料2を算定した場合，共同指導を行った者の職種及び年月日を記載

対象患者　●退院時にリハビリテーションの観点から必要と考えられる指導を行った患者

B007　退院前訪問指導料

退院前訪問指導料	580 点

注1　入院期間が1月を超えると見込まれる患者の円滑な退院のため，患家を訪問し，患者・家族等に対して，退院後の在宅での療養指導を行った場合に，**入院中1回**（退院後早期に退院前訪問指導が必要な場合は**2回**）に限り算定。
　2　指導に要した交通費は，患家負担。

　退院前訪問指導は，**入院治療を終了し在宅療養に戻る患者について，退院前に病院のスタッフが患者の居宅を訪問し，退院後の在宅療養に関する指導を行うこと**を評価した医学管理料である。

《退院前訪問指導料の対象患者》

　対象となる患者は**入院期間が1カ月を上回ると見込まれる**（結果的に若干早まることは差し支えない）**患者**であるということ以外に，疾病の種類・状態，提供している医療内容などの規定はない。したがって，担当医と病院のチームが，患者の円滑な退院のため入院中（外泊時含む）または退院日に患者宅を訪問することが適切と判断すれば対象となる。

　実際に指導の直接対象となるのは，患者本人よりも，患者の看護にあたる家族等であることがほとんどである。訪問指導の内容としては，**図表68**に挙げたものと同様と考えてよいが，特に家屋改造など療養環境の整備に重点がおかれる。患者は入院前に比して身体機能・日常生活能力の低下を来している場合が多く，それに応じて新たな療養環境を整えることが必須であるからである。

《療養環境の整備の必要性》

　中等症から重症の患者の場合，介護用ベッドの導入が必要なことが多く，居室の変更や設置スペース確保のための家屋改造・家具移動など

が必要となる。重症ケースでは移動用リフトの設置なども考慮の対象となる。軽症から中等症の患者では，屋内移動の安全のために，廊下・室内・トイレ・浴室などに手すりなどを設置することが望まれる。また，軽症・重症を問わず，屋外に出るためのバリア（段差・階段）をどう克服するかの検討も必要である。冷暖房，日照，照明などについても配慮する必要がある。

　ベッド設置場所の選定や移動経路の安全性確認などの簡単な指導で済む場合もあるが，ときには手すりの設置から始まり，階段昇降機設置，浴槽改修や玄関先のスロープ工事などの大きな改造が必要となる場合もある。

保険請求上の留意点

　退院前訪問指導料を算定できるのは，自宅退院する患者につき退院日に1回と定められているが，例外として，入院後早期（入院後14日以内）に必要を認めて訪問指導を行い，かつ退院前に再度訪問する場合は2回分算定できるとされている。これは，入院に至る傷病の発生に在宅療養環境が関係しており，自宅退院を目指す場合には，その実情を早期に把握し，対策を検討する必要がある場合などを想定していると考えられる。

　自宅内で熱中症・脱水症を起こして入院してきた患者ではエアコン・風通しなどの居住環境について，玄関や居室で転倒骨折を起こした患者では移動経路での問題点の有無について，不衛生・不潔が疑わしい皮膚疾患患者では自宅の衛生状態について，介護放棄や虐待などの疑いの可能性が否定できないケースでは家族や療養環境についての早期の視察が必要となるからである。

2016年改定で点数が上がったとはいえ退院前訪問指導料は580点にとどまり，実際に患者宅を訪問するスタッフ1人の半日分の人件費をかろうじて賄うものであり，医療経営に資するものではない。かつて，無償で行われていた病院スタッフの指導に，部分的に診療報酬で報いるようにしたとの評価が妥当であろう。

B007-2　退院後訪問指導料

退院後訪問指導料　　　　　　　　　580点
注1　当該保険医療機関を退院した厚生労働大臣が定める状態（告示［4］第3・9の8，『診療点数早見表2024年度版』p.324）の患者について，円滑な在宅療養への移行と継続のため，患家等を訪問し，患者・家族等に対し，在宅での療養指導を行った場合に，退院日から1月（退院日を除く）を限度として，5回に限り算定。
　　2　訪問看護同行加算（在宅療養を担う訪問看護ステーション又は他の保険医療機関の看護師等を同行して指導した場合，退院後1回に限り加算）：20点
　　3　指導に要した交通費は，患家負担。

退院後訪問指導料は，**退院した患者が，その居住する地域における安定した在宅療養に移行・継続できるように，入院先である医療機関が行う退院早期の患者宅訪問指導を評価**する医学管理料である。病院または有床診療所が対象医療機関である。医療ニーズが高い患者，および認知症のため介護ニーズが高い患者を想定し，安全で安心な在宅療養を援助するために，2016年診療報酬改定で新しく設けられた。

《退院後訪問指導料の対象》

対象となるのは，**図表71**（「特掲診療料の施設基準等」別表第8）に示された状態にある患者と，認知症または認知症の症状を有し，日常生活を送るうえで介助が必要な状態の患者である。医療現場では「退院調整が必要」とされ，病院の地域医療連携室などの部署がかかわるケースの多くが該当するが，そのすべてではないことに注意が必要である。

患者が退院後も主としてその医療機関への外来通院を予定している場合，こうした退院後訪問指導の意義は大きいものがある。かかりつけ医療機関があり，退院後の一般診療を委ねる場合でも，その医療機関の医師が複雑な在宅医療に不慣れなために，入院していた医療機関の外来に定期的に通院し，在宅での医療・看護処置については，入院医療機関の側が主な指導管理を担当するという場合もある。退院後訪問指導料は，そうした場合に，病院スタッフが患家を訪れて指導に当たることを主に想定している。

図表71の状態の患者は，B004 退院時共同指導料1の特別管理指導加算の対象状態と同じであり，こうした状態の患者の多くは，地域の医療機関の訪問診療や訪問看護事業所からの訪問看護を受けて在宅療養への移行・復帰にのぞむことになる。したがって，「受け皿」となる在宅医療チームが存在している場合には，退院時共同カンファランス等で，引き受ける側が十分な情報をもとに準備すれば，入院医療機関側が退院後に患家を訪問しなくてもスムースな在宅療養移行が概ね可能であると思われる。

しかし，そうした場合でも医療器具の実際の使用や医療処置での工夫について，患家を訪問しての在宅医療チーム，特に訪問看護師との間で連携協力して指導することには積極的な意義がある。こうした場合には，退院後訪問指導料に加えて訪問看護同行加算を算定することができる（ただし，1回に限られる）。

《退院後訪問指導料の算定要件》

退院後訪問指導料を算定できるのは，**入院していた保険医療機関の医師・保健師・助産師・看護師が退院後1カ月以内に患家を訪問した場合**である。医師が訪問した場合には，同一日に

B006
〜
B008
-2

図表71　特別な管理を要する状態等にある患者（「特掲診療料の施設基準等」別表第8）

1　在宅麻薬等注射指導管理，在宅腫瘍化学療法注射指導管理又は在宅強心剤持続投与指導管理若しくは在宅気管切開患者指導管理を受けている状態にある者又は気管カニューレ若しくは留置カテーテルを使用している状態にある者
2　在宅自己腹膜灌流指導管理，在宅血液透析指導管理，在宅酸素療法指導管理，在宅中心静脈栄養法指導管理，在宅成分栄養経管栄養法指導管理，在宅自己導尿指導管理，在宅人工呼吸指導管理，在宅持続陽圧呼吸療法指導管理，在宅自己疼痛管理指導管理又は在宅肺高血圧症患者指導管理を受けている状態にある者
3　人工肛門又は人工膀胱を設置している状態にある者
4　真皮を越える褥瘡の状態にある者
5　在宅患者訪問点滴注射管理指導料を算定している者

往診料・訪問診療料との同時算定はできない。つまりは，より高点数である往診料・訪問診療料を算定することになるので，事実上，退院後訪問指導料は看護スタッフが行う場合であると理解してよい。

保険請求上の留意点

①厚生労働大臣が定める状態の患者が，円滑に地域での在宅療養へ移行し，それを継続できるように，患家等を訪問し，療養上の指導を行った場合に，当該患者が退院した日から起算して1月以内の期間（退院日を除く）を限度として，5回に限り算定する。

②介護老人保健施設に入所中または医療機関に入院中の患者は算定の対象としない。

③在宅療養を担う訪問看護ステーションの看護師等と同行した場合には，訪問看護同行加算として，退院後1回に限り20点を所定点数に加算する。

④交通費は，患家の負担とする。

⑤退院後訪問指導料を算定した場合は，同一の保険医療機関において，I016精神科在宅患者支援管理料は算定できない。

⑥同一日にC013在宅患者訪問褥瘡管理指導料

は算定できない。

⑦同一日に，同一の保険医療機関および特別の関係にある保険医療機関は，C000往診料，C001在宅患者訪問診療料（I），C001-2在宅患者訪問診療料（II），C005在宅患者訪問看護・指導料，C005-1-2同一建物居住者訪問看護・指導料，I012精神科訪問看護・指導料を算定できない。ただし，退院後訪問指導を行った後，患者の病状の急変等により，往診を行った場合の往診料は算定できる。

⑧病院の看護業務に支障となるスタッフの患家訪問はしないようにとの指導がみられる。具体的には，病棟勤務看護師としてカウントされているのにもかかわらず，院内で仕事をせず，患家を訪問するような場合を指す。

カルテへの記載事項

●指導または指示内容の要点を記載

レセプト摘要欄への記載事項

●退院日（年月日）を記載

対象患者　●認知症または認知症の症状を有し，日常生活を送る上で介助が必要な状態の患者，●特掲診療料の施設基準等別表8に掲げる状態の患者（図表71）

B008　薬剤管理指導料

薬剤管理指導料
1　特に安全管理が必要な医薬品（別表第3の3，p.173）が投薬又は注射されている患者の場合
380点
2　1の患者以外の患者の場合　**325点**
注1　届出医療機関の入院患者のうち，「1」は厚生労働大臣が定める患者〔告示[4]第3・10(2)，『診療点数早見表2024年度版』p.325〕，「2」はそれ以外の患者に対して，投薬・注射及び薬学的管理指導

を行った場合に，週1回かつ月4回に限りとして算定。
2　麻薬管理指導加算（麻薬が投薬・注射されている患者に対して，薬学的管理指導を行った場合，1回につき加算）：**50点**

《薬剤管理指導料の意義》

薬剤管理指導料は，**入院中の患者へ処方される薬剤（投薬・注射）の調剤・指導・管理につ**

いての**包括的技術料**を医学管理料としてまとめたものである。

　一言で述べるなら，きちんとした体制と設備を整え，良質な薬剤管理を行えばそれなりの診療報酬を算定できるが，薬剤師の人員不足，薬剤管理スペースの不足，薬品管理や服薬指導の記録の不備などの問題があれば低い技術料でしか評価されないという内容である。このことから，入院治療を行う医療機関の薬剤管理指導の水準を引き上げる効果も期待して設定された管理料と言うこともできる。

　2016年の改定で，薬剤管理指導料の①救急救命，②安全管理が必要な医薬品，③その他——の3区分から，①が削除され，「1」特に安全管理が必要な医薬品を使用中の患者，「2」その他の患者の2区分に変更された。いずれの場合にも，週に1回，1カ月に4回まで算定することができる。

　削除された「救急救命入院料等を算定している患者」の薬剤管理料については，それに代わるものとして，集中治療室への薬剤師配置を評価したA244病棟薬剤業務実施加算2（1日につき100点）が設けられたので，評価がなくなったというわけではない。

《薬剤管理指導の内容》

　薬剤管理指導料が対象としている内容は，**直接服薬指導，服薬支援のほか，薬学的管理指導全般**にわたる。この薬学的管理指導には，薬剤の投与量，投与方法，投与速度，相互作用，重複投薬，配合変化，配合禁忌などの確認，患者の状態を適宜把握することによる薬効と副作用の状況把握などが含まれている。

保険請求上の留意点

　同指導料を算定するためには，あらかじめ地方厚生局長等に施設要件を満たしている旨の届出が必要である。要件は薬剤師の配置，専用施設の存在，患者ごとの薬学的管理と服薬指導の3点であるが，具体的には，次のような条件が課せられている。

①2人以上の常勤薬剤師が院内に配置されている。

②専用施設としての医薬品情報管理室をもち，常勤薬剤師が配置されている。

図表72　薬剤管理指導記録に記載する内容

> 患者の氏名，生年月日，性別
> 入院年月日，退院年月日，診療録の番号
> 投薬・注射歴，副作用歴，アレルギー歴
> 薬学的管理指導の内容
> 患者への指導および患者からの相談事項
> 薬剤管理指導等の実施日，記録の作成日及びその他の事項

③医薬品情報管理室の薬剤師が薬学的情報管理を行い，医師に情報提供を行っている。

④入院中の患者ごとに薬剤管理指導記録を作成し，投薬・注射に際して必要な薬学的管理指導を行い，必要事項を記入し，患者指導を行っている。

　薬剤管理指導料を算定するための要件として実際に最も重要なのは，**薬剤管理指導記録の作成**である。薬剤管理指導記録には**図表72**に示した事項の記入，指導記録が必要であり，この記録は3年間以上保存することが義務づけられている。

*　　　　＊　　　　＊*

　抗悪性腫瘍剤，免疫抑制剤，ジギタリス製剤など12種類の薬剤（p.168，別表第3の3）を投与されている患者（投薬・注射のいずれでもよい）については，薬剤管理指導料「1」として，やや高い診療報酬が設定されている。

　これらの医薬品は，比較的高い頻度で副作用が出現するもの，ときに重篤な副作用が見られるもの，薬剤投与量の調節に特に留意が必要なもの（血中濃度の測定など），医薬品間で相互作用を起こす場合が多いものと考えられる。

　なお，薬剤管理指導料「1」の対象となる12種類の薬剤の具体的な対象医薬品はきわめて多数にのぼる。詳細については，厚労省のホームページ（「診療報酬情報提供サービス」のホームページ）に掲載されている。

*　　　　＊　　　　＊*

　麻薬の投薬・注射が行われている患者では，1回の薬剤管理指導料の算定につき「注2」により50点の麻薬管理指導加算が認められている（1カ月4回だとすれば200点）。

レセプト摘要欄への記載事項

●算定日を記載

●「1」を算定した場合は，算定日に加え，薬剤名も記載

対象患者 【B008「1」】●抗悪性腫瘍剤，免疫抑制剤，不整脈用剤，抗てんかん剤，血液凝固阻止剤(内服薬に限る)，ジギタリス製剤，テオフィリン製剤，カリウム製剤（注射薬），精神神経用剤，糖尿病用剤，膵臓ホルモン剤，抗 HIV 薬が投薬または注射されている患者

B008-2　薬剤総合評価調整管理料

薬剤総合評価調整管理料　　　　　　**250 点**

注1　6種類以上の内服薬（特に規定するものを除く）が処方されている入院外患者について，処方内容を総合的に評価・調整し，内服薬が2種類以上減少した場合に，月1回に限り算定。

2　**連携管理加算**〔処方の調整に当たり，別の保険医療機関又は保険薬局に対して，照会又は情報提供を行った場合に加算する。ただし，B009 診療情報提供料（Ⅰ）（当該別の保険医療機関への紹介に限る）は同一日には算定不可〕：**50点**

3　届出医療機関において，本管理料を算定すべき医学管理を情報通信機器を用いて行った場合，所定点数に代えて，**218点**を算定。

薬剤総合評価調整管理料は，2016 年診療報酬改定で新規に設けられた医学管理料である。「総合評価調整」とはいっても，処方薬の変更や処方量の調整，飲み忘れや服薬乱れを防ぐための服用方法の単純化や一包化などの工夫などの評価調整を行えば算定ができるというわけではない。

算定できるのは，**患者に処方されている薬剤を2種類以上減らした場合**だけである。ある意味で，「医療費削減」に努力・協力した医療機関に「成功報酬」を与えるという，これまでに類を見ない医学管理料である。

2022 年改定で，新たに「情報通信機器を用いた場合の評価対象」となった。オンライン指針に沿った診療を行った場合に算定できる。

《多剤投与と薬剤総合評価調整管理料》

複数の生活習慣病をもち，加齢に伴う様々な愁訴をもつ高齢患者の場合，処方する薬の種類はなるべく少なくとは思っていても，7，8種類の多剤処方となることはざらであり，ときには十数種類の処方が続けられているケースも散見される。

PCI（ステント留置などの冠動脈形成術）既往のある慢性虚血性心疾患，パーキンソン病，関節リウマチ，中程度以上の糖尿病，中程度以上の高血圧などでは，3，4種類の処方はごくふつうにみられる。

また，かかりつけ医には，整形外科的な専門的治療以外の骨粗鬆症の内服薬処方や運動器疾患に伴う疼痛やしびれなどの対症療法も患者から依頼されることが少なくない。高齢者に限らないが，頻尿や入眠障害，慢性便秘などの症状に内服薬が必要となる患者も多い。

多剤処方が蔓延している一因は，他の医療機関から紹介されて転医してきた患者の処方を減らそうとした場合，多くの患者に抵抗があることや，複数の医師が診療にあたる医療機関の場合，ほかの医師の行った処方を勝手に変更することを躊躇して，大きな問題がなければそのまま継続してしまう「事なかれ主義」などが挙げられる。

薬剤総合評価調整管理料は，こうした多剤処方継続患者について，現在の病状評価に基づき，必要性を再評価し，あまり効果を上げていないもの，類似効能の複数薬があるので削減して差し支えないと推測されるもの，生活・食事・その他の指導により処方に頼らなくとも済む可能性のあるもの，などを検討して患者に説明し，その同意を得て2種類以上を削減したときに算定できるとされている。

《対象となる処方内容》

対象となる処方内容は，**4週以上継続されていた多剤処方内服薬（6種類以上）**であり，評価調整後に少なくとも**削減した状態が4週以上持続することが見込まれる場合**である。風邪症候群・急性胃腸炎などの一時的処方は対象薬ではなく，また頓服処方も対象とはならない。

内服薬の種類数は，**錠剤・カプセル・顆粒・**

散剤・液剤などすべて１銘柄ごとにカウントするので，複数の散剤や液剤などを混ぜて１包としても，種類数は同じである。複数の薬剤を合剤とした銘柄（抗てんかん剤，降圧剤などでは多数ある）は１剤と数えるので，例えば降圧剤のカルシウム拮抗剤１種とARB（アンジオテンシンⅡ受容体拮抗剤）１種を服用していた患者に，２種を合剤にして処方した場合には，１種類減量したことになる。

　複数の医療機関の処方を評価調整し，連携を行って，例えば自院で１種類，ほかの医療機関で１種類，合わせて２種類を削減した場合も算定することができる（なお，算定できるのは１つの保険医療機関なので，リーダーシップをとった側が算定することになる）。

　処方種類の削減に当たって，ほかの医療機関，調剤薬局との間で照会・情報提供を行った場合には，連携管理加算を算定することができる。

保険請求上の留意点

①入院中の患者以外の患者であって，６種類以上の内服薬（特に規定するものを除く）が処方されていたものについて，内服薬が２種類以上減少し，その状態が４週間以上継続すると見込まれる場合に，月１回に限り所定点数を算定する。

②処方の内容の調整に当たって，別の保険医療機関または保険薬局に対して，照会または情報提供を行った場合，連携管理加算として50点を所定点数に加算する。ただし，「注２」連携管理加算を算定した場合において，B009診療情報提供料（Ｉ）は同一日には算定できない。

③当該保険医療機関および当該他の保険医療機関で処方された内服薬を合計した種類数から２種類以上減少した場合については，A250に掲げる薬剤総合評価調整加算と合わせて，１か所の保険医療機関に限り算定できることとする。

④内服薬のうち頓服薬については内服薬の種類数から除外する。また，服用を開始して４週間以内の薬剤については，調整前の内服薬の種類数から除外する。

⑤当該管理料の算定における内服薬の種類数の計算に当たっては，錠剤，カプセル剤，散剤，顆粒剤および液剤については，１銘柄ごとに１種類として計算する。

⑥A250薬剤総合評価調整加算または薬剤総合評価調整管理料を１年以内に算定した場合においては，前回の算定に当たって減少した後の内服薬の種類数から更に２種類以上減少しているときに限り新たに算定することができる。

⑦１つの保険医療機関が薬剤総合評価調整管理料を算定できるのは１カ月に１回であるが，その後，さらに２種類以上を削減した場合には再び算定することができる。この場合に，１回目で削減した結果の薬剤数からさらに２種類以上を削減した場合が対象となる。例えば，10種類の薬を８種類に減らしたのちに１種類が増えて９種類となり，その後再々評価で２種類を削減して７種類としても算定できない。この例の場合で２回目を算定するためには，６種類以下にしなければならない。

⑧情報通信機器を用いた医学管理については，オンライン指針に沿って診療を行った場合に算定する。

カルテへの記載事項

●医師が内服薬を調整するに当たって，評価した内容や調整の要点を診療録に記載

レセプト摘要欄への記載事項

●他の保険医療機関との連携で２種類以上を減量した場合には，他の医療機関名と，各医療機関における調整前後の薬剤の種類数を記載する。

　対象患者　●入院中の患者以外の患者であって，６種類以上の内服薬（頓服薬，服用開始から４週間以内の薬剤を除く）が処方されていたもので２種類以上減少した者

B009　診療情報提供料（Ｉ）

診療情報提供料（Ｉ）	250点

注１　別の保険医療機関での診療の必要を認め，患者

の同意を得て，診療状況を示す文書を添えて患者を紹介した場合に，紹介先保険医療機関ごとに月1回に限り算定。

2　患者の同意を得て，患者の居住地を管轄する市町村又は指定居宅介護支援事業者，指定介護予防支援事業者，指定特定相談支援事業者，指定障害児相談支援事業者等に対し，診療状況を示す文書を添えて，患者に係る保健福祉サービスに必要な情報を提供した場合に，月1回に限り算定。

3　保険薬局による在宅患者訪問薬剤管理指導の必要を認め，患者の同意を得て，当該保険薬局に対して，診療状況を示す文書を添えて，患者に係る在宅患者訪問薬剤管理指導に必要な情報を提供した場合に，月1回に限り算定。

4　精神障害者であって，障害福祉サービスを行う施設又は福祉ホーム（「精神障害者施設」）に入所若しくは通所している患者，又は介護老人保健施設に入所している患者の同意を得て，当該精神障害者施設又は介護老人保健施設に対して，診療状況を示す文書を添えて，患者の社会復帰促進に必要な情報を提供した場合に，月1回に限り算定。

5　患者の同意を得て，介護老人保健施設又は介護医療院に対して，診療状況を示す文書を添えて患者を紹介した場合に，月1回に限り算定。

6　認知症に関する専門の保険医療機関等での鑑別診断等の必要を認め，患者・家族等の同意を得て，認知症専門の保険医療機関等に対して診療状況を示す文書を添えて患者を紹介した場合に，月1回に限り算定。

7　保険医療機関が，児童福祉法第6条の2第3項に規定する小児慢性特定疾病医療支援の対象である患者，同法第56条の6第2項に規定する障害児である患者又はアナフィラキシーの既往歴のある患者若しくは食物アレルギー患者について，診療に基づき患者又はその家族等の同意を得て，患者が通園又は通学する保育所又は学校（大学を除く）等の学校医等に対して，診療状況を示す文書を添えて，当該患者が学校生活等を送るに当たり必要な情報を提供した場合に，患者1人につき月1回に限り算定。

8　**退院患者紹介加算**（患者の退院月又はその翌月に，患者の同意を得て，別の保険医療機関，精神障害者施設又は介護老人保健施設若しくは介護医療院に対して，必要な情報を添付して紹介した場合に加算）：200点

9　**ハイリスク妊産婦紹介加算**〔B005-4 ハイリスク妊産婦共同管理料（Ｉ）の届出医療機関が，厚生労働大臣が定める状態等（別表第3の2，p.173）の患者を別の届出医療機関に紹介した場合に，妊娠中1回に限り加算〕：200点

10　**認知症専門医療機関紹介加算**（認知症の疑いのある患者について専門医療機関での鑑別診断等のため，患者・家族等の同意を得て，当該専門医療機関に対して，診療状況を示す文書を添えて紹介した場合に加算）：100点

11　**認知症専門医療機関連携加算**（既に認知症と診断された入院外患者について，症状が増悪した場合に，患者・家族等の同意を得て，認知症の専門医療機関に対して，診療状況を示す文書を添えて紹介した場合に加算）：50点

12　**精神科医連携加算**（精神科を標榜していない保険医療機関が，入院外患者のうつ病等の精神障害の疑いにより，診断治療等のため，患者の同意を得て，精神科を標榜する別の保険医療機関に受診予約を行った上で紹介した場合に加算）：200点

13　**肝炎インターフェロン治療連携加算**（治療計画に基づいて長期継続的にインターフェロン治療が必要な肝炎の入院外患者について，患者の同意を得て，連携する肝疾患の専門医療機関に対し，治療計画に基づく診療状況を示す文書を添えて紹介した場合に加算）：50点

14　**歯科医療機関連携加算1**（口腔機能管理の必要を認め，歯科診療を行う他の保険医療機関に対し，患者・家族等の同意を得て，診療情報を示す文書を添えて，紹介した場合に加算）：100点

15　**歯科医療機関連携加算2**（保険医療機関が，周術期等における口腔機能管理の必要を認め，患者又はその家族等の同意を得て，歯科を標榜する他の保険医療機関に患者が受診する日の予約を行ったうえで患者の紹介を行った場合に加算：100点

16　**地域連携診療計画加算**〔届出医療機関が，A246「注4」地域連携診療計画加算を算定して連携保険医療機関を退院した患者（あらかじめ地域連携診療計画を共有する入院外患者に限る）について，患者の同意を得て，退院月又はその翌月に，連携保険医療機関に対し，診療状況を示す文書を添えて情報を提供した場合に加算〕：50点

17　**療養情報提供加算**（患者の同意を得て，患者が入院又は入所する保険医療機関又は介護老人保健施設若しくは介護医療院に対して文書で診療情報を提供する際，患者に定期的な訪問看護を行っている訪問看護ステーションからの情報を添付して紹介を行った場合に加算）：50点

18　**検査・画像情報提供加算**（届出医療機関が，患者の紹介を行う際に，検査結果，画像情報，画像診断の所見，投薬内容，注射内容，退院時要約等の診療記録のうち主要なものについて，他の保険医療機関に対し，電子的に閲覧可能な形式で提供又は電子的に送信した場合に加算する。ただし「イ」は「注8」との併算定不可）

イ　退院患者の情報を退院月又はその翌月に提供した場合：200点

ロ　入院外患者の情報を提供した場合：30点

診療情報提供料（Ｉ）は，**保険医療機関から診療内容に関する情報を文書にして患者に交付し，他の医療機関・行政機関・施設などに紹介することを**評価した技術料である。

　1990年代に初めて保険診療の診療報酬として制定されたもので，当初は保険診療機関から他の保険診療機関への患者紹介を対象とするものであった。これは現在の診療情報提供料（Ｉ）の「注1」に規定されているものである。

《診療情報提供料が創設された背景》

　現在より30年以上前には，医療機関から他の医療機関への紹介には診療報酬の規定はなく，紹介の仕方や内容もバラバラであった。「大

病院や専門医で診てもらうように」と患者に告げるだけであったり，病院名や医師名を挙げて患者を誘導する場合も，医師の名刺の裏側に1〜2行の走り書きで済ませる紹介も少なくなかった。

もちろん，優れた紹介状を作成する医師も多かったが，患者の主訴・病歴・紹介元医療機関の臨床検査結果と診断・治療内容と臨床経過について整理した文書を作ることはかなりの労力を要するにもかかわらず，保険診療では無報酬となっていた。そのことに恐縮する患者は，別途医師に謝礼を渡すことも少なくなかった。また，保険医療機関間での患者紹介・情報提供のルールと診療報酬が定められていないことは，患者の重複受診，重複検査を助長することにもつながっていたと言えなくもない。

《診療情報提供様式の変遷》

診療情報提供料（I）は，紹介元保険医療機関と紹介先保険医療機関との間で診療情報を共有し，継続的な医療確保，適切な医療を受けられる機会の拡大，医療資源の有効利用を図ろうとするものであった。

保険医療機関から別の保険医療機関への紹介にあたっては，制定当時には，一定の文書様式が提示されていたが，個々のケースではあまり必要のない項目が大きな空欄になったり，逆に必要な情報が用紙に書ききれずに別紙貼付が多くなったりするため，実際の医療現場ではこの文書様式は不評であった。年月とともに，臨床現場で必要なものを要領よく必要十分に記載することが重点に置かれ，今日では診療情報提供書のタイトルと患者基本情報以外の内容は，それぞれの保険診療機関が自由形式で書けるようになっている。

診療情報提供料（I）は，患者の同意を得て紹介する場合には，**宛先医療機関ごとにそのつど算定できる**。ただし，同一医療機関に対する情報提供は1カ月に1回しか算定できない。また，特定の関係にある医療機関（同一経営など）との間での算定もできない。

《診療情報提供と依頼検査》

保険医療機関間で頻繁に見られる紹介形式として，いわゆる**依頼検査**がある。生理機能検査・画像診断検査などの設備がないため，**他の医療機関に紹介して検査を実施**するものである。

この際，紹介元が診療情報を文書で提供して依頼する場合には診療情報提供料（I）が算定できる。一方，紹介を受けた医療機関が，結果（画像診断の判読内容など）を文書で紹介元に報告する場合には，初診料，検査料，画像診断料等と合わせて，診療情報提供料（I）を算定できる。

これに対して，単に設備を提供し，画像フィルムなどを依頼元に届けるだけのときは，紹介先医療機関では初診料や検査料，画像診断料，診療情報提供料（I）は算定できず，検査料や画像診断料等は紹介元医療機関が保険請求して，必要費用（依頼検査料）を紹介先医療機関に支払うことになる。

現在では，特別の関係にない医療機関間での検査依頼は，診療情報提供書を相互に提供する方式に落着しているようであるが，特別の関係にある医療機関同士の場合などでは診療情報提供料（I）が算定できないため，保険請求を依頼元が行う方式をとるケースもみられる。

《診療情報提供料の算定対象の拡大》

診療情報提供料（I）制定以後，算定対象となる宛先が拡大され，**保健衛生関連・介護関連の事業所・施設・調剤薬局などへの情報提供も診療報酬を算定できる**ようになった。「注2〜7」に，対象となる情報提供先とその目的が定められている。いずれも，患者1人につき月1回の算定が可能であり，「注1」の保険医療機関宛とは別に算定して差し支えない。

図表73に，情報提供先と情報提供目的の一覧を示す。

2020年改定で「注7」が追加され，学校医等への診療情報提供が新たに評価された。（2022年改定により，対象となる学校等が拡大された）

情報提供（紹介）に当たっては，別紙様式11・11の2・12の1〜4・13・14などが規範として定められているが，紹介先が要請している書式が作られていることもあり，事前に調整してから作成して，目的に沿って適切な情報提供ができるように努めることが求められている。

図表73　診療情報提供料（Ⅰ）の医療機関以外の情報提供先と目的

	情報提供先	目的
注2	市町村 保健所 精神保健福祉センター 指定居宅介護支援事業者 地域包括支援センター	保健福祉サービスのため〔入院患者については退院日から2週間以内（家庭に復帰する場合に限る）〕
注3	保険薬局	在宅患者訪問薬剤管理指導
注4	精神障害者施設 介護老人保健施設(併設除く) 就労選択支援事業所	入所中の患者についての診療情報提供
注5	介護老人保健施設，介護医療院(併設除く)	入所等のため
注6	認知症に関する専門の保険医療機関等	認知症の鑑別診断・治療方針選定等
注7	学校医	学校生活を送るに当たり必要な情報の提供

《歯科医療機関連携加算1》

　2014年改定では，**歯科医療機関連携加算100点**が新たに追加された。2020年改定では歯科医療機関連携加算1となった。

　一般に，歯科の保険医療機関と，かかりつけ医あるいは主治医との間では，歯科治療に際しての局所麻酔剤使用の是非，抗凝固剤の使用の有無やその一時休止の可否などについての歯科からの問い合わせ，それに対する返答のかたちで診療情報提供書のやりとりがよく行われているが，こうした医科保険医療機関から歯科医療機関への一般的診療情報提供が，歯科医療機関連携加算となるわけではない。

　歯科医療機関連携加算1を算定するには，口腔機能の管理が必要であり，歯科との連携が重要である場合である。ここでいう口腔機能管理とは，食物の咀嚼・嚥下機能の評価と，歯科治療，口腔内衛生状態の改善の指導や，適切な食品形状のアドバイスなどを通じての栄養状態改善などを指している。以下のア，イが想定される患者である。

ア　悪性腫瘍の手術，心・脈管系の手術，人工関節置換術または人工関節再置換術（股関節に対して行うもの），造血幹細胞移植手術を行う予定の患者。

イ　医師が歯科訪問診療の必要性を求めた患者。

　歯科医療機関連携加算2は歯科医療機関連携加算1のアによる情報提供を行う際に患者の同意を得て，歯科の予約を行った場合に算定する。この加算1，2はあわせて算定できる。

《診療情報の提供先と介護保険の関係》

　診療情報提供料（Ⅰ）を算定できる提供先として訪問薬剤管理指導を行う保険薬局，指定居宅介護支援事業者もあるため，在宅訪問診療を行っている保険医療機関は，診療情報を提供することにより，月に1回診療情報提供料（Ⅰ）を算定することが可能である。

　一方，介護保険では（介護予防）居宅療養管理指導費の項目で，医師が患者居宅を訪問して療養に関する管理指導を行い，患者・家族・介護支援事業者などにその情報を文書提供すれば，介護報酬を算定できることになっているが，医療保険の診療情報提供料（Ⅰ）との重複算定はできないとされている。したがって，介護保険での（介護予防）居宅療養管理指導費を算定するか，医療保険の診療情報提供料（Ⅰ）を算定するかの選択になるが，点数や業務負荷を考慮して，介護保険報酬を算定している保険医療機関がほとんどである。

《各加算の算定要件》

　「注8」～「注18」には，各種加算の条件が定められている（**図表74**）。

　2016年改定では，新たに**地域連携診療計画加算**と**検査・画像情報提供加算**の2種類の加算が追加された。

　地域連携診療計画加算は，地域連携診療計画を策定・共有した医療機関間の連携を評価する加算であるが，退院した患者（連携医療機関において，A246「注4」の「地域連携診療計画加算」を算定して退院した患者）の診療・療養指導を担当する医療機関から，在宅復帰後の情報を提供する場合に算定できる。難解な規定文であるため誤解のないよう気をつけたい。

　検査・画像情報提供加算は，通常の紙媒体やフィルムコピー，CD-ROMなどによる情報提供を指すものでなく，電子媒体（わかりやすくいえば，ネット回線によるアクセス）で提供する場合の加算である。詳しくは，電子的診療情

図表 74　診療情報提供料（Ⅰ）の加算対象

注 8 （200 点）	退院月またはその翌月に，保険医療機関，精神障害者施設，介護老人福祉施設もしくは介護医療院に対し，**退院時情報を添付**
注 9 （200 点）	**ハイリスク妊産婦**を共同管理料（Ⅰ）の医機関から，（Ⅰ）の医療機関に紹介
注 10 （100 点）	**認知症の疑い**があり，専門医療機関に鑑別診断などのために紹介
注 11 （50 点）	専門医療機関で**認知症と診断された患者**を外来診療する医療機関から，症状増悪のため専門医療機関に紹介
注 12 （200 点）	外来で**うつ病等の精神障害の疑い**あり，診断治療のため，他医精神科に紹介
注 13 （50 点）	治療計画に基づき，**肝炎インターフェロン外来治療**を行う医療機関が，連携する専門医療機関に紹介
注 14 （100 点）	悪性腫瘍などの手術を予定している患者または訪問診療中の患者で**口腔機能管理**の必要があり，**他の歯科医療機関**へ紹介
注 15 （100 点）	周術期等における口腔機能管理の必要性を認め歯科を受診する日の予約を行った上で紹介を行った場合
注 16 （50 点）	**地域連携計画を策定共有する医療機関を退院した患者**について，退院後の診療情報を提供
注 17 （50 点）	介護老人保健施設，介護医療院に対して訪問看護ステーションから得た療養に関する情報を添付して文書で診療情報を提供
注 18 （200 点 ／30 点）	退院サマリー・画像・検査などの患者の情報を**電子的に閲覧可能な方法**で提供

報評価料（B009-2）の項を参照されたい。

＊　　　＊　　　＊

　2018 年改定では「注 2」に**指定障害児相談支援事業者等**が追加された。また，「注 5」，「注 7」，「注 15」に**介護医療院**が対象として追加された。

　2020 年改定では，電話等による再診では医学管理等は算定不可とされているが，その例外として，休日・夜間の救急医療確保のために診療を行っている医療機関の受診を指示した上で同日に必要な情報提供を行った場合，診療情報

提供料（Ⅰ）が算定できるようになった。

　2022 年改定では，「注 7」において，保育所，幼稚園，高等学校，中等教育学校の後期課程，特別支援学校の高等部，高等専門学校，専修学校の学校医等が追加された。また，「注 7」の対象者に，「小児慢性特定疾患支援の対象患者」「アナフィラキシーの既往症のある患者」「食物アレルギー患者」が追加された。

　2024 年改定では，「注 4」の情報提供先に障害者総合支援法に規定する就労選択支援事業所が追加された。

カルテへの記載事項

●交付文書の写しを添付
●保険薬局の保険薬剤師が訪問薬剤管理指導を行う場合は，交付文書のほか，処方箋の写しを添付
●「注 8」の退院患者の紹介を行う場合：検査結果，画像情報，退院後の治療計画等を添付または記載
●「注 12」精神科医連携加算の場合，精神科を標榜する別の医療機関の精神科に患者が受診を診療録に記載
●「注 14」歯科医療機関連携加算 1 を算定する場合：情報提供を行った歯科医療機関名を記載
●「注 15」歯科医療機関連携加算 2 は，歯科を標榜する他の保険医療機関に当該患者が受診する日（手術前に必要な歯科診療を行うことができる日）を診療録に記載

レセプト摘要欄への記載事項

●算定日を記載
●保険医療機関以外の機関へ診療情報を提供した場合，情報提供先を記載
●「注 8」に規定する加算または「注 18」検査・画像情報提供加算「イ」を算定した場合，退院年月日を記載
●「注 17」療養情報提供加算を算定した場合，療養の情報を得た訪問看護ステーション名を記載

対象患者　●他機関への診療情報提供を必要とする患者

B009
〜
B015

B009-2　電子的診療情報評価料

電子的診療情報評価料　　　　　　　**30 点**
注　届出医療機関が，診療情報提供書の提供を受けた患者の検査結果，画像情報，画像診断の所見，投薬内容，注射内容，退院時要約等の診療記録のうち主

要なものを，電子的方法により閲覧又は受信し，患者の診療に活用した場合に算定

　2016 年診療報酬改定では，診療情報提供料

（I）の加算として新たに，電子的方法で送付した場合（退院時200点，その他30点）が設けられた。電子的診療情報評価料は，これに対応し，**電子的方法で情報を提供された医療機関の側がそれを閲覧し，診療に活用することを評価**したものである。

《電子的方法による診療情報の授受》

一般的に，提供された診療情報を閲覧するために医療機関の医師が払う労力は，「紙媒体＜CD-ROM媒体＜電子情報」の順に大きくなる。電子的な方法で送付されれば，非常に詳細にわたる情報を得られる可能性（例えば，退院した患者の入院中の様々な画像検査・臨床検査の履歴やそれらの比較など）があるが，ネットワークへのアクセスなどで閲覧する側の労力も大きくなる。

電子的診療情報評価料は，そうした労力を評価し，医療機関間の情報ネットワークの構築を後押ししようとするものである。

複数の病院・診療所を抱える医療法人などでは，こうした情報ネットワークによる情報提供（情報提供）はすでに幅広く行われている。

相互の診療録や臨床検査データを閲覧できるシステムは，筆者の所属する小病院グループでも稼働していて，グループ内の診療所から，病院に入院中の患者の画像などをネットワークを通じて閲覧することができる。なお当院の場合，「特別の関係にある医療機関」であるために診療情報提供料や，電子的診療情報評価料は算定できない。

《今後の診療情報共有の在り方》

特別の関係にない複数の医療機関が情報共有ネットワークを構築し，電子的方法で情報をやりとりするシステムは，これから普及していくことが予想される。21世紀になってからのインターネットの急速な普及，スマートフォンなどの進化をみると，医療情報システム分野も，今後予想外のスピードで進む可能性がある。

実際の情報共有システムでは，医療機関相互の専用回線や閉鎖的ネットワーク構築には困難

が伴うことから，多くはインターネットでのクラウドサービスを利用している。

医療機関は，院内で撮影した医療画像や画像診断レポートを同サービス専用端末からクラウド上のPACS（医療用画像管理システム）にアップロードする。様々な臨床検査データなども同様である。PACSへはインターネット経由でパソコンやスマートフォンなどからアクセスが可能なため，医療連携施設や主治医の自宅などから，いつでも画像データやレポートを共有することができる。

画像の閲覧などは，個々の端末のアプリケーションでなく，クラウド上の専用ソフトウェアを起動しているため，実際のデータがネットワークのなかを流れているわけではなく，情報セキュリティ上の問題は低減されている。

なお，こうした医療情報システムの構築・推進に当たっては，厚生労働省の医療情報システムの安全管理に関するガイドライン以外にも，経済産業省，総務省からも安全管理・情報セキュリティ対策ガイドラインが示されている。

保険請求上の留意点

①施設基準を届け出た保険医療機関が，別の保険医療機関から診療情報提供書の提供を受けた患者に係る検査結果，画像情報，画像診断の所見，投薬内容，注射内容，退院時要約等の診療記録のうち主要なものについて，電子的方法により閲覧または受信し，当該患者の診療に活用した場合に算定する。

②電子的診療情報評価料は，提供された情報が当該保険医療機関の依頼に基づくものであった場合は，算定できない。

③何回かに分けて情報システムにアクセスしても，算定できるのは1回の診療情報提供に対して1回だけである。

カルテへの記載事項

●検査結果や画像の評価の要点を診療録に記載

対象患者 ●別の保険医療機関から診療情報記録を電子的方法により提供を受けた患者

B010　診療情報提供料（Ⅱ）

診療情報提供料（Ⅱ）　　　　　　**500 点**
注　保険医療機関が，治療法の選択等に関して当該保険医療機関以外の医師の意見を求める患者からの要望を受けて，診療情報を患者に提供することを通じて，患者が他の医師の助言を得るための支援を行った場合に，月1回に限り算定。

　診療情報提供料（Ⅱ）は，いわゆる**セカンド・オピニオンを求めて他の医療機関を受診する患者について提供する診療情報提供書に対する診療報酬**である。セカンド・オピニオンとは，自分の病気の治療選択に関するよりよい決断をするために，当事者以外の専門的な知識をもった第三者に求める「意見」または「意見を求める行為」のことをいい，医療以外の分野でも用いられる用語である。

　医療においては，患者が検査や治療を受けるに当たって，主治医に「すべてを任せる」という従来の医師患者関係を脱して，複数の専門家の意見を聞くことで，より適した治療法を患者自身が選択していくべきという考え方に沿ったものである。手術など身体侵襲を伴う診療行為が必要な場合などに際してセカンド・オピニオンの希望が出されることが多い。医療側から，患者側が十分納得できるよう，それを勧めることもある。

　セカンド・オピニオンを求める場合の紹介先医療機関への診療情報提供書作成にあたっては，現病歴，検査結果，画像診断結果，診断，治療経過，病状の推移等についての情報を，紹介先の医師がよく把握できるように，必要十分な情報を提供する必要があり，必要な画像情報なども提供することになる。紹介先での改めての診療を前提とする診療情報提供料（Ⅰ）とは性格が異なるため，やや高い診療報酬が設定されている。

保険請求上の留意点

　診療情報提供料（Ⅱ）の紹介先は医師であって，必ずしも保険医療機関である必要はない。実際，基幹病院などでセカンド・オピニオンのための診療単位を設けているところでは，セカンド・オピニオン外来そのものは自費診療として運営している場合が多い。

カルテへの記載事項
●患者またはその家族から診療情報提供の希望があった旨を記載

レセプト摘要欄への記載事項
●算定日を記載

対象患者　●セカンド・オピニオンを必要とする患者

B010-2　診療情報連携共有料

診療情報連携共有料　　　　　　**120 点**
注1　歯科診療を担う別の医療機関からの求めに応じ，患者の同意を得て，検査結果，投薬内容等を文書で提供した場合に，提供する保険医療機関ごとに患者1人につき3月に1回に限り算定。
　2　B009 診療情報提供料（Ⅰ）を算定した同一月は，併算定不可。

　2018年改定により，医科歯科連携を推進する観点から，**歯科診療を行ううえで必要な診療情報や処方内容等の診療情報を，かかりつけ医とかかりつけ歯科医との間で共有した場合の評価**が新設された。

　対象となる患者は，慢性疾患等を有する患者であって，歯科治療を行ううえで特に検査値や処方内容等の診療情報を確認する必要がある患者である。

保険請求上の留意点

①歯科診療を担う別の保険医療機関に診療情報を提供した際に，情報提供する保険医療機関ごとに3月に1回に限り算定する。

②歯科診療を担う別の保険医療機関と連携を図り，必要に応じて問合せに対応できる体制（窓口の設置等）を確保していること。

③同一月に B009 診療情報提供料（Ⅰ）との併算定はできない。

B009
〜
B015

カルテへの記載事項

●歯科診療を担う別の医療機関への情報提供のために作成した文書の写しを添付

レセプト摘要欄への記載事項

●連携先の保険医療機関名を記載

対象患者 ●慢性疾患等の患者

B011 連携強化診療情報提供料

連携強化診療情報提供料 **150 点**

注1 施設基準を満たす医療機関において，基準を満たす他医療機関から紹介された患者について，当該患者を紹介した他医療機関からの求めに応じ，患者の同意を得て，診療状況を示す文書を提供した場合（A000 初診料を算定する日を除く。ただし，当該医療機関に次回受診する日の予約を行った場合はこの限りでない）に，提供する医療機関ごとに患者1人につき月に1回に限り算定。

2 「注1」に該当しない場合であって，「注1」に規定する基準を満たす外来機能報告対象病院等（外来医療を提供する基幹的な病院又は診療所として都道府県が公表したものに限る）である医療機関において，他医療機関（許可病床数 200 未満）から紹介された患者について，患者を紹介した他医療機関からの求めに応じ，患者の同意を得て，診療状況を示す文書を提供した場合（A000 初診料の算定日を除く。ただし，当該医療機関に次回受診日の予約を行った場合はこの限りではない）に，提供する医療機関ごとに患者1人につき月1回に限り算定。

3 「注1」又は「注2」に該当しない場合であって，施設基準を満たす医療機関において，他医療機関から紹介された患者について，当該患者を紹介した他医療機関からの求めに応じ，患者の同意を得て，診療状況を示す文書を提供した場合（A000 初診料を算定する日を除く。ただし，当該医療機関に次回受診する日の予約を行った場合はこの限りではない）に，提供する医療機関ごとに患者1人につき月に1回に限り算定。

4 「注1」～「注3」のいずれにも該当しない場合で，基準を満たす医療機関において，他医療機関から紹介された難病患者に対する医療等に関する法律第5条第1項に規定する指定難病の患者又はてんかんの患者（当該疾病が疑われる患者を含む）について，患者を紹介した他医療機関からの求めに応じ，患者の同意を得て，診療状況を示す文書を提供した場合（A000 初診料の算定日を除く。ただし，当該医療機関に次回受診日の予約を行った場合はこの限りではない）に，提供する医療機関ごとに患者1人につき月1回に限り算定。

5 「注1」～「注4」のいずれにも該当しない場合で，「注1」に規定する基準を満たす医療機関において，他医療機関から紹介された妊娠中の患者について，患者を紹介した他医療機関からの求めに応じ，患者の同意を得て，診察状況を示す文書を提供した場合（A000 初診料の算定日を除く。ただし，当該医療機関に次回受診日の予約を行った場合はこの限りではない）に，提供する医療機関ごとに患者1人につき3月に1回（基準を満たす医療機関において，産科若しくは産婦人科標榜医

療機関から紹介された妊娠中の患者又は産科若しくは産婦人科を標榜する基準を満たす医療機関において，他医療機関から紹介された妊娠中の患者について，診療に基づき，頻回の情報提供の必要を認め，患者を紹介した他医療機関に情報提供を行った場合は月1回）に限り算定。

6 B009 診療情報提供料（I）（同一の保険医療機関に対して紹介を行った場合に限る）を算定した月は，別に算定不可。

　かかりつけ医と他の医療機関が連携することで，質の高い診療が効率的に行われることを評価した診療報酬であり，2020 年に新設された。

　2022 年改定では名称が変更となり，「診療情報提供料（Ⅲ）」から「連携強化診療情報提供料」となった。算定できる要件も追加され，以下の5つとなった。

(1) 喫煙が禁止されている施設で，かかりつけ機能を有する医療機関（地域包括診療加算，地域包括診療料，小児かかりつけ診療料，在宅時医学総合管理料，施設入居時等医学総合管理料のいずれかに関わる届出を行っている）から紹介された患者について，紹介元の求めに応じて，患者の同意を得て診療情報を文書で提供した場合

(2) 喫煙が禁止されている外来機能報告対象病院等で，他の医療機関（200 床未満の病院又は診療所から）紹介された患者について，紹介元の求めに応じて，患者の同意を得て診療情報を文書で提供した場合

(3) 喫煙が禁止されている施設で，かかりつけ機能を有する医療機関（地域包括診療加算，地域包括診療料，小児かかりつけ診療料，在宅時医学総合管理料，施設入居時等医学総合管理料のいずれかに関わる届出を行っている）で，他の医療機関から紹介された患者について，紹介元の求めに応じて，患者の同意を得て診療情報を文書で提供した場合。

(4) 喫煙が禁止されている施設で，難病診療連

図表75　連携強化診療情報提供料の対象患者のイメージ

①地域包括診療加算等を届け出ている医療機関から紹介された患者

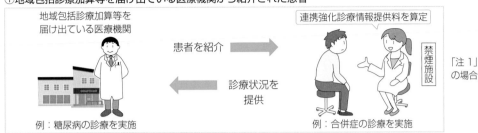

②てんかん支援拠点病院に紹介された患者

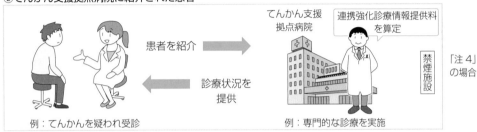

③医療機関から紹介された妊娠している患者

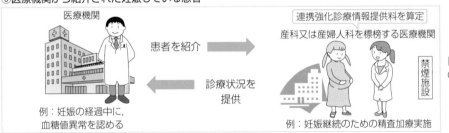

携拠点病院又は難病診療分野別拠点病院，てんかん支援拠点病院において，難病またはてんかんの患者について，紹介元の求めに応じて，患者の同意を得て診療情報を文書で提供した場合

(5)　喫煙が禁止されている施設で，他の医療機関から紹介された妊娠中の患者について，紹介元の求めに応じて，患者の同意を得て，診療情報を文書で提供した場合（3か月に1回）

　　妊娠中の患者の診療を行うにつき十分な体制が整備されている医療機関において，産科もしくは産婦人科または，ほかの医療機関から紹介された妊娠中の患者について診療に基づき，頻回の情報提供の必要を認め，診療情報を文書で提供した場合は月1回に限り算定可。

保険請求上の留意点

①かかりつけ医機能を有する保険医療機関，外来機能報告対象病院等または難病若しくはてんかんに係る専門的な外来医療を提供する保険医療機関又は産科若しくは産婦人科を標榜する保険医療機関等と他の保険医療機関が連携することで，質の高い診療が効率的に行われることを評価するものであり，他の保険医療機関から紹介された患者について，患者を紹介した他の保険医療機関等からの求めに応じ，患者の同意を得て，診療状況を示す文書を提供した場合に，患者1人につき提供する保険医療機関ごとに1月に1回または3月に1回に限り算定する。

②次回受診する日の予約を行ったうえで，初診時に連携強化診療情報提供料を算定した場合

は，次回受診時に予約に基づく診察による特別の料金の徴収はできない。

③「注5」については，3月に1回に限り算定する。ただし，診療に基づき，頻回の情報提供の必要性を認め，患者を紹介した他の保険医療機関に情報提供を行った場合に，月1回に限り算定する。

④同一の患者について，同一の保険医療機関に対して紹介を行い B009 診療情報提供料（I）を算定した保険医療機関においては，B009 診療情報提供料（I）を算定した月について，当該患者に対して連携強化診療情報提供料は別に算定できない。

カルテへの記載事項

●診療状況を示す文書については，次の事項を記載し，患者又は提供する保険医療機関に交付し，交付した文書の写しを診療録に添付。
　ア　患者の氏名，生年月日，連絡先
　イ　診療情報の提供先保険医療機関名
　ウ　診療の方針，患者への指導内容，検査結果，投薬内容その他の診療状況の内容
　エ　診療情報を提供する保険医療機関名及び担当医師名
●注1，注2の「次回受診する日の予約を行った場合」は，次回受診する日を診療録に記載。なお，予約診療を実施していない保険医療機関について

ては，次回受診する日を決めた上で，次回受診する日を診療録に記載していればよい。

レセプト摘要欄への記載事項

●妊婦である場合，当該患者が妊娠している者である旨を記載
●産科若しくは産婦人科を標榜する保険医療機関等と他の保険医療機関が連携した場合，前回算定年月（初回である場合は初回である旨）を記載
●〔注5に規定する注1から注4までのいずれにも該当しない場合（頻回の情報提供の必要性を認め，当該患者を紹介した他の保険医療機関に情報提供を行った場合を除く）〕前回算定年月（初回である場合は初回である旨）を記載

対象患者　●地域包括診療加算，地域包括診療料，小児かかりつけ診療料，在宅時医学総合管理料もしくは施設入居時等医学総合管理料（在宅療養支援診療所・病院に限る）を届け出ている医療機関が紹介元または紹介先となっている患者，●産科もしくは産婦人科を標榜している医療機関から紹介された妊娠している患者，又は産科もしくは産婦人科に紹介された妊娠している患者，●指定難病患者，●てんかん患者，●外来機能報告対象病院等へ200床未満の病院又は診療所から紹介された患者

B011-3　薬剤情報提供料

薬剤情報提供料　　　　　　　　　　4点
注1　入院外患者に対して，処方薬剤の主な情報を文書で提供した場合に，月1回に限り（処方の内容に変更があった場合は，その都度）算定。
　2　**手帳記載加算**（患者の求めに応じて処方薬剤の名称を患者の薬剤服用歴等を経時的に記録する手帳に記載した場合に加算）：**3点**
　3　処方箋を交付した患者には，算定不可。

薬剤情報提供料は，**患者に処方した薬剤に関する情報の提供を評価**した診療報酬である。算定できるのは，**入院中の患者以外であって，院外処方箋を交付しない場合**（院内処方する場合）である。

患者への情報提供の内容としては，処方した薬剤の名称（一般名または商品名のいずれでも可），用法，用量，効能，効果，副作用および

相互作用に関する主な情報であり，**処方されたすべての薬剤について文書で提供**することが必要条件とされている。

効能・副作用の詳細は膨大な量になるが，提供する情報は主要なものを記載すればよく，実際に交付されている文書では多くて100字程度である。情報は専門用語や難解な表現を避け，患者が理解しやすい表現であることが求められている。また，提供する文書は，添付文書でも薬袋に直接記入（プリント）されたものでも差し支えない。

実際には，提供する文書はほぼ100%，患者への薬剤情報提供を目的としたコンピュータ・ソフトウェアを用いてプリントアウトされており，薬剤の形状・色なども実物を画像化したも

のが添えられることが多くなった。ソフトウェアの薬剤情報は使用する保険医療機関により，多少の追加情報の入力も可能である。

　患者に対して薬剤情報の一部を提供することを避けたい場合（告知されていない悪性腫瘍患者への化学療法剤使用など）に，薬剤名に代えて薬剤の形状などを提供することでも算定することが可能である。ただし，こうした手法は，インフォームド・コンセントの普及により近年では少なくなっている。

＊　　　＊　　　＊

　「注2」の**手帳記載加算**の「手帳」とは，いわゆる「**お薬手帳**」のことを指す。お薬手帳とは，調剤薬局や医療機関にて調剤された薬の履歴をまとめた手帳のことである。患者が医療機関で発行された処方箋と一緒に調剤薬局でお薬手帳を提出すると，調剤された薬が一覧となって書き込まれる。医療機関で院内処方された場合も同様である。多くはプリンターで印刷されたラベルシールの形態で貼り付けられる。お薬手帳用の「手帳」は，多種類の形状のものが市販されているが，通常，調剤薬局にて無料あるいは低額で交付されていることが多い。

　お薬手帳の目的として，相互作用の防止，重複投与の防止，薬品アレルギー・副作用の防止などが挙げられ，特に複数の医療機関にかかっている場合などに有効である。

　このほか，過去から現在までに処方・調剤された薬がわかるので，手帳の内容から病歴・病状のおおまかな推測ができることも挙げられる。他の医療機関からの情報提供書などがなく，患者本人が診断名などについてちゃんとした情報をもっていない初診患者を診る場合に，貴重な情報となることがしばしばある。

保険請求上の留意点

　薬剤情報提供料および手帳記載加算は，保険調剤薬局での薬歴管理・薬剤情報提供，手帳交付と情報添付に関する調剤報酬に対応したものであり，院内処方を行う保険医療機関でも診療報酬算定を算定できるようにしたものである。

　算定は月1回とされているが，処方内容の変更（一部の中止・変更・用量変更など）があった場合には，そのつど算定できる。

　手帳記載加算は，手帳に記入（実際にはシール貼付）したときに算定でき，シールを交付しただけでは算定できない。ただし，電子版の手帳の内容を一元的に情報閲覧できる仕組みが利用できない医療機関では，当面の間，文書（シール等）を交付するだけで算定できるとされている。

　入院していた患者の退院時処方に関しては，別項目でB014退院時薬剤情報管理指導料が定められているのでそれに従う。

カルテへの記載事項

●薬剤情報を提供した旨を記載

|対象患者|　●外来患者で院内処方をした場合

B011-4　医療機器安全管理料

医療機器安全管理料
　1　臨床工学技士が配置されている保険医療機関において，生命維持管理装置を用いて治療を行う場合（1月につき）　　　　　　　　　　**100点**
　2　放射線治療機器の保守管理，精度管理等の体制が整えられている保険医療機関において，放射線治療計画を策定する場合（一連につき）　**1,100点**
注1　「1」は，届出医療機関において，生命維持管理装置を用いて治療を行った場合に，**月1回に限り**算定。
　2　「2」は，届出医療機関において，放射線治療が必要な患者に対して，放射線治療計画に基づいて治療を行った場合に算定。

　医療機器安全管理料は，2項に区分されてい

るが，それぞれが独立した医学管理料であり，対象とする医療，算定のための施設要件はまったく異なっており，現実に存在するかどうかは別として，理論上は同一患者について同月に算定することもありうる。

　医療機器安全管理料1は，**医療機関に臨床工学技士が配置されていることを評価**し，付加点数を与えるものである。

　「臨床工学技士」とは，厚生労働大臣の免許を受けて，医師の指示の下に，生命維持管理装置の操作（生命維持管理装置の先端部の身体へ

の接続または身体からの除去など）や保守点検を行うことを業とする者と規定されている。

ここ40年ほど，医用工学の発展により，医療現場では様々な医療機器が使用されるようになったが，教育・研修過程からみて医師は「メカニズムに強い」とは必ずしもいえず，医師を補助するため，これらを専門に扱う技術者が業務を行うようになった。

そして，看護師・放射線技師・臨床検査技師と別個に，こうした医療機器を扱う業務に対する国家資格の必要性が高まり，1987年，臨床工学技士法が成立し，数度の法改正を経て今日に至っている。

2008年の法改正では，医療機器メーカーの出向技術者が医療現場で機器の操作を行うことが禁止され，医療機関が「自前で」医療機器の操作・保守点検を行う体制を整えることが要請されるようになり，臨床工学技士配置がいっそう進むようになってきた。

保険請求上の留意点

医療機器の安全使用のための職員研修を計画的に実施し，医療機器の保守点検に関する計画の策定，保守点検の適切な実施および医療機器の安全使用のための情報収集等が適切に行われている。

《医療機器安全管理料1》

医療機器安全管理料1の算定対象となるのは，**生命維持管理装置を用いて治療を行う場合**に限定されており，月に1回算定することができる。算定のためには施設要件を満たしている旨の届出を要し，常勤の臨床工学技士1名以上の配置，安全管理の専門部門の設置が必須条件となっている。

算定対象とされている「**生命維持管理装置**」とは，人の呼吸，循環または代謝の機能の一部を代替し，または補助することが目的とされている装置のことで，具体的には，**人工心肺装置および補助循環装置，人工呼吸器，血液浄化装置（人工腎臓を除く），除細動装置，閉鎖式保育器**がその対象装置である。

ただし，ここで挙げられている血液浄化装置は，「多目的血液浄化装置」のことを指しており，急性腎不全，敗血症，心不全からくる腎不全などでの血液浄化，肝不全に対する血漿交換療法，C型肝炎ウイルスの除去のための二重ろ過血漿交換療法（DFPP），肝硬変による難治性腹水に対する腹水ろ過濃縮再静注療法，潰瘍性大腸炎に対する白血球除去（L-CAP）療法，腹部重症感染症に対するエンドトキシン吸着療法などのことだが，一般の慢性腎不全における維持透析に用いる人工腎臓，自動腹膜灌流装置などは対象外とされている。

《医療機器安全管理料2》

医療機器安全管理料2は，放射線治療機器による治療を行う医療機関において，**放射線治療機器の安全管理，保守点検および安全使用のための精度管理を行う体制を評価**したものであり，放射線治療が必要な患者に対して，治療計画（照射計画）に基づき治療を行うときに算定できる。対象となる放射線治療機器は**高エネルギー放射線治療装置（直線加速器）およびガンマナイフ装置及び密封小線源治療機器**を指し，算定できるのは，一連の照射において1回（照射開始日）である。

医療機器安全管理料2も，算定するためには施設基準を満たしている旨の届出が必要とされている。

主要な条件は，専ら放射線治療を担当する常勤の医師（放射線治療の経験が5年以上ある者に限る）と，安全管理，保守点検，精度管理を専ら担当する技術者（同じく5年以上の経験を有する者に限る）がそれぞれ1名以上配置されていることが条件である。

対象患者 【B011-4「1」】●人工心肺装置および補助循環装置，人工呼吸器，血液浄化装置（人工腎臓を除く），除細動装置および閉鎖式保育器による治療が行われた患者

【B011-4「2」】●高エネルギー放射線治療装置（直線加速器）およびガンマナイフ装置又は密封小線源治療機器による治療が行われた患者

B011-5　がんゲノムプロファイリング評価提供料

がんゲノムプロファイリング評価提供料　12,000 点
注　基準を満たす医療機関において，D006-19 がん
　ゲノムプロファイリング検査により得られた包括的
　なゲノムプロファイルの結果について，当該検査結
　果を医学的に解釈するための専門知識及び技能を有
　する医師，遺伝カウンセリング技術を有する者等に
　よる検討会での検討を経た上で患者に提供し，かつ，
　治療方針等について文書を用いて患者に説明した場
　合，**患者1人につき1回に限り算定**。

　がんゲノムプロファイリング検査を行うこと
で，がん細胞の遺伝子変異を検出し，その変異
に対する治療薬などの情報を得ることができ
る。同じ種類の遺伝子異常があれば，違う臓器
で認められている治療薬の効果が期待できるこ
とがわかってきた。

　がんゲノムプロファイリング検査に係る届出
を行った保険医療機関において，**標準的治療が
ない固形がん患者または転移が認められ標準治
療が終了となった固形がん患者を対象に，自分
のがんにあった治療薬が見つかる可能性を探る
ために行われる検査**である。

保険請求上の留意点

①固形がん患者について D006-19 を行った場
　合で，得られた包括的なゲノムプロファイル
　の結果を医学的に解釈するための多職種によ
　る検討会で検討を行ったうえで，治療方針等
　について文書を用いて患者に説明した場合
　に，患者1人に対して1回算定できる。

②検査実施時に患者から得られた同意に基づ
　き，患者のがんゲノムプロファイルの解析に
　より得られた遺伝子のシークエンスデータ
　（FASTQ 又は BAM），解析データ（VCF，
　XML 又は YAML），臨床情報等を，医療機
　関または検査会社等からがんゲノム情報管理
　センター（C-CAT）に提出した場合に算定
　する。ただし，患者から同意が得られなかっ
　た場合については，この限りではない。

③C-CAT へのデータ提出に係る手続きに当
　たっては，個人情報の保護に係る諸法令を遵
　守する。

　対象患者　●固形がん

B011-6　栄養情報連携料　新

栄養情報連携料　70 点
注1　B001「10」入院栄養食事指導料を算定する患
　　者に対して，退院後の栄養食事管理について指導
　　を行った内容及び入院中の栄養管理に関する情報
　　を示す文書を用いて説明し，これを保険医療機関
　　等の医師又は管理栄養士に情報提供し，共有した
　　場合に，**入院中1回に限り算定**。
　2　注1に該当しない場合であって，当該保険医療機
　　関を退院後に他の保険医療機関等に転院又は入所
　　する患者であって栄養管理計画が策定されている
　　ものについて，患者又はその家族等の同意を得て，
　　入院中の栄養管理に関する情報を示す文書を用い
　　て当該他の保険医療機関等の管理栄養士に情報提
　　供し，共有した場合に，**入院中に1回に限り算定**。
　3　B005 退院時共同指導料2は，別に算定不可。

　**医療と介護における栄養情報連携を推進する
観点から，入院栄養食事指導料の栄養情報提供
加算について，名称や要件および評価が見直さ
れた。**

　今までは施設基準に適合している保険医療機

関が，届け出た病棟に入院している患者に対し
て，管理栄養士が栄養スクリーニング，他職種
とのカンファレンス等による栄養管理を行った
場合に，特定機能病院では「A104 特定機能病
院入院基本料」の「注11」で入院栄養管理体
制加算が，また，「A104 特定機能病院入院基本
料」の「注12」で栄養情報提供加算が認めら
れていた。

　特定機能病院以外の医療機関に入院中の患者
であっても，B001「10」入院栄養食事指導料で，
管理栄養士が行う栄養食事指導が評価されてき
た。

　また，退院後の栄養食事管理について指導す
るとともに，入院中の栄養管理に関する情報を
示す文書を用いて患者に説明し，これを他の医
療機関，介護保険施設または指定障害者支援施

B009
〜
B015

設もしくは福祉型障害児入所施設と共有した場合には，B001「10」入院栄養食事指導料で，栄養情報提供加算として，退院時に1回50点の加算が認められていた。

2024年度診療報酬改定では，**今までの栄養情報提供加算を廃止するとともに，「栄養情報連携料」が新設**された。**図表76**またはこれに準ずる様式を用いて説明することが求められている。

対象患者は，入院栄養食事指導料を算定した患者，退院先が他の保険医療機関，介護保険施設，または障害者支援施設，福祉型障害児入所施設であり，栄養管理計画が策定されている患者となる。

保険請求上の留意点

①栄養情報連携料は，退院後の栄養食事指導に関する内容（「注1」の場合に限る）および入院中の栄養管理に関する情報について，医療機関間の有機的連携の強化および保健または福祉関係機関等への栄養情報提供等の連携機能の評価を目的として設定されたものであり，両者が患者の栄養に関する情報〔必要栄養量，摂取栄養量，食事形態（嚥下食コードを含む），禁止食品，栄養管理に係る経過等〕を共有することにより，継続的な栄養管理の確保等を図るものである。

②「注1」は，当該保険医療機関の管理栄養士が，栄養指導に加え，当該指導内容および入院中の栄養管理に関する情報を別紙様式12の5またはこれに準ずる様式を用いて患者に退院の見通しが立った際に説明するとともに，これを「保険医療機関等」（他の保険医療機関，介護老人保健施設，介護医療院，特別養護老人ホーム，指定障害者支援施設等，福祉型障害児入所施設）の医師または管理栄養士に情報提供し，共有した場合に，入院中1回に限り算定する。

③「注2」は，患者またはその家族等の同意を得たうえで，当該保険医療機関の管理栄養士が入院中の栄養管理に関する情報を別紙様式12の5またはこれに準ずる様式を用いて，入院または入所する先の他の保険医療機関等の管理栄養士に，対面，電話，ビデオ通話が可能な情報通信機器等により説明のうえ，情報提供し，共有した場合に，入院中に1回に限り算定する。

④当該情報を提供する保険医療機関と特別の関係にある機関に情報提供が行われた場合は，算定できない。

⑤栄養情報提供に当たっては，別紙様式12の5またはこれに準ずる様式を交付する。なお，診療情報を示す文書等が交付されている場合は，当該文書等と併せて他の保険医療機関等に情報提供することが望ましい。

図表76　栄養情報連携料の別紙様式12の5

（別紙様式12の5）

記入日　　年　　月　　日

情報提供先医療機関・施設名

担当医師又は管理栄養士　　　　殿

【注2の場合】
左記管理栄養士への説明日
年　　月　　日

患者氏名		男・女	生年月日	年　　月　　日 （　　）歳	
身長	cm（測定日　年　月　日）□計測不能		BMI	kg/m^2　□算出不能	
体重	kg（測定日　年　月　日）				
体重変化	変化なし・過去（　）週間・カ月／増加・減少		変化量	kg	

栄養状態の評価と課題（傷病名を含む）

【GLIM基準による評価（□非対応）※1】判定：□低栄養非該当　□低栄養（□中等度低栄養、□重度低栄養）
該当項目：表現型（□体重減少、□低BMI、□筋肉量減少）病因（□食事摂取量減少/消化吸収能低下、□疾病負荷/炎症）

栄養補給に関する事項

必要栄養量	エネルギー　kcal	たんぱく質　g	
摂取栄養量	エネルギー　kcal	たんぱく質　g	

経口摂取 □無	食事内容（治療食、補助食品等）		
	嚥下調整食の必要性	主食	□無　□有（学会分類コード※2　　）
		副食	□無　□有（学会分類コード※2　　）
		とろみ	□無　□有（学会分類コード※2　　）
	留意事項（食物アレルギー、その他禁止食品等）：		
経管栄養 □無	□経鼻 □胃瘻 □その他	留意事項（製品名、投与速度等）：	
静脈栄養 □無	□末梢 □中心	留意事項（製品名、投与速度等）：	

入院中の栄養管理に係る経過、栄養指導の内容等

※1　GLIM基準による評価を行っている場合は、記載すること。行っていない場合は、非対応にチェックすること。
※2　日本摂食嚥下リハビリテーション学会の分類

問合せ先　医療機関名：
担当管理栄養士名：
電話番号：　　　（FAX）：

カルテへの記載事項

●交付した文書の写しを診療録等に添付

対象患者　●入院栄養食事指導料を算定した患者，退院先が他の保険医療機関，介護保険施設，または障害者支援施設，福祉型障害児入所施設であり，栄養管理計画が策定されている患者

B012　傷病手当金意見書交付料

傷病手当金意見書交付料	100点

注　傷病手当金に係る意見書を交付した場合に算定。

　傷病手当金とは健康保険，各種共済組合などの加入者が疾病または負傷により業務に就くことができない場合，**休業中の生活保障として賃金（標準報酬日額）の一部を支給する制度**のことで，健康保険法第99条に定められている。疾病や負傷が業務を原因とするものである場合は，労働者災害補償保険（労災）が適用され，傷病手当金は支給されない。

　平成18年（2006年）の健康保険法一部改正により従来，標準報酬日額の6割とされていた傷病手当金が標準報酬日額の3分の2とされた。

　傷病手当金の支給は，被保険者が業務外の疾病や負傷により業務に従事できないことが第一条件であり，**業務に従事することができない旨の医師の証明書**が必要である。一般的な医師の診断書と異なり，保険者指定の支給申請書による証明を要する。

　このための傷病手当金支給申請書は，本人記載部分，雇用者記載部分，医師記載部分に分かれている。この医師記載部分への記入が傷病手当金意見書と呼ばれるものである。

保険請求上の留意点

①傷病手当金意見書交付料は，労務不能と認め証明した期間ごとにそれぞれ算定できる。通常，1カ月ごとに意見書を交付することが多い。また3カ月間の就労不能を証明するにあたって，1カ月分ずつ計3枚の意見書記入を要請された場合は，それぞれについて交付料を算定してよい。

②傷病手当金を受給できる被保険者の死亡後に，遺族等が傷病手当金を受給するために意見書の交付を求め，医師・歯科医師が意見書を交付した場合は，遺族等に対する療養の給付として請求する。

レセプト摘要欄への記載事項

●交付年月日を記載
●当該月前に受療した傷病について傷病手当金意見書の交付のみの求めがあった場合，当該意見書の対象となった傷病名及びその傷病についての診療を開始した日を「傷病名」欄及び「診療開始日」欄にそれぞれ記載
●遺族等に対して意見書を交付した場合，相続と表示
●感染症法による公費負担申請に係る診断書および協力料を算定した旨を記載

対象患者　●療養のため労務不能と医師が認め，傷病手当金支給申請書において医師による証明がされた患者

B013　療養費同意書交付料

療養費同意書交付料	100点

注　療養費（柔道整復以外に限る）に係る同意書を交付した場合に算定。

　療養費同意書とは，当該疾病について現に診療している主治医が当該診察を行ったうえで療養の給付を行うことが困難であると認めた患者に対して，**他で療養の給付を受けることに同意する旨の診断書（同意書等）**のことである。緊急その他やむを得ない場合は主治の医師に限らなくても良い。

　療養費同意書交付料の対象となるのは，**あんま・マッサージ・指圧，はり，きゅうの施術**に

係る同意書等である。

　保険用語でいう療養費とは，もともと，いったん自費負担した医療費用を後日保険給付として金銭として受け取ることを指している。わが国の健康保険では，保険医療機関の窓口に被保険者証を提示して診療を受ける「現物給付」が原則となっているが，やむを得ない事情で保険医療機関で保険診療を受けられず自費で受診した場合には，その費用について療養費が支給される。例えば，事業主が資格取得届の手続き中で被保険者証が未交付のため，保険診療が受けられなかったときなどがそれにあたる。

　療養のため，医師の指示により義手・義足・義眼・コルセットなどを作成・装着したときの費用もいったん支払ったあと，療養費払いとして給付される代表的な例である。

　あん摩・マッサージ・指圧，はり，きゅうの施術を，医師が患者に対して現物給付することが困難であるときに，この同意書を発行することにより，患者がこれらの施術費用について保険給付を受けることができる。

　初診又は同意の日から６月（変形徒手矯正手術に係るものについては１月）を超えてさらにこれらの施術が必要な場合は再交付する場合にも別に算定できる。

レセプト摘要欄への記載事項

●交付年月日および同意書または診断書の病名欄に記載した病名を記載

対象患者 【あん摩・マッサージ・指圧】●筋麻痺・関節拘縮等で医療上マッサージを必要とする症例

【はり・きゅう】●慢性病であって医師による適当な治療手段がないもの（主に神経痛・リウマチ・頸腕症候群・五十肩・腰痛症・頸椎捻挫後遺症等の慢性的な疼痛を症状とする疾患）（前掲６疾病以外の類症疾患については医師による個別判断）

B014　退院時薬剤情報管理指導料

退院時薬剤情報管理指導料　　　　　　**90点**
注1　保険医療機関が，服薬中の医薬品等について入院時に確認するとともに，入院中に使用した主な薬剤の名称（副作用が発現した場合は副作用の概要，講じた措置等を含む）を患者の手帳に記載し，退院時に患者・家族等に対し，退院後の薬剤服用指導を行った場合に，**退院日に１回に限り算定。B005退院時共同指導料２**（入院医療機関の薬剤師が行った場合に限る）との併算定不可。
　2　**退院時薬剤情報連携加算**（医療機関が，入院前の内服薬を変更又は中止した患者について，保険薬局に対して，患者又はその家族等の同意を得て，その理由や変更後の患者の状況を文書により提供した場合に加算）：**60点**

　入院中の患者の薬剤管理や服薬指導に関しては，B008薬剤管理指導料で診療報酬が規定されている。また，外来診療での薬剤の説明情報書やお薬手帳への記入については B011-3薬剤情報提供料に規定がある。

　退院時薬剤情報管理指導料は，**退院する患者について，退院後の薬剤服用に関して必要な指導を行った場合**に，これらとは別個に算定できる診療報酬である。

　この管理指導料を算定するためには，次のような内容が求められている。

　入院時に，薬剤服用歴，患者の持参薬（一般薬や医薬部外品を含む）を確認し，診療録あるいは薬剤管理記録に記載すること。

　入院中に使用した主な薬剤の名称等について「お薬手帳」に記載すること。すべての薬剤についての記載は不要だが，少なくとも退院直前に使用した薬剤，副作用が発現した薬剤については記載することが必要である。

　退院にあたって処方される薬剤の情報を手帳に記入し，必要に応じて文書で提供する。

　なお，退院時薬剤情報管理指導料は，要件を満たしていれば自宅退院でなく，介護老人保健施設への入所，他病院への転院であっても算定することができる。

　なお，患者に提供する文書や手帳の費用は別途請求することはできない。

　2020年改定で退院時薬剤情報連携加算が新設された。これは，入院前の内服薬を変更・中

止した患者の退院時にその理由や変更後の状況を文書で情報提供した場合に算定できる。

カルテへの記載事項

- ●（入院時に患者が医薬品等を持参している場合）医薬品等の名称および確認結果を記載
- ●薬剤情報を提供した旨および提供した情報ならびに指導した内容の要点を記載
- ●保険薬局への情報提供に当たっては，「薬剤管理サマリー」（日本病院薬剤師会）等の様式を参照して情報提供文書を作成し，当該文書を患者若しくはその家族等又は保険薬局に交付。この場合において交付した文書の写しを診療録等に添付

レセプト摘要欄への記載事項

- ●退院年月日を記載
- ●同一日に本項目と退院時共同指導料2を算定した場合，共同指導を行った者の職種および年月日を記載

対象患者　●退院に際して当該患者またはその家族等に対して，退院後の薬剤の服用等に関する必要な指導を行った患者

B015　精神科退院時共同指導料

精神科退院時共同指導料
1　精神科退院時共同指導料1（**外来を担う保険医療機関又は在宅療養担当医療機関の場合**）
　イ　精神科退院時共同指導料（Ⅰ）　　1,500点
　ロ　精神科退院時共同指導料（Ⅱ）　　　900点
2　精神科退院時共同指導料2（**入院医療を提供する保険医療機関の場合**）　　700点

注1　「1」の「イ」は，**措置入院者等**に対して，当該患者の外来を担う医療機関又は在宅療養担当医療機関で，基準を満たす医療機関が，当該患者が入院している他医療機関と共同して，当該患者の同意を得て，退院後の療養上必要な説明及び指導を行ったうえで，支援計画を作成し，文書により情報提供した場合に，入院中に1回に限り算定する。

2　「1」の「ロ」は，療養生活環境の整備のため重点的な支援を要する患者に対して，当該患者の外来を担う医療機関又は在宅療養担当医療機関で，基準を満たす医療機関が，患者が入院している他医療機関と共同して，患者の同意を得て，退院後の療養上必要な説明及び指導を行ったうえで，支援計画を作成し，文書により情報提供した場合に，入院中に1回に限り算定。

3　「1」について，A000 初診料，A001 再診料，A002 外来診療料，B002 開放型病院共同指導料（Ⅰ），B004 退院時共同指導料1，C000 往診料，C001 在宅患者訪問診療料（Ⅰ）又は C001-2 在宅患者訪問診療料（Ⅱ）は別に算定不可。

4　「2」について，精神病棟入院患者であって，他医療機関において「1」を算定するものに対して，当該患者が入院している医療機関で，基準を満たす保険医療機関が，当該患者の外来を担う医療機関又は在宅療養担当医療機関と共同して，患者の同意を得て，退院後の療養上必要な説明及び指導を行ったうえで，支援計画を作成し，文書により情報提供した場合に，入院中に1回に限り算定。ただし，B003 開放型病院共同指導料（Ⅱ），B005 退院時共同指導料2又は I011 精神科退院指導料は，別に算定できない。

2020 年の改定では，精神障害のある患者にも対応した地域包括ケアシステムの構築を推進する観点から，精神病棟における退院時の多職種・多機関による共同指導等について評価する診療報酬が新設された。

B004，B005 に退院時共同指導料1，2が今まであったが，今回の B015 精神科退院時共同指導料は，精神病棟に入院中の患者を対象にしたものである。

「1」精神科退院時共同指導料1は，外来または在宅療養を担う保険医療機関が算定し，「2」精神科退院時共同指導料2は，入院医療を提供する保険医療機関が算定するものである。

《多職種チームの構成と対象患者》

入院治療を行った医療機関と通院または在宅療養を担う医療機関の多職種チームが，退院後の精神疾患患者の療養生活について共同指導をガイドラインに準じて行った場合に入院中1回について算定できる。

多職種チームには，薬剤師や作業療法士，公認心理師，訪問看護ステーションの看護師，市町村の担当者の参加も必要に応じて参加する（図表 77）。

共同指導の実施および支援計画の作成に当たっては，平成 28 〜 30 年度厚生労働行政調査推進補助金障害者対策総合研究事業において「多職種連携による包括的支援マネジメントに関する研究」の研究班が作成した，「包括的支援マネジメント　実践ガイド」を参考にすることが求められている。

精神科退院時共同指導料は対面で行うことを

B009
〜
B015

図表77 精神科退院時共同指導料の対象患者と多職種チームの構成

	対象患者	多職種チーム（必要に応じて他職種も参加）
1のイ	●措置入院又は緊急措置入院の患者 ●医療観察法による入院又は通院をしたことがある患者 ●1年以上の長期入院患者	○精神科医 ○保健師又は看護師 ○精神保健福祉士など
1のロ	重点的な支援が必要な患者 （包括的支援マネジメント導入基準参照）	○精神科医又は医師の指示を受けた保健師又は看護師 ○精神保健福祉士など
2	1のイ又は1のロの患者	○精神科医 ○保健師又は看護師 ○精神保健福祉士など

図表78 包括的支援マネジメント 導入基準

別紙様式51

包括的支援マネジメント 導入基準

評価日		患者氏名		評価者
年　月　日				（職種） （氏名）

過去1年間において、基準を満たすもの全てについて、□に✓を記入すること。

1	6ヶ月間継続して社会的役割（就労・就学・通所、家事労働を中心的に担う）を遂行することに重大な問題がある。	□
2	自分1人で地域生活に必要な課題（栄養・衛生・金銭・安全・人間関係・書類等の管理・移動等）を遂行することに重大な問題がある（家族が過剰に負担している場合を含む）。	□
3	家族以外への暴力行為、器物破損、迷惑行為、近隣とのトラブル等がある。	□
4	行方不明、住居を失う、立ち退きを迫られる、ホームレスになったことがある。	□
5	自傷や自殺を企てたことがある。	□
6	家族への暴力、暴言、拒絶がある。	□
7	警察・保健所介入歴がある。	□
8	定期的な服薬ができていなかったことが2か月以上あった。	□
9	外来受診をしないことが2か月以上あった。	□
10	自分の病気についての知識や理解に乏しい、治療の必要性を理解していない。	□
11	直近の入院は措置入院である。	□
12	日常必需品の購入、光熱費/医療費等の支払いに関して、経済的な問題がある。	□
13	家賃の支払いに経済的な問題を抱えている。	□
14	支援をする家族がいない（家族が拒否的・非協力的、天涯孤独）。	□
15	同居家族が支援を要する困難な問題を抱えている（介護・教育・障害等）。	□

原則とするが，外来または在宅療養を担当する医療機関の多職種チームが入院中の病院に赴くことができない場合はビデオ通話が可能な機器を用いて参加することもできる。

　当該医療機関内に専任の精神保健福祉士が1名以上配置されていることが施設基準として求められている。精神科退院時共同指導料1は精神科または心療内科を標榜する保険医療機関であること，精神科退院時共同指導料2は精神科を標榜する保険医療機関である病院であることが施設基準となっている。

　1のロの対象患者については，包括的支援マネジメント導入基準（**図表78**）を1つ以上満たした患者が対象となる。

　患者または家族等に対して提供する文書は，「療養生活環境の整備に関する支援計画書」（**図表79**）を用いることが求められている。

　なお，2020年改定では，精神科退院時共同指導料1を算定した患者については，精神科専門療法のI002通院・在宅精神療法で，療養生活環境整備指導加算が新設されている。

　2022年改定では，共同指導はビデオ通話が可能な機器を用いて実施しても差し支えないとされた。

保険請求上の留意点

①「1」については，精神病棟に入院中の患者で，措置入院患者等または重点的な支援を要する患者に対して，外来または在宅療養を担う医療機関の多職種チームが，入院医療機関の多職種チームとともに，患者の同意を得て，退院後の療養上必要な説明・指導を共同で行い支援計画を作成し，文書により情報提供した場合に，外来または在宅療養を担う医療機関において，入院中に1回に限り算定する。

②「2」については，精神病棟に入院中の患者で，措置入院患者等または重点的な支援を要する患者に対して，入院医療機関の多職種チームが，外来または在宅療養を担う他医療機関の多職種チームとともに，患者の同意を得て，退院後の療養上必要な説明・指導を共同で行い，支援計画を作成し，文書により情報提供した場合に入院医療機関において，入院中に1回に限り算定する。

カルテへの記載事項

●重点的な支援を要する患者に対して共同指導を実施する場合，「包括的支援マネジメント導入基準」のうち該当するものを診療録等に添付又は記載

●患者又はその家族等に対して提供する文書については，別紙様式51の2「療養生活の支援に関する計画書」を用いる。また，当該文書の写

図表79　療養生活環境の整備に関する支援計画書
（別紙様式51の2）

計画作成日：　　　年　　月　　日
計画見直し予定日：　　年　　月　　日

療養生活環境の整備に関する支援計画書

氏名：＿＿＿＿＿＿＿＿＿＿＿　様　　　性別：男・女　　　生年月日：　　年　　月　　日（　　歳）
主治医：＿＿＿＿＿＿＿　看護師・保健師：＿＿＿＿＿＿＿　精神保健福祉士：＿＿＿＿＿＿＿
参加者
□本人　　□家族　　□主治医　　□看護師・保健師　　□精神保健福祉士　　□薬剤師　　□作業療法士　　□公認心理師
□訪問看護ステーション　　□行政機関　　□その他（　　　　　　　　　　　　　）
本人の目標（したい又はできるようになりたい生活の希望）　　今回の支援計画における目標

評価項目	支援の必要性	課題内容 本人の希望	本人の実施事項 （※1）	支援者の実施事項 （※1）	支援者 （機関名・担当者名・連絡先）
環境要因	□				
生活機能（活動）	□				
社会参加	□				
心身の状態	□				
支援継続に関する課題（※2）	□				
行動に関する課題（※3）	□				

（※1）課題内容，本人の希望に対する実施事項を記載すること
（※2）病状の理解の程度や自己管理等　　（※3）アルコールや薬物，自他の安全確保に関する課題，こだわり等

調子が悪くなってきたときのサイン	
自分でわかるサイン	周りの人が気づくサイン
サインに気づいたときにすること	
自分がすること	周りの人がすること

緊急連絡先：氏名＿＿＿＿＿＿　所属＿＿＿＿＿＿　連絡先＿＿＿＿＿＿
緊急連絡先：氏名＿＿＿＿＿＿　所属＿＿＿＿＿＿　連絡先＿＿＿＿＿＿
緊急連絡先：氏名＿＿＿＿＿＿　所属＿＿＿＿＿＿　連絡先＿＿＿＿＿＿
署名　本人：＿＿＿＿＿＿　　主治医＿＿＿＿＿＿　　担当者：＿＿＿＿＿＿

しを添付

レセプト摘要欄への記載事項
●対象となる患者の状態について記載
対象患者　1のイ：●措置入院又は緊急措置入院の患者，●医療観察法による入院又は通院をしたことがある患者，●1年以上の長期入院患者

1のロ：●重点的な支援が必要な患者（包括的支援マネジメント導入基準1つ以上満たした者）

2：●1のイまたは1のロの患者

参考1 特掲診療料に関する別表第1〜第8

別表第1 特定疾患療養管理料並びに処方料並びに処方箋料の特定疾患処方管理加算1及び特定疾患処方管理加算2に規定する疾患

結核
悪性新生物
甲状腺障害
処置後甲状腺機能低下症
スフィンゴリピド代謝障害及びその他の脂質蓄積障害
ムコ脂質症
リポ蛋白代謝障害及びその他の脂（質）血症（家族性高コレステロール血症等の遺伝性疾患に限る）
リポジストロフィー
ローノア・ベンソード腺脂肪腫症
虚血性心疾患
不整脈
心不全
脳血管疾患
一過性脳虚血発作及び関連症候群
単純性慢性気管支炎及び粘液膿性慢性気管支炎
詳細不明の慢性気管支炎
その他の慢性閉塞性肺疾患
肺気腫
喘息
喘息発作重積状態
気管支拡張症
胃潰瘍
十二指腸潰瘍
胃炎及び十二指腸炎
肝疾患（経過が慢性なものに限る）
慢性ウイルス肝炎
アルコール性慢性膵炎
その他の慢性膵炎
思春期早発症
性染色体異常
アナフィラキシー
ギラン・バレー症候群

別表第2 特定疾患治療管理料に規定する疾患等

1 特定薬剤治療管理料1の対象患者
　(1) テオフィリン製剤を投与している患者
　(2) 不整脈用剤を投与している患者
　(3) ハロペリドール製剤又はブロムペリドール製剤を投与している患者
　(4) リチウム製剤を投与している患者
　(5) 免疫抑制剤を投与している患者
　(6) サリチル酸系製剤を投与している若年性関節リウマチ，リウマチ熱又は関節リウマチの患者
　(7) メトトレキサートを投与している悪性腫瘍の患者
　(8) アミノ配糖体抗生物質，グリコペプチド系抗生物質又はトリアゾール系抗真菌剤を投与している入院中の患者
　(9) イマチニブを投与している患者
　(10) シロリムス製剤を投与している患者
　(11) スニチニブを投与している患者
　(12) 治療抵抗性統合失調症治療薬を投与している患者
　(13) ブスルファンを投与している患者
　(14) (1)から(13)までに掲げる患者に準ずるもの
2 小児特定疾患カウンセリング料の対象患者
　18歳未満の気分障害，神経症性障害，ストレス関連障害及び身体的要因に関連した行動症候群，心理的発達の障害又は小児期及び青年期に通常発症する行動及び情緒の障害の患者
3 削除
4 皮膚科特定疾患指導管理料（I）の対象疾患
　天疱瘡
　類天疱瘡
　エリテマトーデス（紅斑性狼瘡）
　紅皮症
　尋常性乾癬
　掌蹠膿疱症
　先天性魚鱗癬
　類乾癬
　扁平苔癬
　結節性痒疹その他の痒疹（慢性型で経過が1年以上のものに限る）
5 皮膚科特定疾患指導管理料（II）の対象疾患
　帯状疱疹
　じんま疹
　アトピー性皮膚炎（16歳以上の患者が罹患している場合に限る）
　尋常性白斑
　円形脱毛症
　脂漏性皮膚炎

別表第3 特定機能病院入院基本料の栄養情報提供加算，外来栄養食事指導料，入院栄養食事指導料，集団栄養食事指導料及び在宅患者訪問栄養食事指導料に規定する特別食

腎臓食
肝臓食
糖尿食
胃潰瘍食
貧血食
膵臓食
脂質異常症食
痛風食
てんかん食
フェニールケトン尿症食
楓糖尿症食
ホモシスチン尿症食
尿素サイクル異常症食
メチルマロン酸血症食
プロピオン酸血症食
極長鎖アシル−CoA脱水素酵素欠損症食
糖原病食
ガラクトース血症食
治療乳
無菌食
小児食物アレルギー食（外来栄養食事指導料及び入院栄養食事指導料に限る）
特別な場合の検査食（単なる流動食及び軟食を除く）

別表第3の1の2 療養・就労両立支援指導料の「注1」に規定する疾患

悪性新生物
脳梗塞，脳出血，くも膜下出血その他の急性発症した脳血管疾患
肝疾患（経過が慢性なものに限る）
心疾患
糖尿病

若年性認知症
難病の患者に対する医療等に関する法律第5条第1項に
　規定する指定難病〔同法第7条第4項に規定する医療
　受給者証を交付されている患者（同条第1項各号に規
　定する特定医療費の支給認定に係る基準を満たすもの
　として診断を受けたものを含む）に係るものに限る〕
その他これに準ずる疾患

別表第3の1の3　退院時共同指導料1及び退院時共同指導料2を2回算定できる疾病等の患者並びに頻回訪問加算に規定する状態等にある患者

1　末期の悪性腫瘍の患者（在宅がん医療総合診療料を
　算定している患者を除く）
2　(1)であって，(2)又は(3)の状態である患者
　(1)　在宅自己腹膜灌流指導管理，在宅血液透析指導管
　　理，在宅酸素療法指導管理，在宅中心静脈栄養法指
　　導管理，在宅成分栄養経管栄養法指導管理，在宅人
　　工呼吸指導管理，在宅麻薬等注射指導管理，在宅腫
　　瘍化学療法注射指導管理，在宅強心剤持続投与指導
　　管理，在宅自己疼痛管理指導管理，在宅肺高血圧症
　　患者指導管理又は在宅気管切開患者指導管理を受け
　　ている状態にある者
　(2)　ドレーンチューブ又は留置カテーテルを使用して
　　いる状態
　(3)　人工肛門又は人工膀胱を設置している状態
3　在宅での療養を行っている患者であって，高度な指
　導管理を必要とするもの

別表第3の2　ハイリスク妊産婦共同管理料（Ⅰ）に規定する状態等である患者

1　妊婦であって次に掲げる状態にあるもの
　分娩時の妊娠週数が22週から32週未満の早産である
　　患者
　妊娠高血圧症候群重症の患者
　前置胎盤（妊娠28週以降で出血等の病状を伴うものに
　　限る）の患者
　妊娠30週未満の切迫早産（子宮収縮，子宮出血，頸管
　　の開大，短縮又は軟化のいずれかの兆候を示すもの
　　等に限る）の患者
　多胎妊娠の患者
　子宮内胎児発育遅延の患者
　心疾患（治療中のものに限る）の患者
　糖尿病（治療中のものに限る）の患者
　甲状腺疾患（治療中のものに限る）の患者
　腎疾患（治療中のものに限る）の患者
　膠原病（治療中のものに限る）の患者
　特発性血小板減少性紫斑病（治療中のものに限る）の
　　患者
　白血病（治療中のものに限る）の患者
　血友病（治療中のものに限る）の患者
　出血傾向のある状態（治療中のものに限る）の患者
　HIV陽性の患者
　Rh不適合の患者
　当該妊娠中に帝王切開術以外の開腹手術を行った患者
　　又は行うことを予定している患者
　精神疾患の患者（精神療法が実施されているものに限
　　る）
2　妊産婦であって次に掲げる状態にあるもの
　妊娠22週から32週未満の早産の患者
　40歳以上の初産婦の患者
　分娩前のBMIが35以上の初産婦の患者
　妊娠高血圧症候群重症の患者
　常位胎盤早期剥離の患者
　前置胎盤（妊娠28週以降で出血等の病状を伴うものに
　　限る）の患者

　双胎間輸血症候群の患者
　多胎妊娠の患者
　子宮内胎児発育遅延の患者
　心疾患（治療中のものに限る）の患者
　糖尿病（治療中のものに限る）の患者
　特発性血小板減少性紫斑病（治療中のものに限る）の
　　患者
　白血病（治療中のものに限る）の患者
　血友病（治療中のものに限る）の患者
　出血傾向のある状態（治療中のものに限る）の患者
　HIV陽性の患者
　当該妊娠中に帝王切開術以外の開腹手術を行った患者
　　又は行うことを予定している患者
　精神疾患の患者（精神療法が実施されているものに限
　　る）

別表第3の3　薬剤管理指導料の対象患者並びに服薬管理指導料及びかかりつけ薬剤師指導料に規定する医薬品

抗悪性腫瘍剤
免疫抑制剤
不整脈用剤
抗てんかん剤
血液凝固阻止剤（内服薬に限る）
ジギタリス製剤
テオフィリン製剤
カリウム製剤（注射薬に限る）
精神神経用剤
糖尿病用剤
膵臓ホルモン剤
抗HIV薬

別表第7　在宅患者訪問診療料（Ⅰ）及び在宅患者訪問診療料（Ⅱ）並びに在宅患者訪問看護・指導料及び同一建物居住者訪問看護・指導料に規定する疾病等

末期の悪性腫瘍
多発性硬化症
重症筋無力症
スモン
筋萎縮性側索硬化症
脊髄小脳変性症
ハンチントン病
進行性筋ジストロフィー症
パーキンソン病関連疾患〔進行性核上性麻痺，大脳皮質
　基底核変性症及びパーキンソン病（ホーエン・ヤール
　の重症度分類がステージ3以上であって生活機能障害
　度がⅡ度又はⅢ度のものに限る）〕
多系統萎縮症（線条体黒質変性症，オリーブ橋小脳萎縮
　症及びシャイ・ドレーガー症候群）
プリオン病
亜急性硬化性全脳炎
ライソゾーム病
副腎白質ジストロフィー
脊髄性筋萎縮症
球脊髄性筋萎縮症
慢性炎症性脱髄性多発神経炎
後天性免疫不全症候群
頸髄損傷
人工呼吸器を使用している状態

別表第8　退院時共同指導料1の注2に規定する特別な管理を要する状態等にある患者並びに退院後訪問指導料，在宅患者訪問看護・指導料及び同一建物居住者訪問看護・指導料に規定する状態等にある患者

1　在宅麻薬等注射指導管理，在宅腫瘍化学療法注射指

導管理又は在宅強心剤持続投与指導管理若しくは在宅気管切開患者指導管理を受けている状態にある者又は気管カニューレ若しくは留置カテーテルを使用している状態にある者

2　在宅自己腹膜灌流指導管理，在宅血液透析指導管理，在宅酸素療法指導管理，在宅中心静脈栄養法指導管理，在宅成分栄養経管栄養法指導管理，在宅自己導尿指導

管理，在宅人工呼吸指導管理，在宅持続陽圧呼吸療法指導管理，在宅自己疼痛管理指導管理又は在宅肺高血圧症患者指導管理を受けている状態にある者

3　人工肛門又は人工膀胱を設置している状態にある者
4　真皮を越える褥瘡の状態にある者
5　在宅患者訪問点滴注射管理指導料を算定している者

参考2　特定疾患療養管理料等の対象疾患及び対象外疾患

（『診療点数早見表 2024 年度版』より転載）

【例示した疾患名】

　この一覧表に例示した疾患名は，主な対象疾患を掲載したものであり，すべての対象疾患を掲載したものではないことを予めご了承ください。また，特定疾患療養管理料等の対象疾患の解釈については，都道府県の各審査委員会において見解が多少異なることもあり得ますので，詳細は各審査機関にご確認ください。

　なお，一覧表において疾患名は原則として「**標準病名**」に統一しています（青色文字の病名を除く）。

【表中の記号】

① 　**特**：B000 特定疾患療養管理料，F100・F400 特定疾患処方管理加算の対象疾患（例示）
② 　**ウイ**：B001「1」ウイルス疾患指導料の対象疾患（肝炎はウイルス性であることが明らかな疾患のみ表示）
③ 　**小特**：B001「4」小児特定疾患カウンセリング料の対象疾患
④ 　**難入**：A210「1」難病患者等入院診療加算の対象疾患
⑤ 　**難リ**：H006 難病患者リハビリテーション料の対象疾患
⑥ 　**皮Ⅰ**：B001「8」皮膚科特定疾患指導管理料（Ⅰ）の対象疾患
⑦ 　**皮Ⅱ**：B001「8」皮膚科特定疾患指導管理料（Ⅱ）の対象疾患
⑧ 　**生習**：B001-3 生活習慣病管理料の対象疾患（Ⅰ），B001-3-3 生活習慣病管理料（Ⅱ）
⑨ 　**×印**：上記①〜⑧のいずれにも該当しない疾患

疾患名	ICD-10	算定可否		疾患名	ICD-10	算定可否	
数字・欧文				GM1 ガングリオシドーシス	E751	特	難入
						難リ	
1 型糖尿病	E10	生習		GM2 ガングリオシドーシス	E750	特	難入
2 型糖尿病	E11	生習				難リ	
AH アミロイドーシス	E858	難リ		GM3 ガングリオシドーシス	E751	特	
AIDS	B24	ウイ	難入	HB ウイルス腎症	B169	特	ウイ
AIDS 関連症候群	B24	ウイ	難入	HC ウイルス腎症	B171	特	ウイ
AIDS 検査陽性	R75	ウイ	難入	HIV 感染症	B24	ウイ	難入
AL アミロイドーシス	E858	難リ		HIV 検査陽性	R75	ウイ	難入
A 型肝炎	B159	ウイ		I 細胞病	E770	特	難入
A 型劇症肝炎	B150	ウイ				難リ	
B 型インスリン受容体異常症	E13	生習		LDL リポ蛋白血症（高 LDL 血症）	E780	生習	
B 型肝炎	B169	特	ウイ	LE 皮疹	L930	皮Ⅰ	
B 型肝炎ウイルス感染	B169	特		LGL 症候群	I456	×	
B 型急性肝炎	B169	ウイ		MALT リンパ腫	C884	特	
B 型劇症肝炎	B169	ウイ		MRSA 感染症	A490	難入	
B 型慢性肝炎	B181	特	ウイ	NSAID 胃潰瘍	K259	特	
B 細胞リンパ腫	C851	特		NSAID 十二指腸潰瘍	K269	特	
C 型肝炎	B182	特	ウイ	QT 短縮症候群	I498	特	
C 型肝炎ウイルス感染	B182	特		RS3PE 症候群	M0600	難リ	
C 型急性肝炎	B171	ウイ		SLE（全身性エリテマトーデス）	M329	難リ	
C 型劇症肝炎	B171	ウイ		SLE 眼底	M321	難リ	
C 型慢性肝炎	B182	特	ウイ	S 状結腸炎	A099	×	
DIC 症候群（播種性血管内凝固）	D65	×		S 状結腸過長症	Q438	×	
D 型肝炎	B178	特	ウイ	TBG 異常症	E078	特	
E 型肝炎	B172	特	ウイ	TSH 受容体異常症	E078	特	
E 型劇症肝炎	B172	ウイ		VLD リポ蛋白血症（脂質異常症）	E785	生習	
				XO 症候群	Q969	特	

XXX 症候群	Q970	特	
XXY 症候群	Q980	特	

（あ）

アヴェリス症候群	I650	特	
アカラジア（食道アカラジア）	K220	×	
亜急性海綿状脳症	A810	難入	難リ
亜急性硬化性全脳炎	A811	難入	難リ
亜急性甲状腺炎	E061	特	
亜急性膵炎	K859	×	
悪性関節リウマチ	M0530	難リ	
悪性高血圧症	I10	生習	
悪性黒色腫	C439	特	
悪性絨毛上皮腫（絨毛癌）	C58	特	
悪性腫瘍	C809	特	
悪性腫瘍合併皮膚筋炎	C809	特	難リ
悪性腎硬化症	I129	特	
悪性貧血	D510	×	
悪性リンパ腫	C859	特	
アシドーシス	E872	×	
アスパルチルグルコサミン尿症	E771	難入	難リ
アスペルガー症候群	F845	小特	
アセトン血性嘔吐症	R11	小特	
アダムス・ストークス症候群	I459	×	
アテローム血栓性脳梗塞	I633	特	
アテローム動脈硬化症	I709	×	
アトピー性紅皮症	L539	皮Ⅰ	
アトピー性喘息	J450	特	小特
アトピー性皮膚炎	L209	皮Ⅱ	
アナフィラキシー	T782	特	
アナフィラキシー様紫斑病（シェーンライン・ヘノッホ紫斑病）	D690	×	
アブサンス（欠神発作）	G403	×	
アミロイドーシス	E859	難リ	
アミロイドニューロパチー	E851	難リ	
アルカプトン尿症	E702	×	
アルカローシス	E873	×	
アルコール性胃炎	K292	特	
アルコール性肝炎	K701	特	
アルコール性肝硬変	K703	特	
アルコール性肝疾患	K709	特	
アルコール性脂肪肝	K700	特	
アルコール性ペラグラ	E52	×	
アルコール性慢性膵炎	K860	特	
アルツハイマー病	G309	×	
アルドステロン症（高アルドステロン症）	E269	×	
アルファリポ蛋白欠乏症	E786	特	
アレキサンダー病	E752	特	
アレルギー性胃炎	K296	特	
アレルギー性気管支炎	J450	特	小特
アレルギー性血管炎	D690	×	
アレルギー性じんま疹	L500	皮Ⅱ	
アレルギー性喘息（アトピー性喘息）	J450	特	小特
アレルギー性肉芽腫性血管炎	M301	×	
アレルギー性肺炎	J82	×	
アレルギー性鼻炎	J304	×	
安静時狭心症	I208	特	

（い）

胃アトニー（胃腸虚弱）	K318	×	
イートン・ランバート症候群	C809	特	
胃炎	K297	特	
萎黄病（鉄欠乏性貧血）	D509	×	
胃潰瘍	K259	特	
胃潰瘍手術後		特	

胃潰瘍瘢痕	K259	特	
胃下垂	K318	×	
胃カタル（急性胃炎）	K291	特	
胃カルチノイド	C169	特	
胃癌	C169	特	
胃癌手術後		特	
胃空腸周囲炎	K291	特	
胃憩室症	K314	×	
胃痙攣	K318	×	
胃酸過多症（過酸症）	K318	×	
胃酸減少症（低酸症）	K318	×	
胃弛緩症（胃腸虚弱）	K318	×	
胃周囲炎	K291	特	
胃十二指腸炎	K299	特	
胃十二指腸潰瘍	K279	特	
萎縮腎	N26	×	
萎縮性胃炎	K294	特	
胃出血	K922	×	
胃上皮内癌	D002	特	
胃切除後症候群	K911	×	
胃穿孔	K255	特	
胃腺腫	D131	×	
異染性白質ジストロフィー	E752	特	難入
		難リ	
胃腸機能障害（消化不良症）	K30	×	
胃腸虚弱	K318	×	
胃腸神経症	F453	小特	
一過性黒内障	G453	特	
一過性全健忘症	G454	特	
一過性脳虚血発作（TIA）	G459	特	
胃粘膜下腫瘍	K319	×	
胃のう胞	K318	×	
胃びらん	K259	特	
胃ポリープ	K317	×	
イレウス	K567	×	
インスリノーマ	D377	×	
インスリンレセプター異常症	E13	生習	
咽頭上皮内癌	D000	特	
陰のうヘルニア	K409	×	

（う）

ウィリス動脈輪周囲炎	I677	特	
ウィリス動脈輪閉塞症（もやもや病）	I675	特	難リ
ウイルス性肝炎（慢性）	B199	特	ウイ
ウイルソン病	E830	×	
ウイルムス腫瘍	C64	特	
ウェーバー症候群	I679	特	
ウェジナー肉芽腫症	M313	難リ	
ウェルナー症候群	E348	×	
ウォールマン病	E755	特	難入
		難リ	
ウォーターハウスフリードリクセン症候群	A391	×	
右脚ブロック	I451	×	
右室不全	I500	特	
右心不全	I500	特	
うっ血性心不全	I500	特	
うっ血肺（肺水腫）	J81	×	
うつ病	F329	小特	
運動時狭心症（労作性狭心症）	I208	特	
運動ニューロン疾患	G122	×	
運動発達遅滞	F82	小特	

（え）

栄養失調	E46	×	
壊疽	R02	×	

エリテマトーデス（紅斑性狼瘡）	L930	皮Ⅰ	
円形脱毛症	L639	皮Ⅱ	
嚥下性肺炎	J690	×	
炎症性多発性関節障害	M0640	難リ	
延髄外側症候群	I663	特	
延髄梗塞	I635	特	
延髄出血	I613	特	
延髄性うつ病	I663	特	

（お）

横隔膜ヘルニア	K449	×	
黄色肝萎縮（肝萎縮）	K729	特	
黄色腫症	E755	×	
黄色靱帯骨化症	M4889	難リ	
黄体機能不全	E283	×	
横紋筋腫	D219	×	
横紋筋肉腫	C499	特	
太田母斑	D223	×	
オステオポローシス（骨粗鬆症）	M8199	×	
オディ括約筋収縮	K834	×	
オリーブ橋小脳萎縮症	G238	難入	難リ

（か）

カーレル病（形質細胞性骨髄腫）	C900	特	
外陰癌	C519	特	
外因性喘息	J450	特	小特
外陰部パジェット（ページェット）病	C519	特	
外陰ベーチェット病	M352	難リ	
壊血病（ビタミンC欠乏症）	E54	×	
外骨腫	D169	×	
回腸炎	A099	×	
海綿芽細胞腫	C719	×	
海綿静脈洞症候群	I676	特	
潰瘍性狼瘡	A184	特	難入
解離性障害	F449	小特	
解離性大動脈瘤	I710	×	
解離性脳動脈瘤	I670	特	
過換気症候群	F453	小特	
角結膜乾燥症	H188	×	
学習障害	F819	小特	
過コレステロール血症（高コレステロール血症）	E780	生習	
過酸症	K318	×	
下肢静脈炎	I803	×	
下垂体性TSH分泌亢進症	E058	特	
下垂体性甲状腺機能亢進症	E058	特	
下垂体性甲状腺機能低下症	E038	特	
下垂体腺腫	D352	特	
ガストリノーマ	D377	×	
仮性球麻痺	G122	特	
家族性LCAT欠損症	E786	×	
家族性高コレステロール血症	E780	特	生習
家族性高コレステロール血症・ホモ接合体	E780	特	生習
家族性高トリグリセライド血症	E781	特	生習
家族性高リポ蛋白血症（1型〜5型）	E780〜E783	特	生習
家族性周期性四肢麻痺	G723	×	
カタプレキシー	G474	×	
過長結腸	Q438	×	
顎下腺癌	C080	特	
脚気	E511	×	
活動性慢性肝炎	K732	特	
果糖血症	E741	×	
カナー症候群	F840	小特	

化膿性肝膿瘍	K750	特	
化膿性髄膜炎（急性細菌性髄膜炎）	G009	×	
化膿性腹膜炎	K650	×	
過敏性血管炎	M310	×	
過敏性大腸炎（過敏性腸症候群）	K589	×	
過敏性腸症候群	K589	×	
過敏性肺臓炎	J679	×	
花粉症	J301	×	
カポジ肉腫	C469	特	
仮面うつ病	F328	小特	
ガラクトース血症	E742	×	
ガラクトシアリドーシス	E751	特	難入
		難リ	
顆粒球減少症	D70	×	
顆粒球肉腫	C923	特	
カルシウム代謝障害	E835	×	
カルシトニンの分泌過多	E070	特	
カルチノイド	C809	特	
肝悪性腫瘍	C229	特	
肝萎縮	K729	特	
肝壊死	K729	特	
肝芽腫	C222	特	
肝下垂症	K768	特	
肝カルチノイド	C229	特	
肝癌（ヘパトーマ）	C220	特	
ガングリオシドーシス	E751	特	
間欠性跛行	I739	×	
眼瞼ヘルペス	B023	皮Ⅱ	
肝硬変症	K746	特	
ガンサー症候群	F448	小特	
神崎病	E742	難入	難リ
肝サルコイドーシス	D868	特	
間質性肺炎	J849	×	
肝脂肪変性（脂肪肝）	K760	特	
肝出血	K768	特	
冠状粥腫（冠状動脈アローム性硬化症）	I251	特	
冠状動静脈フィステル（冠動静脈瘻）	I254	特	
冠状動脈アローム（冠状動脈アローム性硬化症）	I251	特	
冠状動脈アローム性硬化症	I251	特	
冠状動脈炎	I258	特	
冠状動脈狭窄症	I251	特	
冠状動脈血栓症	I219	特	
冠状動脈硬化症	I251	特	
冠状動脈口閉鎖	I219	特	
冠状動脈細動（冠状動脈不全）	I248	特	
冠状動脈塞栓症	I240	特	
冠状動脈不全	I248	特	
冠状動脈瘤	I254	特	
冠状動脈瘤破裂	I219	特	
肝静脈閉塞症	K765	特	
乾性胸膜炎	R091	×	
肝性昏睡	K729	特	
乾性症候群（シェーグレン症候群）	M350	難リ	
関節炎	M1399	×	
関節結核	A180	特	難入
関節リウマチ	M0690	難リ	
肝線維症	K740	特	
汗腺癌	C449	特	
間代性痙攣	R568	×	
冠動静脈瘻	I254	特	
冠動脈硬化性心疾患	I251	特	
冠動脈石灰化	I251	特	
肝内結石症	K805	×	
肝内胆汁うっ滞	K710	特	

肝のう胞	K768	特	
肝膿瘍	K750	特	
肝浮腫	K768	特	
肝不全	K729	特	
眼ベーチェット病	M352	難リ	
ガンマ重鎖病	C882	特	
顔面神経麻痺（ベル麻痺）	G510	×	
顔面チック	F958	小特	
乾酪性肺炎	A162	特	難入
寒冷じんま疹	L502	皮Ⅱ	

（き）

期外収縮	I494	特	
気管支拡張症	J47	特	
気管支狭窄症	J980	×	
気管支結核	A164	特	難入
気管支結石症	J980	×	
気管支喘息	J459	特	小特
気管支喘息重積発作	J46	特	
気胸	J939	×	
気腫性肺のう胞	J439	特	
基底核変性症	G239	×	
気分障害	F34〜F39	小特	
脚ブロック	I454	×	
逆流性食道炎	K210	×	
丘疹症	L412	皮Ⅰ	
急性A型肝炎（A型肝炎）	B15	ウイ	
急性B型肝炎（B型急性肝炎）	B169	ウイ	
急性C型肝炎（C型急性肝炎）	B171	ウイ	
急性E型肝炎（E型肝炎）	B172	ウイ	
急性HIV感染症候群	B230	ウイ	難入
急性アルコール性肝炎	K701	×	
急性胃炎	K291	特	
急性肝炎	B179	×	
急性細菌性髄膜炎	G009	×	
急性心内膜下梗塞	I214	特	
急性心不全	I509	特	
急性腎不全	N179	×	
急性心膜炎	I309	×	
急性膵炎	K859	×	
急性多発性硬化症	G35	難入	難リ
急性汎発性腹膜炎	K650	×	
急性副腎不全症（副腎クリーゼ）	E272	×	
急性リウマチ熱	I00	×	
急性リンパ性白血病	C910	特	
球脊髄性筋萎縮症	G121	難入	難リ
球麻痺	G122	×	
境界型高血圧症	I10	生習	
橋梗塞	I635	特	
橋出血	I613	特	
狭心症	I209	特	
胸腺機能亢進症（胸腺症）	E329	×	
胸腺腫	D150	×	
胸腺症	E329	×	
胸腺肥大（胸腺腫大）	E320	×	
協調運動障害	R278	×	
強直性筋萎縮症（筋強直性ジストロフィー）	G711	×	
強直性脊椎炎	M45-9	×	
強皮症	M349	難リ	
胸膜炎	R091	×	
胸膜肥厚	J929	×	
虚血性心疾患	I259	特	
虚血性脳血管障害	I678	特	

虚血性脳卒中	I639	特	
巨細胞性甲状腺炎	E061	特	
拒食症	F508	小特	
巨人症	E220	×	
巨赤芽球性貧血	D531	×	
巨大結腸	K593	×	
魚鱗癬	Q809	皮Ⅰ	
ギラン・バレー症候群	G610	特	難リ
起立性調節障害	I951	×	
起立性調律障害	I499	特	
起立性低血圧症	I951	×	
筋萎縮性側索硬化症	G122	難入	難リ
筋緊張性障害	G711	×	
キンメルスチール・ウイルソン症候群	E142	生習	

（く）

空腸癌	C171	特	
クッシング症候群	E249	×	
グッドパスチャー症候群	M310	×	
クフス病	E754	特　難リ	難入
くも膜下出血	I609	特	
クラインフェルター症候群	Q984	特	
クラッベ病	E752	特　難リ	難入
クリュヴリエ・バウムガルテン症候群	K766	特	
グルカゴノーマ	D377	×	
くる病	E550	特	
グレーブス病	E050	特	
クレスト症候群	M341	難リ	
クレチン病	E009	特	
クロイツフェルト・ヤコブ病	A810	難入	難リ
クロード症候群	I668	特	
クワシオルコル	E40	×	

（け）

形質細胞腫	C903	特	
形質細胞性骨髄腫	C900	特	
痙性斜頚	G243	×	
痙性麻痺	G839	×	
軽躁病	F300	小特	
頚椎黄色靭帯骨化症	M4882	難リ	
頚椎後縦靭帯骨化症	M4882	難リ	
頚動脈狭窄（内頚動脈狭窄症）	I652	特	
頚動脈硬化症	I652	特	
珪肺結核	J65	特	難入
珪肺症	J628	×	
頚部脊柱管狭窄症	M4802	難リ	
頚部リンパ節結核	A182	特	難入
劇症肝炎	B199	ウイ	
下血	K921	×	
結核（結核後遺症及び陳旧性を除く）	A169	特	難入
結核腫	A169	特	難入
結核性アジソン病	A187	特	難入
結核性角膜炎	A185	特	難入
結核性胸膜炎	A165	特	難入
結核性硬結性紅斑	A184	特	難入
結核性虹彩炎	A185	特	難入
結核性腎盂腎炎	A181	特	難入
結核性中耳炎	A186	特	難入
結核性脳脊髄炎	A178	特	難入
結核性リンパ節炎	A182	特	難入
血管芽細胞腫	D481	特	
血管脂肪腫	D179	×	
血管腫	D180	×	

病名	コード	区分1	区分2
血管周囲細胞腫（血管周皮腫）	D481	特	
血管周皮腫	D481	特	
血管肉腫	C499	特	
血管ベーチェット病	M352	難リ	
血色素症（ヘモクロマトーシス）	E831	×	
血腫脳室内穿破	I615	特	
血小板減少症	D696	×	
欠神発作（アブサンス）	G403	×	
血清肝炎（輸血後肝障害）	B199	特	ウイ
結節性黄色腫	E782	生習	
結節性甲状腺腫	E049	特	
結節性多発動脈炎	M300	難リ	
結節性動脈周囲炎（結節性多発動脈炎）	M300	難リ	
結節性痒疹	L281	皮I	
血栓性静脈炎	I809	×	
血栓性脳梗塞	I633	特	
結腸アトニー	K598	×	
結腸潰瘍	K633	×	
結腸過長症	Q438	×	
結腸癌	C189	特	
結腸狭窄症	K566	×	
結腸憩室炎	K573	×	
結腸上皮内癌	D010	特	
ゲルストマン・シュトロイスラー・シャインカー症候群	A818	難入	難リ
ゲルストマン症候群	F812	小特	
言語障害	F809	小特	
原発性アルドステロン症	E260	×	
原発性高血圧症（本態性高血圧症）	I10	生習	
原発性胆汁性肝硬変	K743	特	
原発性マクログロブリン血症	C880	特	

（こ）

病名	コード	区分1	区分2
高HDL血症	E780	生習	
高LDL血症	E780	生習	
高アルドステロン症	E269	×	
高カイロミクロン血症	E783	生習	
膠芽腫	C719	特	
高ガストリン血症	E164	×	
硬化性狼瘡	A184	特	難入
高果糖症（果糖血症）	E741	×	
高カリウム血症	E875	×	
睾丸結核（精巣結核）	A181	特	難入
交感神経芽細胞腫（神経節細胞腫）	C729	特	
高ガンマグロブリン血症	D892	×	
口顔面ジストニア	G244	×	
高グリセリド血症（高トリグリセライド血症）	E781	生習	
高グルカゴン血症	E163	×	
高血圧症	I10	生習	
高血圧性心疾患	I119	生習	
高血圧性腎疾患	I129	生習	
高血圧性腎不全	I120	生習	
高血圧性脳症	I674	特	
高血圧性網膜症	H350	特	
膠原病	M359	×	
高コレステロール血症	E780	生習	
高コレステロール血症性黄色腫	E780	生習	
好酸球性肺炎	J82	×	
高脂血症	E785	生習	
後縦靱帯骨化症	M4889	難リ	
甲状腺炎	E069	特	
甲状腺機能亢進症	E059	特	
甲状腺機能低下症	E039	特	
甲状腺クリーゼ	E055	特	

病名	コード	区分1	区分2
甲状腺腫	E049	特	
甲状腺出血	E078	特	
甲状腺中毒症	E059	特	
甲状腺のう胞（甲状腺のう腫）	E041	特	
口唇ジスキネジア	G244	×	
梗塞前期性狭心症（不安定狭心症）	I200	特	
梗塞前症候群（不安定狭心症）	I200	特	
後天性免疫不全症候群（HIV感染含む）	B24	難入	ウイ
後頭蓋窩血腫	I618	特	
喉頭癌	C329	特	
喉頭結核	A164	特	難入
行動障害（素行障害）	F919	小特	
喉頭上皮内癌	D020	特	
高トリグリセリド血症	E781	生習	
膠肉腫	C719	特	
高尿酸血症	E790	×	
更年期症候群	N951	×	
紅斑性天疱瘡	L104	皮I	
紅斑性狼瘡（エリテマトーデス）	L930	皮I	
広範脊柱管狭窄症	M4800	難リ	
高比重リポ蛋白欠乏症	E786	特	
紅皮症	L539	皮I	
高ベータリポ蛋白血症（高コレステロール血症）	E780	生習	
硬膜外膿瘍	G062	×	
硬膜下出血	I620	特	
肛門癌	C210	特	
肛門狭窄	K624	×	
肛門周囲膿瘍	K610	×	
肛門出血	K625	×	
肛門脱	K622	×	
肛門部びらん	K628	×	
肛門ポリープ	K620	×	
高リポ蛋白血症	E785	生習	
高レニン性高血圧症	I10	生習	
誤嚥性肺炎	J690	×	
ゴーシェ病	E752	特	難入
		難リ	
股関節結核（関節結核）	A180	特	難入
骨結核	A180	特	難入
骨腫	D169	×	
骨髄腫症（形質細胞性骨髄腫）	C900	特	
骨髄性白血病	C929	特	
骨髄線維症	D474	×	
骨線維肉腫	C419	特	
骨粗鬆症（骨多孔症）	M8199	×	
骨軟化症	M8399	×	
骨軟骨腫	D169	×	
骨軟骨肉腫	C419	特	
骨肉腫	C419	特	
骨パジェット（ページェット）病	M8899	×	
小人症（低身長症）	E343	×	
コレステロールエステル蓄積症	E755	特	難入
		難リ	
コレステロール血症（高コレステロール血症）	E780	生習	
混合型高脂質血症	E782	生習	
混合性結合組織病	M351	難リ	
コン症候群（原発性アルドステロン症）	E260	×	

（さ）

病名	コード	区分1	区分2
細気管支拡張症	J47	特	
細菌疹	L403	皮I	
細菌性肝膿瘍	K750	特	
細菌性髄膜炎	G009	×	

病名	コード		
細動脈硬化性萎縮腎	I129	特	
サイトメガロウイルス性肝炎	B251	特	
臍ヘルニア	K429	×	
鎖肛	Q423b	×	
左室肥大	I517	×	
左室不全	I501	特	
左心不全	I501	特	
サラ病	E888	難入	難リ
三叉神経帯状疱疹	B022	皮Ⅱ	
サンドホフ病（GM2 ガングリオシドーシス 2 型）	E750	特 難リ	難入

（し）

病名	コード		
シアリドーシス	E771	特 難リ	難入
ジーベ症候群	K700	特	
シェーグレン症候群	M350	難リ	
シェーンライン・ヘノッホ紫斑病	D690	×	
子宮癌	C55	特	
子宮筋腫	D259	×	
子宮頚部上皮内癌	D069	特	
糸球体腎炎	N059	×	
自己免疫性甲状腺炎	E063	特	
脂質異常症	E785	生習	
脂質代謝異常	E789	生習	
脂質蓄積障害（リピドーシス）	E756	特	
四肢麻痺	G825	×	
思春期情緒障害	F989	小特	
思春期早発症	E301	特	
視床出血	I610	特	
視神経脊髄炎	G360	難入	難リ
視神経脊髄型多発性硬化症	G360	難入	難リ
シスチン尿症	E720	特	
自然気胸	J931	×	
持続性身体表現性疼痛障害	F454	小特	
肢端紅痛症	I738	×	
湿性胸膜炎	J90	×	
紫斑病	D692	×	
自閉症	F840	小特	
脂肪異栄養症	E881	特	
脂肪肝	K760	特	
脂肪腫	D179	×	
脂肪肉腫	C499	特	
シャイエ症候群	E760	難入	難リ
シャイ・ドレーガー症候群	G903	難入	難リ
ジャクソンてんかん	G401	×	
周期性嘔吐症（アセトン血性嘔吐症）	R11	小特	
周期性四肢麻痺	G723	×	
重鎖病	C882	特	
重症筋無力症	G700	難入	難リ
十二指腸炎	K298	×	
十二指腸潰瘍	K269	特	
十二指腸カルチノイド	C170	特	
十二指腸癌	C170	特	
十二指腸憩室症	K571	×	
十二指腸周囲炎	K298	特	
十二指腸穿孔	K265	特	
十二指腸腺腫	D132	×	
十二指腸乳頭炎	K298	特	
十二指腸びらん	K269	特	
十二指腸閉塞	K315	×	
十二指腸ポリープ	K317	×	
絨毛癌	C58	特	
絨毛上皮腫（絨毛癌）	C58	特	
出血傾向	D699	×	

病名	コード		
術後甲状腺機能低下症	E890	特	
腫瘍随伴性天疱瘡	L108	皮Ⅰ	
純粋性腺形成異常症	Q991	特	
上衣芽細胞腫	C719	特	
上衣腫	C719	特	
消化管カルチノイド	C269	特	
小窩性卒中	I668	特	
松果体芽腫	C753	特	
消化不良症	R101	×	
上行結腸カルチノイド	C182	特	
症候性捻転ジストニア	G242	×	
上室期外収縮	I494	特	
上室頻拍	I471	特	
掌蹠膿疱症	L403	皮Ⅰ	
小腸カルチノイド	C179	特	
小腸軸捻転症	K562	×	
小児黄色腫症	E755	特	
小児型ポンペ病	E740	難入	難リ
小児心身症	F459	小特	
小児喘息	J450	特	小特
小児麻痺（脊髄性小児麻痺）	A803	×	
小脳梗塞	I635	特	
小脳出血	I614	特	
小脳動脈狭窄	I663	特	
小脳動脈塞栓症	I663	特	
小脳変性症	G319	×	
上皮腫	C809	特	
上皮内癌	D099	特	
上皮内黒色腫	D039	特	
静脈炎	I809	×	
食道アカラシア	K220	×	
食道炎	K20	×	
食道潰瘍	K221	特	
食道カルチノイド	C159	特	
食道癌	C159	特	
食道憩室	Q396	×	
食道痙攣	K224	×	
食道上皮内癌	D001	特	
食道平滑筋腫	D130	×	
ショック肺	J80	×	
徐脈	R001	特	
徐脈頻脈症候群	I495	特	
自律神経失調症	G909	×	
ジルベール症候群（ギルバート症候群）	E804	×	
脂漏性乾癬	L400	皮Ⅰ	
脂漏性皮膚炎	L219	皮Ⅱ	
腎萎縮（萎縮腎）	N26	×	
心因性胃痙攣	F453	小特	
心因性高血圧症	F453	特	小特
心因性呼吸困難発作	F453	小特	
心因性振戦	F444	小特	
心因性喘息	J451	特	小特
心因性難聴	F446	小特	
腎盂腎炎	N12	×	
腎炎	N059	×	
腎芽細胞腫（ウイルムス腫瘍）	C64	特	
腎カルチノイド	C64	特	
腎感染症	N159	×	
腎機能低下	N289	×	
心筋炎	I514	×	
心筋虚血	I255	特	
心筋梗塞	I219	特	
心筋梗塞後症候群	I241	特	
心筋症	I429	×	
心筋線維症	I514	×	

心筋不全	I509	特	
神経因性膀胱	N319	×	
神経芽腫	C749	特	
神経膠腫	C719	特	
神経症性障害	F40〜F48	小特	
神経節芽細胞腫	C729	特	
神経セロイドリポフスチン症	E754	特 / 難リ	難入
神経ベーチェット病	M352	難リ	
腎結核	A181	特	難入
腎硬化症	N26	×	
進行性核上性麻痺	G231	難入	難リ
進行性球麻痺	G122	難入	難リ
進行性筋萎縮（脊髄性筋萎縮症）	G122	難入	難リ
進行性筋ジストロフィー	G710	×	
進行性脂肪異栄養症	E881	特	
進行性全身性硬化症（全身性強皮症）	M340	難リ	
進行性リポジストロフィー（進行性脂肪異栄養症）	E881	特	
進行麻痺	A521	×	
深在性エリテマトーデス	L932	皮I	
心室期外収縮	I493	特	
心室細動	I490	特	
心室粗動	I490	特	
心室頻拍	I472	特	
心室瘤	I253	特	
尋常性乾癬	L400	皮I	
尋常性天疱瘡	L100	皮I	
尋常性白斑	L80	皮II	
尋常性狼瘡	A184	特	難入
心身症	F459	小特	
腎性高血圧症	I151	生習	
新生児皮脂漏	L211	×	
腎性糖尿	E748	×	
振戦麻痺（パーキンソン病）	G20	難入	難リ
心臓横紋筋腫	D151	×	
心臓衰弱（慢性心不全）	I509	特	
心臓性浮腫	I500	特	
心臓喘息	I501	特	
心臓粘液腫	D151	×	
心臓弁膜症	I38	×	
身体表現性障害	F459	小特	
心タンポナーデ	I319	×	
シンドラー病	E742	難入	難リ
心内血栓症	I513	×	
心内膜炎	I38	×	
心内膜下梗塞（急性心内膜下梗塞）	I214	特	
塵肺症	J64	×	
心肥大	I517	×	
深部カリエス	A180	特	難入
心不全	I509	特	
腎不全	N19	×	
心ブロック	I459	×	
心房期外収縮	I491	特	
心房細動	I489	特	
心房粗動	I489	特	
心房内血栓症	I513	×	
心房瘤	I253	特	
心膜炎	I319	×	
じんま疹	L509	皮II	

（す）

膵萎縮	K868	×	
膵壊死	K868	×	
髄芽腫	C716	特	
膵癌	C259	特	
水腎症	N133	×	
膵石	K868	×	
水頭症	G919	×	
膵頭部カルチノイド	C250	特	
膵のう腫	D136	×	
水疱型先天性魚鱗癬様紅皮症	Q803	皮I	
水疱性扁平苔癬	L431	皮I	
水疱性類天疱瘡	L120	皮I	
髄膜炎	G039	×	
髄膜炎菌性髄膜炎	A390	×	
髄膜出血	I608	×	
スチル病	M0820	×	
ステロイド潰瘍	K254	特	
ストークス・アダムス症候群	I459	×	
スピルマイヤー・フォークト病	E754	特 / 難リ	難入
スフィンゴリピドーシス	E753	特	
スモン	G620	難入	難リ
スリム病	B222	ウイ	難入
スルファターゼ欠損症	E752	特 / 難リ	難入

（せ）

性器結核	A181	特	難入
正色素性貧血	D649	×	
星状芽細胞腫	C719	特	
精上皮腫	C629	特	
成人T細胞白血病リンパ腫	C915	特	ウイ
成人T細胞リンパ腫	C915	特	ウイ
精神運動発作	G402	×	
成人型GM1ガングリオシドーシス	E751	特 / 難リ	難入
成人型GM2ガングリオシドーシス	E750	特 / 難リ	難入
成人型クラッベ病	E752	特 / 難リ	難入
成人型ポンペ病	E740	難入	難リ
成人スチル病	M0610	難リ	
成人もやもや病	I675	特	難入
性染色体異常	Q998	特	
精巣機能不全症	E291	×	
精巣結核	A181	特	難入
精巣セミノーマ	C629	特	
赤芽球ろう	D610	×	
脊索腫	C809	特	
脊髄炎	G049	×	
脊髄症	G959	×	
脊髄小脳変性症	G319	難入	難リ
脊髄神経膠腫	C720	特	
脊髄性筋萎縮症	G122	難入	難リ
脊髄性小児麻痺	A803	×	
脊髄多発性硬化症	G35	難入	難リ
脊髄膿瘍	G061	×	
脊髄膜炎	G039	×	
脊髄麻痺	G838	×	
脊髄ろう	A521	特	
脊柱管狭窄症	M4809	難リ	
脊椎カリエス（脊椎結核）	A180	特	難入
脊椎結核	A180	特	難入
脊椎披裂症	Q059	×	
赤白血病	C940	特	
石綿肺	J61	×	
セザリー症候群	C841	特	

セスタン–シュネ症候群	I630	特	
舌癌	C029	特	
赤血球増加症	D751	×	
摂食障害	F509	小特	
セミノーマ（精上皮腫）	C629	特	
線維脂肪肉腫	C499	特	
線維腫	D219	×	
線維肉腫	C499	特	
穿孔性胃潰瘍	K255	特	
前交通動脈閉塞症	I668	特	
仙骨狭窄症	M4808	難リ	
線条体黒質変性症	G232	難入	難リ
全身性エリテマトーデス	M329	難リ	
全身性エリテマトーデス性脳動脈炎	M321	特	難リ
全身性強皮症	M340	難リ	
喘息（気管支喘息）	J459	特	小特
喘息性気管支炎	J459	特	小特
喘息発作重積状態（気管支喘息重積発作）	J46	特	
前大脳動脈狭窄	I661	特	
前大脳動脈血栓症	I661	特	
前大脳動脈瘤	I671	特	
先天性魚鱗癬（魚鱗癬）	Q809	皮Ⅰ	
先天性筋無緊張症	G702	×	
先天性クレチン病（先天性甲状腺機能低下症）	E031	特	
先天性甲状腺機能低下症	E031	特	
先天性白皮症	E703	×	
先天性副腎過形成	E250	×	
先天性ヨード欠乏症候群	E009	特	
前立腺結核	A181	特	難入
前立腺肥大症	N40	×	

（そ）

早熟症	E301	特	
早発閉経	E283	×	
早老症	E348	×	
塞栓性脳梗塞	I634	特	
続発性赤血球増加症	D751	×	
粟粒結核	A199	特	難入
鼡径部パジェット病	C445	特	
鼠径ヘルニア	K409	×	
素行障害	F919	小特	
組織球症症候群	D763	×	
ゾリンジャー・エリソン症候群	E164	×	

（た）

ターナー症候群	Q969	特	
帯状疱疹	B029	皮Ⅱ	
苔癬状類乾癬	L411	皮Ⅰ	
大腿ヘルニア	K419	×	
大腸アトニー（結腸アトニー）	K598	×	
大腸炎（慢性）	A099	×	
大腸潰瘍（結腸潰瘍）	K633	×	
大腸カルチノイド	C189	特	
大腸癌	C189	特	
大腸狭窄症（結腸狭窄症）	K566	×	
大腸腺腫	D126	×	
大腸捻転症	K562	×	
大動脈硬化症	I700	×	
大動脈塞栓症	I741	×	
大動脈瘤	I719	×	
大脳萎縮症	G319	×	
大脳皮質基底核変性症	G238	難入	難リ
唾液腺癌	C089	特	
多系統萎縮症	G903	難入	難リ

多血症	D751	×	
多剤耐性結核	A169	特	難入
脱肛（肛門脱）	K622	×	
多動性障害	F909	小特	
ダノン病	E740	難入	難リ
多発性関節炎	M1300	×	
多発性筋炎	M332	難リ	
多発性血管炎	M319	×	
多発性硬化症	G35	難入	難リ
多発性骨髄腫	C900	特	
多発性神経炎	G629	×	
多発性動脈炎（結節性多発動脈炎）	M300	難リ	
多発性リウマチ性関節炎	M0690	難リ	
胆管炎	K830	×	
胆管癌	C240	特	
タンジール病（アルファリポ蛋白欠乏症）	E786	特	
胆汁性肝硬変	K745	特	
単純甲状腺腫	E040	特	
単純性慢性気管支炎	J410	特	
胆石症（胆のう結石症）	K802	×	
胆道ジスキネジア	K838	×	
胆のう炎	K819	×	
胆のうカルチノイド	C23	特	
胆のう癌	C23	特	
胆のう結石症	K802	×	
胆のう肥大	K828	×	
ダンピング症候群	K911	×	

（ち）

膣癌	C52	特	
チビエルジュ・ワイゼンバッハ症候群	M348	難リ	
虫垂炎	K37	×	
中枢神経ループス	M321	難リ	
中枢性協調障害（協調運動障害）	R278	×	
中枢性思春期早発症	E228	特	
中大脳動脈狭窄症	I660	特	
中大脳動脈血栓症	I660	特	
中大脳動脈閉塞症	I660	特	
中毒性胃炎	K296	特	
中毒性肝炎	K716	特	
中毒性甲状腺腫	E050	特	
中皮腫	C459	特	
腸炎	A09	×	
腸潰瘍	K633	×	
腸管ベーチェット病	M352	難リ	
腸間膜のう腫	D201	×	
腸間膜リンパ節炎	I880	×	
腸管癒着	K660	×	
腸機能障害	K599	×	
腸狭窄	K566	×	
腸ジスキネジア	K598	×	
腸重積症	K561	×	
腸捻転症（小腸軸捻転症）	K562	×	
腸閉塞（イレウス）	K567	×	
腸麻痺	K560	×	
直腸炎	K628	×	
直腸カルチノイド	C20	特	
直腸癌	C20	特	
直腸出血	K625	×	
直腸上皮内癌	D012	特	
直腸腺腫	D128	×	
直腸脱	K623	×	
直腸ポリープ	K621	×	
直腸瘻	K604	×	

(つ)			
椎間板ヘルニア	M512	×	
椎骨動脈狭窄症	I650	特	
椎骨動脈症候群（椎骨脳底動脈循環不全）	G450	特	
椎骨動脈閉塞症	I650	特	
椎骨脳底動脈循環不全	G450	特	
痛風	M1099	×	

(て)			
低T3症候群	E039	特	
低アルファリポ蛋白血症	E786	特	
低カリウム血症	E876	×	
低カルシウム血症	E835	×	
低ガンマグロブリン血症	D801	×	
低血圧症	I959	×	
低血糖	E162	×	
テイ・サックス病（GM2ガングリオシドーシス1型）	E750	特 / 難リ	難入
低酸症	K318	×	
低色素性貧血	D509	×	
低脂血症	E789	特	
低出生体重児	P071b	×	
低身長症	E343	×	
低ベータリポ蛋白血症	E786	特	
低レニン性高血圧症	I10	生習	
デスモイド	D481	×	
鉄欠乏性貧血	D509	×	
デュシェンヌ型筋ジストロフィー	G710	×	
てんかん	G409	×	
天疱瘡	L109	皮I	

(と)			
動静脈瘻	I770	×	
洞徐脈	R001	特	
糖尿病	E14	生習	
糖尿病性壊疽	E145	生習	
糖尿病性筋萎縮症	E144	生習	
糖尿病性神経痛	E144	生習	
糖尿病性腎症	E142	生習	
糖尿病性ニューロパチー	E144	生習	
糖尿病白内障	E143	生習	
糖尿病網膜症	E143	生習	
洞頻脈	R000	特	
頭部脂漏	L210	×	
洞不整脈	I498	特	
洞不全症候群	I495	特	
動脈炎	I776	×	
動脈血栓症	I749	×	
動脈硬化症	I709	×	
動脈硬化腎	I129	特	
動脈硬化性壊疽	I7021	×	
動脈硬化性冠不全	I251	特	
動脈硬化性脳症	I672	特	
動脈周囲炎（結節性多発動脈炎）	M300	難リ	
動脈塞栓症	I749	×	
動脈内膜炎	I776	×	
動脈瘤	I729	×	
特発性壊疽	R02	×	
特発性気胸	J931	×	
特発性大腿骨頭壊死	M8705	難リ	
特発性末梢性顔面神経麻痺	G510	特	
特発性門脈圧亢進症	K766	特	
吐血	K920	×	
閉じこめ症候群	I679	特	

ドレッスラー症候群	I241	特	

(な)			
内頚動脈狭窄症	I652	特	
内頚動脈血栓症	I652	特	
内頚動脈塞栓症	I652	特	
内臓下垂	K634	×	
内分泌性高血圧症	I152	特	
那須・ハコラ病	E881	特	
ナルコレプシー	G474	×	
軟骨肉腫	C419	特	

(に)			
ニーマン・ピック病	E752	特 / 難リ	難入
肉腫	C499	特	
二次性高血圧症	I159	生習	
二次性高脂血症	E784	生習	
二分脊椎（脊椎披裂症）	Q059	×	
日本脳炎	A830	×	
乳癌	C509	特	
乳管内上皮内癌	D051	特	
乳腺種	D24	×	
乳房パジェット（ページェット）病	C500	特	
尿毒症	N19	×	
尿崩症	E232	×	
認知症	F03	×	

(ね)			
ネザートン症候群	Q808	皮I	
粘液腫	D219	×	
粘液水腫	E039	特	
粘液水腫型先天性ヨード欠乏症候群	E001	特	
粘液膿性慢性気管支炎	J411	特	

(の)			
脳アミロイド血管症	E859	特	難リ
脳萎縮（大脳萎縮症）	G319	×	
脳壊死	I678	特	
脳炎	G049	×	
脳幹梗塞	I635	特	
脳幹多発性硬化症	G35	難入	難リ
脳幹部出血	I613	特	
膿胸	J869	×	
脳虚血症	I678	特	
脳虚血性発作（一過性脳虚血発作）	G459	特	
脳血管硬化症（脳動脈硬化症）	I672	特	
脳血管障害	I679	特	
脳血管発作	I64	特	
脳血管攣縮	G459	特	
脳血栓症	I669	特	
脳梗塞	I639	特	
脳梗塞後遺症	I693	特	
脳出血	I619	特	
脳出血後遺症	I691	特	
脳循環不全	I678	特	
脳水腫	G919	×	
脳性半身不随（片麻痺）	G819	×	
脳性麻痺	G809	×	
脳脊髄炎	G049	×	
脳脊髄膜炎（髄膜炎）	G039	×	
脳塞栓症	I669	特	
脳卒中	I64	特	
脳卒中後遺症	I694	特	
脳底動脈狭窄症	I651	特	

疾患名	コード		
脳底動脈血栓症	I651	特	
脳底動脈先端症候群	I635	特	
脳底動脈閉塞症	I651	特	
脳動静脈奇形	Q282	特	
脳動脈炎	I677	特	
脳動脈狭窄症	I669	特	
脳動脈硬化症	I672	特	
脳動脈閉塞症	I669	特	
脳動脈瘤	I671	特	
脳動脈瘤破裂	I609	特	
脳軟化症	I639	特	
脳梅毒	A521	×	
脳皮質下出血	I610	特	
脳浮腫	G936	×	
脳リピドーシスの認知症	E756	特	

（は）

疾患名	コード		
バーキットリンパ腫	C837	特	
パーキンソン病	G20	難入	難リ
パーキンソン病 Yahr1	G20	難リ	
パーキンソン病 Yahr2	G20	難リ	
パーキンソン病 Yahr3	G20	難入	難リ
パーキンソン病 Yahr4	G20	難入	難リ
パーキンソン病 Yahr5	G20	難入	難リ
バージャー病（ビュルガー病）	I731	難リ	
ハーラー症候群	E760	難入	難リ
肺壊疽	J850	×	
肺炎	J189	×	
肺化膿症	J852	×	
肺カルチノイド	C349	特	
肺癌	C349	特	
肺気腫	J439	×	
肺結核	A162	特	難入
肺好酸球浸潤症候群（好酸球性肺炎）	J82	×	
肺好酸球性肉芽腫	C966	特	
胚細胞腫	C809	特	
肺水腫	J81	×	
肺性心	I279	×	
肺線維症	J841	×	
肺塞栓症	I269	×	
ハイデンハイン疾患	A810	難入	難リ
肺動脈血栓塞栓症	I269	×	
梅毒性心内膜炎	A520	×	
梅毒性髄膜炎	A521	×	
梅毒性大動脈炎	A520	×	
梅毒性大動脈瘤	A520	×	
梅毒性脳動脈炎	A520 / I681	特	
梅毒性パーキンソン症候群	A521	×	
肺のう胞	J984	×	
肺膿瘍	J852	×	
肺門リンパ節結核	A163	特	難入
肺門リンパ節腫脹	R590	×	
バイラー病	K710	特	
白質ジストロフィー	E752	特	
白斑	L80	皮Ⅱ	
白皮症（先天性白皮症）	E703	×	
バザン硬結性紅斑（結核性硬結性紅斑）	A184	特	難入
ハシトキシコーシス	E063	特	
橋本病	E063	特	
播種性結核	A199	特	難入
播種性血管内凝固	D65	×	
バセドウ病	E050	特	
白血球減少症	D70	×	
白血病	C959	特	

疾患名	コード		
発達障害	F89	小特	
バッテン病（スピルマイヤー・フォークト病）	E754	特 / 難リ	難入
パニック障害	F410	小特	
馬尾症候群	G834	×	
パリスター・キリアン症候群	Q998	特	
バルトリン腺腫	D280	×	
バロー病	G375	難入	難リ
パンコースト症候群	C341	特	
半身不随（片麻痺）	G819	×	
ハンター症候群（ムコ多糖症Ⅱ型）	E761	難入	難リ
バンチ病（特発性門脈圧亢進症）	K766	特	
ハンチントン病	G10	難入	難リ
ハント症候群	B022	皮Ⅱ	
汎発性腹膜炎（急性汎発性腹膜炎）	K650	×	

（ひ）

疾患名	コード		
ビールショウスキー・ヤンスキー病	E754	特 / 難リ	難入
鼻咽頭結核	A168	特	難入
被殻出血	I610	特	
粃糠疹	L210	×	
ヒスチオサイトーシスX	D760	×	
ヒスチジン血症	E708	×	
ヒステリー反応	F449	小特	
脾臓炎	D738	×	
肥大性胃炎（慢性胃炎）	K295	特	
ビタミン欠乏症	E569	×	
非中毒性多結節性甲状腺腫	E042	特	
非中毒性単結節性甲状腺腫	E041	特	
皮膚エリテマトーデス	L932	皮Ⅰ	
皮膚癌	C449	特	
皮膚筋炎	M339	難リ	
皮膚結核	A184	特	難入
皮膚上皮内癌	D049	特	
皮膚腺病	A184	特	難入
肥満症	E669	×	
びまん性間質性肺炎	J841	×	
びまん性間質性肺線維症（肺線維症）	J841	×	
ビュルガー病（バージャー病）	I731	難リ	
表層性胃炎	K293	特	
びらん性胃炎	K296	特	
ヒルシュスプルング病	Q431	×	
貧血	D649	×	
ビンスワンガー病	I673	特	
頻脈・徐脈症候群（徐脈頻脈症候群）	I495	特	

（ふ）

疾患名	コード		
ファーバー病	E752	特 / 難リ	難入
ファブリー病	E752	特 / 難リ	難入
不安神経症	F411	小特	
不安定狭心症	I200	特	
風疹脳炎	B060	×	
フェニルケトン尿症	E701	×	
フェルティー症候群	M0500	難リ	
フォヴィル症候群	I678	特	
副睾丸結核（精巣上体結核）	A181	特	難入
副収縮	I493	特	
副腎癌	C749	特	
副腎クリーゼ	E272	×	
副腎性器症候群	E259	×	
副腎白質ジストロフィー	E713	難入	難リ
副腎皮質機能亢進症	E249	×	

副腎皮質機能低下症	E274	×		麻痺性イレウス	K560	×	
腹膜炎	K659	×		マリネスコ・シェーグレン症候群	G111	難入	難リ
腹膜癒着	K660	×		マルチプルスルファターゼ欠損症	E752	特 / 難リ	難リ
フコース症	E771	難入	難リ	慢性B型ウイルス肝炎（B型慢性肝炎）	B181	特	ウイ
不整脈	I499	特		慢性C型ウイルス肝炎（C型慢性肝炎）	B182	特	ウイ
不定愁訴症	F459	小特		慢性胃炎	K295	特	
舞踏病	G255	×		慢性ウイルス肝炎	B189	特	ウイ
ブブレ症候群	I479	特		慢性炎症性脱髄性多発神経炎	G618	難入	難リ
ブブレ・ホフマン症候群（ブブレ症候群）	I479	特		慢性肝炎	K739	特	
ブランマー病	E052	特		慢性関節リウマチ（関節リウマチ）	M0690	難入	
フリードライヒ運動失調症	G111	難入	難リ	慢性気管支炎	J42	特	
プリオン病（亜急性海綿状脳症）	A810	難入	難リ	慢性喉頭炎	J370	×	
プリケー障害	F450	小特		慢性喉頭気管炎	J371	×	
ブルガダ症候群	I490	特		慢性腎盂腎炎	N119	×	
プロゲリア（早老症）	E348	×		慢性心不全	I509	特	
吻合部潰瘍	K289	×		慢性腎不全	N189	×	
分水界梗塞	I638	特		慢性膵炎	K861	特	
噴門癌	C160	特		慢性喘息性気管支炎	J448	特	
噴門狭窄	K222	×		慢性大腸炎	K529	×	
噴門痙攣（食道アカラシア）	K220	×		慢性腸炎	K529	×	
（へ）				慢性肺気腫	J439	特	
平滑筋腫	D219	×		慢性腹膜炎	K658	×	
平滑筋肉腫	C499	特		慢性閉塞性肺疾患	J449	特	
閉塞性気管支炎	J448	特		慢性リンパ性白血病	C911	特	
閉塞性血栓血管炎	I731	難リ		慢性リンパ節炎	I881	×	
閉塞性肺気腫	J439	特		マンノシドーシス	E771	難入	難リ
ベーチェット病	M352	難リ		**（み）**			
ベネディクト症候群	I679	特		ミエロパチー（脊髄症）	G959	×	
ヘモクロマトーシス	E831	×		ミオクローヌス	G253	×	
ペラグラ	E52	×		ミオパチー	G729	×	
ペリツェウス・メルツバッハヘル病	E752	特		未熟児（低出生体重児）	P071b	×	
ベリリウム肺症性肝肉芽腫	J632	特		ミヤール・ギュブレール症候群	I679	特	
ベル麻痺（特発性末梢性顔面神経麻痺）	G510	×		**（む）**			
片頭痛	G439	×		ムコ脂質症（ムコリピドーシス）	E779	特	
ペンドレッド症候群	E071	特		ムコ多糖症	E763	難入	難リ
扁平苔癬	L439	皮Ⅰ		ムコリピドーシス	E779	特	
扁平母斑	D229	×		ムコリピドーシス1型（シアリドーシス）	E771	特 / 難リ	難入
片麻痺	G819	×		ムコピリドーシス2型（I細胞病）	E770	特 / 難リ	難入
（ほ）				ムコピリドーシス3型	E770	特 / 難リ	難入
膀胱癌	C679	特		無酸症	K318	×	
膀胱結核	A181	特	難入	ムチランス変形	M0680	難リ	
膀胱上皮内癌	D090	特		無痛性甲状腺炎	E063	特	
房室解離	I458	×		無ベータリポ蛋白血症	E786	特	
房室ブロック	I443	×		**（め）**			
放射線治療後甲状腺機能低下症	E890	特		メチシリン耐性黄色ブドウ球菌感染症（MRSA感染症）	A490	難入	
疱疹状天疱瘡	L108	皮Ⅰ		メトヘモグロビン血症	D749	×	
ボーエン病	D049	特		メニエール病	H810	×	
ホジキンリンパ腫（ホジキン病）	C819	特		メネトリエ病	K296	特	
発作性頻拍	I479	特		メラノーマ（悪性黒色腫）	C439	特	
ホフマン症候群	E039	特		メレナ（下血）	K921	×	
ポルフィリン症	E802	×		免疫不全	D849	×	
本態性高血圧症	I10	生習		**（も）**			
本態性高コレステロール血症	E780	生習		毛細血管拡張性運動失調症	G113	難入	難リ
本態性高脂血症	E785	生習		毛細血管疾患	I789	×	
本態性貧血	D649	×		盲腸カルチノイド	C180	特	
ポンペ病	E740	難入	難リ	網膜芽細胞腫	C692	特	
（ま）							
マクロード症候群（一側性肺気腫）	J430	特					
マシャド・ジョセフ病	G112	難入	難リ				
マックル・ウエルズ症候群	D898	難リ					
末梢循環障害（末梢血管障害）	I739	×					
末梢神経障害	G629	×					

網膜動脈閉塞症	H342	×	
もやもや病	I675	特	難リ
門脈圧亢進症	K766	特	
門脈炎	K751	特	
門脈拡張症	K766	特	

（や）

薬剤誘発性ループス	M320	難リ	
夜尿症	F980	小特	
ヤンスキー・ビールショウスキー病	E754	特	難入
		難リ	

（ゆ）

ユーイング肉腫	C419	特	
有棘赤血球舞踏病	E786	特	
幽門癌	C164	特	
幽門痙攣	K313	×	
輸血後肝炎	B199	特	ウイ
輸血後肝障害	B199	特	ウイ
癒着性心膜炎	I310	×	
癒着性腹膜炎（慢性腹膜炎）	K658	×	

（よ）

葉酸欠乏性貧血	D529	×	
痒疹（慢性型で1年以上経過）	L282	皮Ⅰ	
腰痛症	M5456	×	
ヨード欠乏性甲状腺機能低下症	E018	特	

（ら）

ライソゾーム病	E74～E76等	難入	難リ
ライター症候群	M0239	×	
ラクナ梗塞	I638	特	
落葉状天疱瘡	L102	皮Ⅰ	
ラムゼイハント病（ハント症候群）	B002	皮Ⅱ	
卵巣カルチノイド	C56	特	
卵巣癌	C56	特	
卵巣奇形腫	D27	×	
卵巣機能障害	E289	×	
卵巣欠落症状	E283	×	

（り）

リウマチ性滑液包炎	M0620	難リ	
リウマチ性血管炎	M0520	難リ	
リウマチ性心筋炎	I090	×	
リウマチ性心膜炎	I010	×	
リウマチ性肺疾患	M0510	難リ	
リウマチ性皮下結節	M0630	難リ	
リウマチ熱	I00	×	
リウマチ様関節炎	M0690	難リ	
リエントリー性心室性不整脈	I470	特	
リピドーシス	E756	特	
リブマン・サックス心内膜炎	M321	難リ	

リポジストロフィー	E881	特	
リポ蛋白欠乏症	E786	特	
リポ蛋白代謝障害（脂質代謝異常）	E789	生習	
良性対称性脂肪腫症	E888	特	
緑色腫（顆粒球肉腫）	C923	特	
リンパ芽球性リンパ腫	C835	特	
リンパ管腫	D181	×	
リンパ管肉腫	C499	特	
リンパ腫	C859	特	
リンパ上皮性のう胞	K098	×	
リンパ性白血病	C919	特	
リンパ節炎	I889	×	
リンパ節結核（結核性リンパ節炎）	A182	特	難入

（る）

類宦官症	E291	×	
類乾癬	L419	皮Ⅰ	
るいそう	E41	×	
類天疱瘡	L129	皮Ⅰ	
るいれき（頚部リンパ節結核）	A182	特	難入
ループス胸膜炎	M321	難リ	
ループス腎炎	M321	難リ	
ループス腸炎	M321	難リ	
ループス肺臓炎	M321	難リ	
ループス膀胱炎	M321	難リ	
ルリッシュ症候群	I740	×	

（れ）

レイノー病	I730	×	
レッテラー・ジーベ病	C960	特	
レノックス・ガストー症候群	G404	×	
レフェトフ症候群	E078	特	
レフレル症候群	J82	×	
連鎖球菌性膿瘍疹	L100	皮Ⅰ	

（ろ）

ロイケミー（白血病）	C959	特	
労作性狭心症	I208	特	
老人性気管支炎	J42	特	
老人性動脈炎（閉塞性血管炎）	I709	×	
老人性脳変性	G311	×	
老人性肺気腫	J439	特	
狼瘡（全身性エリテマトーデス）	M329	難リ	
ローノア・ベンソード腺脂肪腫症（良性対称性脂肪腫症）	E888	特	
肋骨カリエス	A180	特	難入
濾胞性リンパ腫	C829	特	

（わ）

ワルデンストレームマクログロブリン血症（原発性マクログロブリン血症）	C880	特	
ワレンベルグ症候群	I663	特	

〔著者略歴〕

川人 明（かわひと あきら）

1947年, 大阪府生まれ。1974年, 東京大学医学部卒業。東京大学医学部附属病院等で研修後, 東京都足立区の柳原病院にて地域医療に従事, 1983年から在宅医療・往診担当。2001年8月, 医療法人財団健愛会 柳原ホームケア診療所所長, 2015年12月より柳原病院在宅診療部長。編著書:『自宅で死にたい―老人往診3万回の医師が見つめる命』(祥伝社新書),『今日の在宅診療』(医学書院),『下町流往診日記』(医学書院),『正直な誤診のはなし』(ちくま文庫), など。

山内 常男（やまうち つねお）

西会津町国民健康保険診療所　西会津診療所

著書:『ことばもクスリ――患者と話せる医師になる』(医学書院),『診療科目の歴史と医療技術の進歩』,『日本の「医療の質」を問い直す』(共著)

医学管理の完全解説 2024-25年版　※定価は裏表紙に表示してあります

2010年 8 月28日　第1版第1刷発行
2024年 6 月24日　第6版第1刷発行

著　者　川　人　　　明
　　　　山　内　常　男
発行者　小　野　　　章
発行所　医学通信社

〒101-0051 東京都千代田区神田神保町2-6 十歩ビル
TEL 03-3512-0251（代表）
FAX 03-3512-0250（注文）
03-3512-0254（書籍の記述についてのお問い合わせ）

https://www.igakutushin.co.jp/
※ 弊社発行書籍の内容に関する追加情報・訂正等を掲載しています。

装丁デザイン／EBranch 冨澤崇
印刷・製本／教文堂

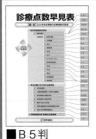

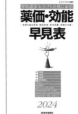

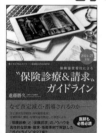

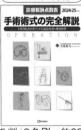
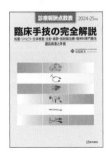

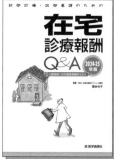

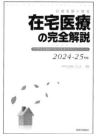

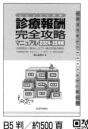
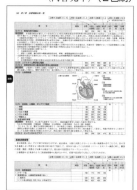
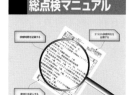

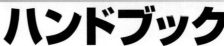
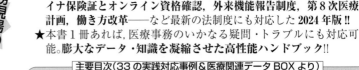
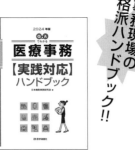

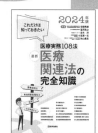
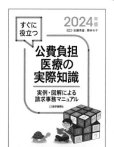

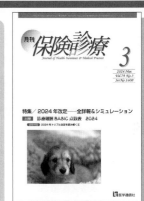
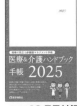